心理学循证实践丛书

主编　罗纳德·利万特　李幼平

循证心理治疗

Evidence-Based Psychotherapy

杨文登　著

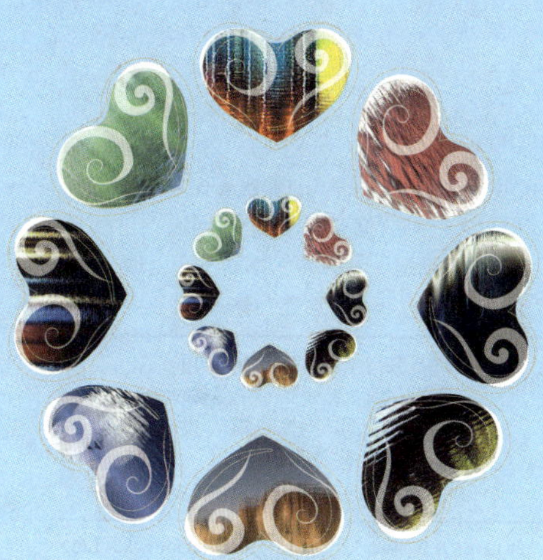

商务印书馆
创于1897 The Commercial Press
2012年·北京

图书在版编目(CIP)数据

循证心理治疗 / 利万特，李幼平主编；杨文登著 .
—北京：商务印书馆，2012
（心理学循证实践丛书）
ISBN 978 - 7 - 100 - 09388 - 0

Ⅰ . ①循… Ⅱ . ①杨… Ⅲ . ①精神疗法 Ⅳ . ① R749.055

中国版本图书馆 CIP 数据核字（2012）第 202520 号

心理学循证实践丛书
循证心理治疗
罗纳德·利万特　李幼平　主编
杨文登　著

商　务　印　书　馆　出　版
（北京王府井大街 36 号　邮政编码 100710）
商　务　印　书　馆　发　行
北　京　市　艺　辉　印　刷　厂　印　刷
ISBN 978 - 7 - 100 - 09388 - 0

2012年8月第1版　　开本 880×1230 1/32
2012年8月北京第1次印刷　　印张 9 3/4
定价：48.00元

序 一

2010年，杨文登以《循证心理治疗的理论思考》为学位论文，在我的指导下获得博士学位。他在读博期间，学习刻苦、认真，在《心理学报》、《心理科学》等期刊发表了10多篇学术论文。如今，又是2年过去了。他一直坚持对循证心理治疗进行学习与研究，全面梳理了自己对循证心理治疗的理解，针对社会大众及心理治疗的专业人士，以通俗而不失专业的方式，撰写了这本系统介绍循证心理治疗的著作。他特地邀请我为此书作一短序，我欣然应承。但本人对循证心理治疗的了解也不是非常深入，在通读全书后，我只想简单地谈谈以下几点看法：

第一，从本书的内容看，其选题前沿、有价值。循证心理治疗本义为“遵循证据进行心理治疗”，后特指治疗者在意识到病人的特征、文化与偏好的情况下，将最好的、可供使用的研究证据与自己的临床技能整合起来所进行的心理治疗。其内容主要包括研究者及其最佳证据，治疗者及其临床技能，病人的特征、文化与偏好等三个大的方面。它是心理治疗受到循证医学影响，为应对药物治疗及管理医疗的挑战，在疗效研究与治疗手册化、标准化的基础上，由美国心理学会等组织自上而下地推动、发展的一种心理治疗取向。它是对具体心理治疗理论、流派及方法的一种整合与超越，代表着西方心理治疗发展的新方向，属于当今开展得如火如荼的循证实践运动的一部分。

循证心理治疗有专门期刊《循证心理健康》（*Evidence-based Mental Health*），其代表人物大都是著名的心理学家。比如，美国心理学会2005年、2010年的两任主席罗纳德·利万特（Ronald F. Levant）与卡罗尔·古德哈特（Carol D. Goodheart），临床心理学分会黛安娜·钱布利（Dianne L. Chambless）、约翰·诺克罗斯（John C. Norcross）、大卫·巴洛（David H.Barlow）等知名专家，都是循证心理治疗的积极推手（事实上，从 1998 年至 2011 年，几乎所有美国心理学会主席都曾主编或联合主编过有关循证心理治疗的书籍）；各个西方国家（如美、英、法、德、挪威等）的心理学会均以政策文件的方式对循证心理治疗的推行作出了具体要求。当前，已经没多少人怀疑是否需要进行循证心理治疗，大家都在谈论如何进行具体的推进。循证心理治疗的发展已初具雏形，广泛地影响了临床心理学家教育培训的课程设置、研究者的研究方向与内容、病人对治疗方式的选择与期望，以及保险公司的管理方式与理赔规则，等等。各种学术论文与专著也如雨后春笋般出现。举例来说，美国心理学会从 2005 年开始，就着手编写一套多达 30 卷的大型丛书——《心理治疗进展：循证实践》（当前还有 5 卷未完成），试图针对每种心理障碍提供具体的循证指南，并以此为基础，形成完整的临床心理学远程继续教育体系。

第二，从本书的写作风格看，全书通俗易懂而不失严谨、科学。全书结合了作者博士期间对循证心理治疗的理解，引用了数百条一手的英文文献，确保了内容的严谨性与科学性。更为难得的是，本书以相对通俗的方式呈现了这些科学的内容。为了使内容通俗易懂，作者将内容按难度进行了细分，把全书分为基础篇、提高篇与拓展篇 3 部分，共计 8 章。前 3 章为基础篇，以轻松、幽默的笔调，系统介绍了循证心理治疗的历史与现状；接下来的 3 章为提高篇，以浅近、易懂的语言，分别呈现了循证心理治疗内涵的 3 个方面；最后 2 章为拓展篇，以较为专业、严谨的文风，展示了循证心理治疗的是非功过，并探讨了它与循证实践运动的关系。前 2 篇适合于一般的社会民众阅读，第 3 篇适合于希望对循证心理治疗有更深入理解的读者阅读。

第三，从出版的时机来看，本书是国内第一本系统介绍循证心理治疗的书籍。当前，国内有关循证心理治疗的学术论文数量逐年上升，一线的心理咨询师、临床心理学研究者、精神病学专家对了解它存有浓厚的兴趣。但总体而言，循证心理治疗还只是个新生事物，它在国外也只是 2005 年才正式形成，在国内还远未达到热门的程度。相对于循证医学（国内循证医学的发展基本与国际同步，当前有 4 本以“循证”命名的医学专业期刊，包括北京大学、复旦大学、四川大学等在内的 10 多所大学均有循证医学中心），循证心理治疗的发展远为缓慢。应该说，本书的出版必将为国内民众，尤其是临床心理学专业人士了解循证心理治疗打开一扇窗口，为促进循证心理治疗在中国的发展与普及尽上一份自己的力量。

当然，正所谓“新生之物，其形必丑”，有关循证心理治疗的很多问题本就未有定论，加上作者对它的了解也正在不断深入的过程中，这本书出现一些问题或错误也在所难免。但总体而言，应是瑕不掩瑜。我相信读者自有公论。

是为序。

叶浩生

2011 年 12 月 20 日

序 二

在心理健康服务的过程中，判断服务是否有效是一个非常关键的问题。然而，作为心理健康服务的证据，可以用多种不同的方式来进行定义 (Norcross, Beutler, & Levant, 2005)。如何在证据的定义上达成共识，并确保心理学中的循证实践者在关注研究证据的同时，也重视治疗者的临床技能及病人的偏好、价值观与文化，这关系到心理治疗这个职业的未来，对它能否为病人提供高质量的服务也非常关键。一些心理学家认为心理治疗应单纯地遵循随机对照实验得来的证据，另一些心理学家则认为其他类型的证据也各有价值。因此，在我担任美国心理学会（APA）2005 年度主席期间，我意识到美国心理学会应该在这一问题上发出统一的声音，以避免在我们学会的成员、公众、媒体、立法者、卫生官员及第三方付款机构之间产生可能的混淆。最终，我选择在 2005 年发起了一个有关“心理学中的循证实践”的主席特别倡议（presidential initiative）[①]。

这一倡议的目标是使人们不仅意识到研究证据存在着多种来源，而且还使人们清楚地了解到，良好的心理学实践（尤指心理治疗）既要遵循研究证据，也要考虑治疗者的临床技能及病人的价值观。因此，我促成美国心理学会成立了“心理学中的循证实践”专门工作组（并由后来担任 APA 2010 年度主席的卡罗尔·古德哈特女士担任该工作组的负责人）。并根据美国医学研究所定义“循证实践”时提到的三个组成部分（即“循证实践是将最佳研究证据、临床技能及病人价值观三者整合起来的实践”，Institute of Medicine,

① 所谓“主席特别倡议”，是美国心理学会的主席就任以后发起的研究项目。一般是针对其竞选主席时所进行的承诺，选择 APA 相关领域的顶级专家组成专门工作组，就某一重大的心理学理论或实践问题，集中力量进行研究攻关。因此，它集中体现了 APA 主席在任内即将完成的主要工作。一般说来，每任主席会创设 3 个左右的倡议。“心理学中的循证实践”是利万特担任 APA 主席任内最为重要、完成得最为出色的倡议。

2001, p. 147），确定了工作组应该承担的三个使命：

1．采取一种关于研究证据的更为广泛的观点。人们应该意识到，多种不同研究设计的证据、公共卫生研究、卫生服务研究及卫生经济学等因素，都应整合到循证心理治疗的定义中来。

2．阐明临床技能在治疗决策中的应用，并让它扮演合适的角色。治疗者应整合考虑到多种来源的证据，并有意识地运用有关临床技能及治疗决策的研究证据。

3．澄清病人价值观在治疗决策中的地位。在治疗过程中，既要考虑到病人的种族、民族、文化、语言、性别、性取向、宗教、年龄、是否残疾等因素，还要考虑到治疗方式的可接受性及病人自身的选择。

这个工作组包括来自多个不同群体的18位科学家与实践者。他们大都来自不同的领域，如临床技能与决策、卫生服务研究、公共卫生与消费者视角、治疗结局与过程研究、全职实践、临床研究及其多样性（clinical research and diversity）、卫生经济学以及循证实践的研究、培训与应用，等等。我非常惊喜地发现，这些工作组的成员都在很认真地倾听彼此的观点，试图寻找共同的基础。专门工作组将这些在APA年会中都不太可能参与彼此研究项目的人员团结起来，组成了一个混合群体。他们在每个议题上，都试图倾听与了解彼此不同的细微之处。

最终，这个工作组出台了两个文件。第一个是代表美国心理学会官方立场的政策声明（Policy Statement）；第二个文件是专门工作组的报告，它采取了关于“心理学中的循证实践”的广泛概念，是对第一个文件的详细阐述。两者都共用了以下定义：心理学中的循证实践（Evidence-based practice in psychology, EBPP）指治疗者在意识到病人的特征、文化与偏好的情况下，将最好的、可供使用的研究证据与治疗者的专业技能整合起来，以指导心理学的具体实践 (APA, 2006, p. 273)。

这些努力获得了成功。2005年8月，美国心理学会在召开的代表大会上通过该政策声明，接受了专门工作组提交的报告。后来，这一报告（American Psychological Association Task Force on Evidence Based Practice, 2006）发表在《美国心理学家》上。不久，这一报告被挪威心理学会原封不动地接受 (Norsk Psychologforening, 2007)。

在这样一种背景下，我高兴地看到广州大学杨文登博士写作的这本《循证心理治疗》，这本书是在他博士学位论文的基础上，面向中国从事心理健康工作的群体及普通大众而写作的。我也非常高兴著名的商务印书馆决定出版此书。从我们美国人的角度来看，中国是一个正在进步的国家，正在教育、科学及技术方面迅速取得巨大的进步。《循证心理治疗》的出版，让中国心理学界及从事心理健康工作的群体能够获得更多有关心理学中的循证实践的最新信息。接下来，这些群体可能在中国人的心理健康方面进行循证实践，这将使中国的人们从中受益。

罗纳德·利万特[①]

2012年2月13日

---

① 美国阿克伦大学布彻特尔文理科学院院长、教授，《男人与男性气质心理学》（*Psychology of Men & Masculinity*）杂志主编。他是美国心理学会（APA）第51分会男人与男性气质心理学研究协会创始人（The Society for the Psychological Study of Men and Masculinity, SPSMM）。曾担任APA 2005年度主席及APA 43分会（家庭心理学）主席。是全美注册心理学家、职业心理学委员会（American Board of Professional Psychology）认证的临床与家庭心理学专科医生。利万特是循证心理治疗的著名代表人物，他在2005年担任APA主席期间，曾倡导、发起了一个由他直接任命的18人专业工作组，起草并由APA代表大会通过了《心理学中的循证实践》文件，该文件的出台成为了循证心理治疗发展史上的一个最重要的里程碑。此外，他还发表了多篇有关循证心理治疗的论文，担任多本有关循证心理治疗书籍的联合主编并撰写其中部分章节，阐述循证心理治疗的内涵及发展的必要性，在政府机关、保险公司及社会大众中进行宣传，为循证心理治疗在美国的顺利开展立下了汗马功劳。他的努力使他获得了多种奖励，包括非常具有分量的2010年度美国心理学会应用研究特殊贡献奖（American Psychological Association Award for Distinguished Contributions to Applied Research），以及2002年APA 18分会（心理学公共服务分会）所颁发的希尔德莱斯奖（Harold Hildreth Award）。

目录 CONTENTS

基础篇：历史与现状

第 1 章　绪论

提高篇：内涵与争议

第 4 章 研究者及其研究证据

第 5 章　治疗者及其临床技能

第 6 章　病人及其特征、文化与偏好

拓展篇：评价与超越

基础篇

历史与现状

循证心理治疗

第1章 绪论

Evidence-Based Psychotherapy

尽管1907年威特默（Witmer, L.）就认识到临床心理学中研究与实践是相互促进的关系，合则两利，分则两伤[1]。但在心理治疗中，研究者与实践者之间一直存在着分裂（research-practice gap）。研究者认为实践者往往基于一些有趣但没有多少实证依据的理论，并不严格按照已有的最佳证据、治疗指南来进行实践。实践者认为研究者躲在象牙塔里，研究着没有足够代表性的病人，忽视治疗者与病人的关系，过分强调呆板、贫乏、简单的技术，把实践者的主观意愿及病人的个人特征置于不顾[2]。研究与实践的分裂阻碍了心理治疗的顺利开展，但在很长一段时间里，心理学家都缺乏具体、有效的手段来进行整合，难以缩短两者之间的距离。

20世纪70年代末80年代初，医学领域率先兴起了一场循证实践运动（evidence-based practice movement），不仅为整合实践与研究提出了清晰的思路，还提供了具体可行的技术方案，最终形成了循证医学（evidence-based medicine，EBM）。循证医学主张慎重、准确、明智地应用当前所能获得的最佳研究依据，结合临床医生的专业技能和多年获得的临床经验，考虑患者的价值观和意愿，将三者进行整合，制定出治疗措施。循证医学理念出现后，迅速扩展到包括社会工作（social work）在内的整个医疗卫生系统[3]，成为医疗系统及医疗政策制定的一

① Witmer L. (1907). Clinical psychology: Reprint of Witmer's 1907 article. *American Psychologist*, 1996, 51(3), 248–251.

② Goodheart, C. D., Kazdin, A. E., & Sternberg, R. G. (2006). *Evidence-based psychotherapy: Where practice and research meet*. Washington, DC: American Psychological Association, p.37.

③ Edmond, T., Rochman, E., Megivern, D, Howard, M., et al. (2006). Integrating Evidence-based practice and social work field education. *Journal of Social Work Education*, 42, 377–396.

个重要特征，被人誉为一种全新的实践“范式”[①]、“世界观”[②]或“文化”[③]。

心理学也受到循证医学的影响，在实践领域催生了一次观念与操作的双重变革，试图通过循证实践来为长期分裂的研究与实践架设一座沟通的桥梁。很快地，循证实践成为了当前心理学实践领域一场最重要、最富争议的“运动”[④]，已经广泛渗透到心理咨询与治疗、学校心理学、行为分析，甚至自杀预防等领域。心理学家们开始大力呼吁“训练心理学家进行循证实践”[⑤]、“在学校教学中培养循证实践的心理学家”[⑥]。

循证实践成为了当代心理学实践的一种重要特征，已经深刻地影响到心理学整个的实践方式。本书选取心理学中最早接受循证理念，同时也是开展循证实践最为广泛的领域——心理治疗领域，介绍循证心理治疗（evidence-based psychotherapy）兴起的背景、核心理念、实施步骤及主要内容，对其进行分析、评价，并探讨它的历史定位、未来走向及对中国心理治疗可能存在的启示。

1.1　什么是循证心理治疗：三位一体

“evidence-based”本义是“基于证据”、“遵循证据”的意思，早年曾在中国大陆部分地区及台湾、香港等地译为“实证”或“求

---

① Guyatt, G., Rennie, D., Meade, M., & Cook, D. (2008). *Users' Guides to the Medical Literature: Essentials of Evidence-based Clinical Practice* (2nd.). McGraw-Hill Professional, pp.3-12.

② Goodheart, C. D., Kazdin, A. E., & Sternberg, R. G. (2006). *Evidence-based psychotherapy: Where practice and research meet*. Washington, DC: American Psychological Association, p.38.

③ Silagy, S., Haines, Andrew., & Haines, Andy. (2001). *Evidence-based practice in primary care*. Massachusetts: BMJ Publishing Group, p.157.

④ Wendt, D. J. (2006). Evidence-based practice movements in psychology: Empirically supported treatments, common factors, and objective methodological pluralism. *Intuition: BYU Undergraduate Journal of Psychology*, 2, 49-62.

⑤ Hunsley, J. (2007). Training psychologists for Evidence-based practice. *Canadian Psychology*, 48(1), 32-42.

⑥ Kratochwill, T. R., & Shernoff, E. S. (2004). Evidence-based practice: promoting Evidence-based interventions in School psychology. *School Psychology Review*, 33(1), 34-48.

证”，1996年上海医科大学的王吉耀（现为复旦大学教授）正式将其译为“循证”，得到学界的广泛认可，成为中文的一个新词[①]。本书亦将“evidence-based psychotherapy”翻译为“循证心理治疗”，将其与循证医学等其他学科领域的术语统一起来，增加心理学工作者对它背景知识及核心理念的了解，以促进心理学与其他学科进行跨学科、跨领域的合作与沟通。

顾名思义，“循证心理治疗”就是“遵循证据进行心理治疗”。它是针对某一具体的心理障碍（如焦虑、抑郁症），寻找所有现存的、临床相关的基础研究或应用研究证据，按照具体的标准进行评价，找出其中最佳的治疗证据，再按照这一证据所规定的方案来进行心理治疗。这看上去是老生常谈，没什么新意，因为谁都知道要按现有的最佳证据来进行心理治疗。但问题并没有这么简单：对于某一心理障碍，有哪些证据？这些证据中，哪个或哪些是最佳的？找到最佳证据后，能不能适用于现实生活中所有的病人？要不要考虑病人的文化背景、价值信仰及经济能力等因素？要不要考虑治疗者本身的主观偏好及执行能力？要不要考虑保险公司等第三方付款机构的相应规章制度？循证心理治疗要完成这一朴素的愿望，就不得不面对并解决这些问题。

幸运的是，循证心理治疗虽然没有完美地解决上述所有的问题，但它结合当代最新的技术手段，不仅在理论层面提出了解决的思路，还在实践层面为解决这些问题提供了一条可供选择的途径。具体说来，“循证心理治疗”是指治疗者在意识到病人的特征、文化与偏好的情况下，将最好的、可供使用的研究证据与治疗者的专业技能整合起来，以指导心理学的具体实践[②]。其内容主要包括三个大的方面：①研究者及其最佳证据；②治疗者及其临床技能（clinical expertise）；③病人的特征、文化与偏好（preference）。这三个方

---

① 陈耀龙，沈建通，李琳，谭培勇，李晓，黄程等. 循证医学术语介绍Ⅳ. 中国循证医学杂志，2009, 9(4): 376–383.

② APA Presidential Task Force on Evidence-based Practice. (2006). Evidence-based practice in psychology. *American Psychologist*, 61, 271–285.

面相辅相成、水乳交融，形成了一个“三位一体”的治疗体系。

1.1.1 研究者及其最佳证据

循证心理治疗的证据既可以是基础研究者在实验室情境中获得的研究结论，也可以是应用研究者在真实情境中得出的“临床发现”。APA 承认多种来源的研究证据，临床观察、质化研究、系统的案例研究、单一个案实验、人种学研究、自然情境中的生态研究、随机对照实验（randomized controlled trial， RCT）以及元分析（meta-analysis）等得来的结论均可作为临床证据进行使用。这些证据不尽相同，良莠不齐，有些结论甚至相互对立，只有其中最好的、可在临床治疗中进行推广的证据才是“最佳证据”。

什么是“最佳证据”呢？在理论层面，APA 认为应主要考虑下列问题：①研究方法是否“科学”，一般说来，随机对照实验与元分析获得的证据最好，质化研究证据次之，专家意见与个人经验最差；②研究样本是否具有代表性；③研究是否可以作为指南、原则来指导实践；④研究是否可以向现实的临床实践情境推广或迁移；⑤是否在有限的研究证据基础上得出结论；⑥是否适用于其他种族 / 民族或边远地区人群。在所有的同类证据中，最符合上述标准的证据就是最佳证据。

在现实操作层面，APA 提出了两个具体的判断与衡量最佳证据的指标[①]：①疗效（efficacy），类似于实验心理学中的内部效度，指研究证据在治疗方案与具体病症之间获得因果关联的强度，亦即治疗方案对具体病症起作用的程度。它的高低主要是看研究是否应用了随机对照实验等严密、成熟的实验方法，看其结论是否符合治疗者的临床观察、病人反馈及专家之间的共识。②临床效果（clinical utility）或实效（effectiveness），类似于外部效度，即这一研究证据在具体的治疗情境中的可推广性、可执行性等，它既要关注具体的病人、治疗者、治疗情境及它们之间的交互作用，也要考虑到治

① American Psychological Association. (2002). Criteria for evaluating treatment guidelines. *American Psychologist*, 57, 1052–1059.

疗的成本—效益、风险—收益等问题。在APA看来，只有同时具备良好的疗效与临床效果（实效）的证据才是最佳证据。

1.1.2 治疗者及其临床技能

临床技能是治疗者在临床过程中进行诊断、评估、干预、决策、预后等实践时所必须具备的能力。它并不特指从事临床工作的专家精英所具有的专业能力，而是指普通的治疗者通过接受教育、训练，结合自身实践经验而获得的能力。其目标是在综合考虑病人的文化与偏好等因素的基础上，将最好的研究证据与临床数据整合起来，达到最佳的治疗效果。

临床技能的内容相当广泛，寻找与使用最佳证据只是临床技能的一种[①]。治疗者的主观因素，如治疗经验、价值观、人际交往能力等也是临床技能的重要组成部分，均会影响到治疗的决策过程及治疗的效果。具体而言，临床技能主要包括以下八个方面：①评价、诊断、系统的案例解析（case formulation）及治疗规划；②临床决策、治疗实施及对病情进展的监控；③人际交往技能；④持续的自我反省与技术获得；⑤评价与使用研究证据；⑥了解在治疗过程中个体、文化及情境差异对治疗的影响；⑦按照需要寻求其他可用的资源，如咨询其他心理学家、转介或使用其他替代的治疗方案；⑧为临床干预策略或治疗计划寻找有说服力的理由或证据。

1.1.3 病人的特征、文化与偏好

在心理治疗过程中，治疗者不仅要关注已有的研究证据及相应的临床技能，还要充分地关注病人本身。而且，在关注病人时，不仅要关注病人的具体病症，还要关注病人的个人特征、文化与偏好。

1．病人的个人特征。循证心理治疗重视病人个体独特的成长经验及生命体验，在治疗过程中要充分考虑到个体的年龄、性别、

① Wampold, B. E., Goodheart, C.D., & Levant, R. F. (2007). Clarification and elaboration on Evidence-based practice in psychology. *American Psychologist*, 62, 616–618.

性别认定、依恋、社会化、社会认知、宗教信仰、性取向、道德及情绪发展等病人个人特征。这些特征对治疗成年人，尤其是小孩与老年人的病症非常重要。

2．病人所处的文化环境。文化是包含共同的价值观、历史、知识、礼仪与习俗等一系列复杂现象的总体，同一文化群体的人们往往会有一种身份的认同感。文化并不局限于民族或人种，它是一种多方面的结构，不能脱离个体的独特的社会、阶层与个人特征来孤立地理解。在心理治疗中，病人所处的种族/民族、社会阶层、家庭背景、经济实力及一些情境因素（如失业、离婚、偏见、是否移民等），都会自觉或不自觉地影响到病人所持有的观念。比如，不同文化中的病人对如下问题可能有不同的理解：①对健康与疾病本质的理解；②寻求、使用与接受帮助的方式；③对病症的报告与呈现；④对治疗本身的恐惧或期望；⑤对治疗结果的预期等。病人的这些观念往往与不同文化治疗者的观念存在差异，容易像种族偏见或刻板印象一样，对治疗过程产生重大影响，严重时甚至会导致病人病情的恶化。

3．病人的价值观与偏好。循证心理治疗的过程是治疗者与病人之间为达成最佳治疗效果而进行协作、互动的过程。病人主观的目标、信仰、价值观及偏爱的治疗模式等，均应得到治疗者充分的尊重。病人有权知道各种不同的治疗模式及其治疗效果，有权了解不同治疗方式的收费及成本－风险状况。最终的治疗决策应该是治疗者的临床经验、最佳研究证据及病人的偏好之间所取得的一种平衡。

综合上述三个方面，可以用如下图示来简单描述循证心理治疗的结构：

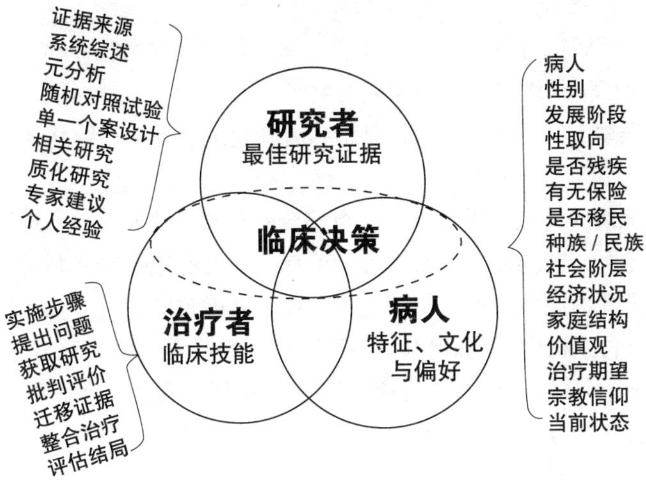

图 1.1 循证心理治疗的结构

1.2 有何重要特征

1.2.1 概念辨析

循证心理治疗是新生之物，不仅未接触过它的人可能会存在误解，就连本身从事循证心理治疗研究或实践的心理学家对它的解释也是众说纷纭、莫衷一是。在探讨循证心理治疗的性质及核心理念之前，有必要列出几种最常见的误解，并对其进行澄清。

误解 1：循证心理治疗与行为疗法、认知疗法一样，是一种心理治疗的具体理论、流派或方法。

澄清：循证心理治疗与精神分析心理治疗、认知心理治疗、行为主义心理治疗等并不是平行的概念。各种具体的心理治疗理论或方法，只是给循证心理治疗提供可供使用的证据。在具体的治疗过程中，只要经研究证明具有较好疗效、在现有治疗方法中是最佳的，不管它是哪家哪派提出的，都是循证心理治疗最佳的治疗证据。循证心理治疗持多元主义与折衷主义立场，不排除任何有利于病人的治疗方法。因此，它的兴起，不是为心理治疗增添了一种新的治疗理论、流派或方法，而是为综合、最优利用现有的各种心理治疗方法提供了一个理论框架与实践方案。

误解 2： 循证心理治疗是治疗者使用最佳证据治疗病人，因此只涉及治疗者一个方面。

澄清： 循证心理治疗是一个整合的框架，关涉参与心理治疗的各个方面。它既要考虑治疗者的治疗、病人的选择，又要考虑相关领域研究者提出的各种治疗证据，还要考虑政府机关、行业协会、第三方付款机构（如保险公司、研究资助机构）等方面的管理与协调。总体来说，循证心理治疗的实施主要关系到研究者、治疗者、病人、管理者四个方面，是四方共同奏响一曲交响乐，最终的治疗决策是四方需求及利益的一种动态平衡。

误解 3： 循证心理治疗将像历史上很多的其他心理治疗方法一样，昙花一现，然后销声匿迹。

澄清： 当今各种不同名称的心理治疗方法已经多达数百种。人们对新的心理治疗方法的提出早就“不感冒”，甚至“麻木不仁”了。很多标新立异者将别人的理论稍加翻新，未加深思熟虑，就安上一个新的名词，宣称一种新的治疗方法已然诞生。循证心理治疗的提出绝不是在已然“泛滥成灾”的治疗方法名单上增添一个可有可无的新词。它的兴起，有着深刻的时代背景及巨大的革新意义。撇开作者对循证心理治疗的“私人感情”，客观地说，循证心理治疗已经代表着国外心理治疗，尤其是欧美发达国家（如美、英、加拿大等）心理治疗发展的最新方向。它是近年来发展得浩浩荡荡的循证实践运动的一部分，受到各国政府政策、法律的支持，得到大多数研究者、病人的欢迎，各国的心理学组织、机构、知名心理学家纷纷跟进，循证心理治疗方兴未艾。可以说，只要科学与实证精神仍然是这个时代的主流精神价值，循证心理治疗的理念与实践方式就必将持续下去。

1.2.2 核心理念

具体说来，循证心理治疗的核心理念主要可以总结为以下几个方面：①在理论层面，它是一种心理治疗理念；②在操作层面，它是一种心理治疗技术；③在价值观层面，它是一种心理治疗“止于至善”的信仰。

首先，循证心理治疗是对心理治疗具体理论、流派、方法进行整合与超越的一种治疗理念。它不受具体流派的制约，不分理论取向，不管操作差别，不管是认知一行为治疗，还是精神分析，只要有研究证明它们对某一心理障碍具有最佳疗效，就可以根据这一疗法所提供的治疗方案或实践指南进行治疗。它的最终理想是朴素的，即博采众家所长，从现有研究中找寻最佳证据，针对病人的具体情况，为病人提供最好的治疗服务。

其次，循证心理治疗是一种具体的、可操作的实践框架。它基于循证医学的实践经验，运用元分析、系统综述等方法，制定相关的指南、标准与手册，通过网络等数字媒介分发给治疗者、病人及相关的管理者。完全可以说，从证据的检索、评价，到最佳证据的传播、分发，到具体指南、手册的制作，到相关政策的制定、执行，再到具体治疗过程的评估、监控，整个循证实践的过程都有一定的方法论基础，均可操作，有章可循，有法可依。各种不同知识基础、不同治疗流派的治疗者均可使用，病人及相关的管理者也同样可以进行操作，顺利地进行循证实践。

最后，循证心理治疗代表着一种心理治疗信仰。当前，循证医学已经发展为当代临床医学的主流方向，很多人也同样相信循证心理治疗必将成为临床心理治疗的主流。循证心理治疗讲求证据，尊重科学，强调效率与效益，讲求治疗过程的透明，重视病人的主观意愿，研究者、治疗者、病人、管理者民主协作，集体作战，共同应对疾病的挑战。完全可以说，循证心理治疗与传统的心理治疗方式进行了决裂，张扬了集体、协作、高效、透明、民主等时代精神，代表着大部分心理治疗者“止于至善”的信仰与价值观。

1.3 发展现状如何

1.3.1 代表人物

循证心理治疗是在医疗改革的压力下，受到心理药物治疗的挑战，在心理治疗领域发起的一场自上而下的变革。可以说，循证心理治疗是在外部压力的“推动”下，由心理学组织、机构及其领导者所“拉动”的。其代表人物一般都是各种心理学组织中富有远见的头面人物。下面选取几位在循证心理治疗建立及发展过程中起着关键作用的心理学家进行简单的介绍：

1. 罗纳德·利万特（Ronald F. Levant）。现任美国阿克伦大学心理学系主任、教授，APA 第 51 分会男人与男性气质心理学研究协会（The Society for the Psychological Study of Men and Masculinity，SPSMM）创始人。APA 43 分会（家庭心理学）前主席、APA 2005 年度主席。他在担任 APA 主席期间，倡导、发起了一个由他直接任命的 18 人专业工作组，起草并由 APA 代表大会通过了《心理学中的循证实践》文件，该文件的出台成为了循证心理治疗发展史上的一个重要里程碑。此外，他还发表了多篇有关循证心理治疗的论文，担任多本有关循证心理治疗书籍的联合主编并撰写其中部分章节，阐述循证心理治疗的内涵及发展的必要性，在政府机关、保险公司及社会大众中进行宣传，为循证心理治疗在美国的顺利开展立下了汗马功劳。

2. 黛安娜·钱布利（Dianne L. Chambless）。现任美国宾夕法尼亚大学心理学系教授，是循证心理治疗早期发展中最重要的代表人物。1993 年，APA 12 分会（临床心理学会分会）为应对心理药物挑战、传播有效心理治疗理念，成立了一个专业工作组（Task Force on Promotion and Dissemination of Psychological Procedures），由钱布利担任主席。她在这个专业工作组最终通过的文件《培训与传播实证有效的心理治疗》中，提出了实证支持治疗（empirically supported treatments，EST）的概念，标志着循证心理治疗正式诞生。

此后，钱布利在1996年、1998年先后发表了两个更新文件，其所鼓励的EST清单一度得到美国社会各界的高度认可。此外，她在多本期刊上发表相关的论文，虽然在后期她过于严格实证的观点受到部分拥护者的质疑与挑战，但她一直走在循证实践的前沿，是循证心理治疗忠实的执行者与宣扬者。

3. 约翰·诺克罗斯（John C. Norcross）。他是美国斯克顿大学的心理学教授，兼职的临床心理学实践者。曾担任国际临床心理学协会的主席、APA 29分会（心理治疗分会）的主席，是心理学健康服务提供者国家注册中心（National Register of Health Service Providers in Psychology）主任。2009年担任APA临床心理学协会主席。他从20世纪90年代初起，就开始关注循证心理治疗，以第一编者的身份主编过三本与循证心理治疗密切关联的著作，这三本著作均堪称循证心理治疗领域的经典著作，对循证心理治疗的发展产生了重大影响。

4. 卡罗尔·古德哈特（Carol D. Goodheart）。新泽西州的心理学独立实践者，曾担任APA 42分会“独立实践的心理学家分会”（Psychologists in Independent Practice）主席，是2005年正式负责制定《心理学中的循证实践》文件的专业工作组主席，APA 2010年度主席。她是循证心理治疗的实践者，也是这方面的理论家，主编有《循证心理治疗：实践与研究的交汇》一书，是循证心理治疗的最经典的著作之一。

此外，活跃在这一领域的还有一大批著名的心理学家，由他们出面邀请了心理治疗领域最知名的研究者与实践者，主编了一批有关循证心理治疗的著作。比如，在循证心理治疗最经典的几本著作中（后文会详细介绍），联合担任主编并撰写其中重要章节的大部分都是APA前任主席：库车（Koocher, G. P., APA 2006年主席）、斯坦伯格（Sternberg, R. G., APA 2003年主席）、卡茨丁（Kazdin, A. E., APA 2008年主席），此外，博伊特勒（Beutler, L. E., 曾是多家临床心理学杂志的编辑，曾任APA临床心理学、心理治疗分会以及国际心理治疗研究协会的主席）、塞利格曼（Seligman, M. E. P., APA

1998年主席）、巴洛（Barlow, D. H., 临床心理学分会前主席）、郝伦（Hollon, S. D.）、西尔弗曼（Silverman，D. K.）、万珀德（Wampold, B. E.）、韦斯滕（Westen, D. I.）、内森（Nathan, P. E.）、梅瑟（Messer, S. B.）、肯德尔（Kendall, P. C. ）等，都是长期活跃在本领域的知名学者。

1.3.2 期刊著作

1.3.2.1 代表著作

从目前来看，有关循证心理治疗的最经典的著作主要有三部。约翰•诺克罗斯与众多APA前主席主编了其中的两部，即《循证实践的临床指南》[①]与《心理健康领域的循证实践：几个基本问题的讨论与对话》[②]。卡罗尔•古德哈特主编的《循证心理治疗：实践与研究的交汇》[③]也是最经典的循证心理治疗著作之一。

此外，还有大量与循证心理治疗相关的著作已经出版，如：《有效的心理治疗关系：治疗者的贡献及对病人需要的反馈》[④]、《循证精神分析简明指南》[⑤]、《循证心理治疗之实践者指南》[⑥]、《循

① Norcross, J. C, Hogan, T. P, & Koocher, G. P. (2007). *Clinician' s guide to evidence-based practices: Mental health and the addictions*. New York: Oxford University Press.

② Norcross, J. C., Beutler, L. E., & Levant, R. F. (Eds.). (2005). *Evidence-based practices in mental health: Debate and dialogue on the fundamental questions*. Washington, DC: American Psychological Association.

③ Goodheart, C. D., Kazdin, A. E., & Sternberg, R. G. (2006). *Evidence-based psychotherapy: Where practice and research meet*. Washington, DC: American Psychological Association.

④ Norcross, J. C. (2002). *Psychotherapy relationships that work: Therapists contributions and responsiveness to patient*. New York: Oxford University Press.

⑤ Gray, G. E. (2004). *Concise guide to evidence-based psychiatry*. Virginia: American Psychiatric Publishing.

⑥ Fisher, J. E., & O' Donohue, W. T. (2006). *Practitioner' s guide to evidence-based psychotherapy*. New York: Springer-verlag LLC.

证心理治疗手册：研究与实践指南》[1]、《心理健康的循证实践》[2]、《循证实践：一个批判性评价》[3]、《循证实践：心理健康专家的方法、模式及工具》[4]，等等，都从不同领域与视角分析了循证心理治疗的理论及实践过程。

最后，特别值得一提的是，APA临床心理学协会近年来正着手推动循证心理治疗的实践，编写了一套大型丛书——《心理治疗进展：循证实践》（*Advances in Psychotherapy: Evidence-based Practice*）。这套丛书从2005年起每年出版4册（2005年仅出2册），预计出版30册，针对治疗者在临床实践中可能遇到的焦虑、精神分裂、抑郁、物质滥用等绝大多数心理障碍，提供了一种实践导向、界面友好的循证指南。这套丛书中每本都具有相同的结构，内容简洁、权威、易懂，直接面向实践情境中的治疗者。当前，临床心理学协会的组织者们正在计划将这套丛书改编后放到网络上，并以它为基础创建能让治疗者在家里就能完成的远程继续教育体系。

1.3.2.2 期刊杂志

在循证心理治疗领域，当前最为知名的专门期刊是英国的《循证心理健康》（*Evidence-based Mental Health*）[5]。该期刊于1998年创刊，隶属于医学界鼎鼎大名的《英国医学杂志》出版集团（BMJ Group），是《循证医学》、《循证护理学》的姊妹篇。该刊的目的在于将所有心理健康领域发表的高质量研究证据进行整合，并将其推广到具体的治疗实践中。它所发表的文章均有明显的方法论标准，各种治疗方式均具有明显的临床疗效，对推进循证心理治疗理念与实践起着不可替代的作用。

---

① Freeman, C., & Power, W. (2007). *Handbook of evidence-based psychotherapies: A guide for research and practice*. New Jersey: John Wiley & Sons.

② Drake, R. E., & Goldman, H. H. (2003). *Evidence-based practices in mental health care*. Virginia: American psychiatry Publishing.

③ Trinder, L., & Reynolds, S. (2000). *Evidence-based practice: A critical appraisal*. New York: Wiley-Blackwell Publishing.

④ Stout, C. E., & Hayes, R. A. (2005). *The evidence-based practice: Methods, models, and tools for mental health professionals*. New Jersey: John Wiley & Sons.

⑤ “mental health”一词在医学领域有“精神卫生”之意，但在本论文中统一译为“心理健康”，以契合文章有关心理治疗领域讨论与交流的情境。

此外，在美国的《咨询与临床心理学杂志》（*Journal of Consulting and Clinical Psychology*）、《美国精神病学杂志》（*American Journal of Psychiatry*）、《美国心理学家》（*American Psychologist*）等期刊上也会经常开辟专栏（有时甚至是专刊），发表与循证心理治疗主题相关的文章组。

1.3.3 里程碑事件

有关循证心理治疗的历史在正文部分还会进行详细的描述，这里只简单提及在它的发展过程中具有里程碑意义的几件大事，粗线条地勾勒出它的发展轨迹。

1. 1988年，世界上第一个循证心理健康中心（Centre for Evidence-based Mental Health）在英国牛津大学成立。该中心的目标是：①提高与支持心理健康及精神病学领域的循证实践，促进临床流行病学的教学及实践；②在英国范围内，建立心理治疗研究证据网络（包括原始研究、二次研究、教育、传播及审计等），使相关的技术与资源得到最有效的使用；③在精神病学领域进行一系列大规模的、实证的临床实验。它的网址是 http：//www.cebmh.com，目前该网址还同步发表期刊《循证心理健康》所有文章的电子版，全世界各国的用户均能免费进行下载。

2. 1992年，在萨基特（Sackett, D. L.）与盖亚特（Guyatt G.）等的领导下，加拿大麦克马斯特大学的一群临床流行病学家成立了世界上第一个循证医学工作组，并于1992年在美国医学会杂志 *JAMA* 上发表了一篇纲领性文献《循证医学：医学实践教育的新途径》。该文完整阐述了循证医学的理念，认为其是医学实践的一种“范式转换”，正式宣告循证医学为人们所接受。从此，循证实践理念不断向其他学科领域渗透，循证心理治疗就是在这样的环境中诞生并发展的。

3. 1993年，作为对医学领域循证实践运动的回应，当时的APA 12分会成立了由时任主席大卫·巴洛任命、黛安娜·钱布利牵头的专业工作组，集中探讨有关高疗效的心理治疗的传播问题。其最终文件《培训与传播实证有效的心理治疗》[①]于1995年公开发表。它的发表，标志着实证支持治疗的正式推行，成为循证心理治疗发展第一阶段的开端。

4. 2005年，由APA时任主席利万特任命、古德哈特牵头的联合工作组成立，专门探讨了与实证支持治疗相关的循证心理治疗问题。其最终文件《心理学中的循证实践》[②]于2005年APA代表大会通过，并于2006年全文发表在《美国心理学家》上。这一文件的出台，表明循证心理治疗的理论与实践更为成熟，标志着循证心理治疗发展到一个新的阶段。

1.4 为什么会诞生

循证心理治疗是整个时代的产品，其产生绝非偶然。它的诞生主要有以下几点原因：

第一，循证心理治疗是对药物治疗挑战的回应。尽管20世纪90年代的心理学家们不必再像50年代那样不得不去证明心理治疗是否有效，但心理治疗到底在多大程度上起作用、是哪些因素在起作用、与药物治疗相比有没有优越性等问题，并没有得到适当的回答。心理治疗者们更像一个松散的联盟，各自进行着自己的研究与实践。他们不像药物公司的老板，为了巨大的市场份额及高额的利润而针对性地进行治疗研究，花大力气去说服管理者、消费者相信其药物的疗效[③]。在重视宣传、广告的年代里，心理药物治疗开始夺走大量心理治疗者的工作，精神科的医生开始取代心理治疗者，心理治疗可说是到了生死存亡的危急关头。它要能留住病人，就必须证明自己的疗效，证明自己比药物治疗要好，至少不会太差。

---

① Task Force on Promotion and Dissemination of Psychological Procedures. (1995). Training in and dissemination of empirically-validated psychological treatments. *The Clinical Psychologist*, 48(1), 3-23.

② APA Presidential Task Force on Evidence-based Practice. (2006). Evidence-based practice in psychology. *American Psychologist*, 61, 271-285.

③ Sanderson, W. C. (2003). Why empirically supported psychological treatments are important. *Behavior Modification*, 27(3), 290-299.

APA临床心理学分会有关EST工作组的成立，最直接的原因就在于应付药物治疗所发起的挑战。

第二，循证心理治疗是对管理医疗（managed care）的回应。管理医疗是美国医疗改革的产物，它强调对医生治疗过程进行监督，确保医生采取最佳的治疗方法来减少医疗费用，提高医疗效率。它的出现重塑了心理治疗的实践。心理治疗领域传统的收费方式是按服务进行收费（fee-for-service），提供的服务越多，收取的费用就越多。这在某种程度上刺激心理治疗者们提供不必要的服务，以更多的服务来获得更多的收入。管理者、第三方机构（如保险公司等）及病人为了保证治疗者能在不损害服务质量的前提下，尽可能地缩短服务时间，便要求治疗者必须为病人提供最好的、费用相对最少的治疗。因此，他们将“最好的治疗”与“遵循最佳证据进行的治疗”画上等号，各国的联邦（中央）与地方财政机构、保险公司，甚至是期刊、出版社的编辑都开始重视证据，主动向循证心理治疗倾斜。

第三，循证心理治疗是推广临床指南合乎逻辑的延伸。并不是所有心理治疗都必然促进病人的健康，许多的治疗不是最有效的，甚至是有害的，对病人的身体、心理、经济都造成了不良后果。因此，早期一些心理治疗者联合起来，按照当时最有效的治疗方案，就某一具体病症制订出治疗手册或指南，传播、颁发给治疗者，让这些良莠不齐的治疗者能有据可依，有法可循。在管理医疗时代，这些指南很快得到保险公司的认可，后者为了降低自己对特定病种的理赔费用，主动加入指南传播者的行列[①]。当指南越来越多，就有必要规范这些指南，以保证这些指南的科学性，使它们经得起实验研究的检验。EST的提出正是这种努力的结果，它对某一具体病症所有的研究进行元分析与批判性评价，最终确定出治疗这些病症的最佳证据，以手册、指南或标准的形式分发给所有的治疗者，最终催生了循证心理治疗理念并有力地推动了它的发展。

第四，循证心理治疗是整个循证实践运动的一部分。无疑地，

---

① Sanderson, W. C. (2003). Why empirically supported psychological treatments are important. *Behavior Modification*, 27(3), 290–299.

循证心理治疗受到了来自循证医学的最大影响。完全可以说，没有循证医学，就没有循证心理治疗。刺激循证医学产生的众多条件中，很多也是循证心理治疗得以诞生的因素。比如：①治疗者没有足够的时间去看相关文献，需要有专门的杂志或机构为其提供经过检验的、高质量的证据；②其他学科为循证心理治疗评价文献提供了具体的方法（如元分析、系统综述等）；③信息社会的计算机、网络等技术为最佳证据的传播提供了技术手段；④医疗浪费严重促使政府机构及保险公司进行反思；⑤病人维权意识增强，治疗者不再主宰治疗的整个进程，等等。这些时代精神及邻近学科的进展已经为循证心理治疗的诞生提供了合适的土壤。

第五，APA 自上而下的官方推动。当循证实践已成为一种时代精神时[①]，APA 主动建立了相应的应对机制。各个不同的分会（如临床心理学分会、心理治疗分会、精神分析分会、人本主义分会等）制定了相关的实践指南与评价标准，发起、通过颁布了一系列相关的文件，为循证心理治疗的发展推波助澜。循证心理治疗的主要代表人物通常位居各个心理学组织机构的要位，通过个人魅力及组织影响力对循证心理治疗的推动起了不可忽视的作用。从最近几年 APA 主席的就职演说来看，促进循证心理治疗的发展已成为他们的共识。当前，几乎没有人再去探讨它是否值得存在，而是从方法论层面出发尽量想方设法去完善它、实践它。

1.5 应该怎么实施

循证心理治疗吸引人们的重要特征之一就在于它的可操作性，不同水平的治疗者无需复杂的培训便可上手操作。2007 年，诺克罗斯等编写了一本面向治疗者与心理治疗学生的著作《循证实践的临床指南》，该书详细地介绍了循证心理治疗的实施步骤。下面以其为基础，分六个步骤简单地进行介绍。

---

① Levant, R. F. (2005). Evidence-based practice in psychology. *Monitor on Psychology*, 36(2), 5.

第一步，提出合适的问题。要提出一个好的问题，就要像欣赏一幅美丽的图画或照片一样欣赏病人[①]。治疗者要详细考察病人的病史，根据病人的表现，通过观察、问卷、量表、访谈等技术手段尽可能全面地收集信息。比如，病人偏好哪些治疗？是否不愿接受某些服务？经济能力如何？有无保险？家庭是否支持治疗？是否有时间完成治疗？治疗者只要在充分了解这些信息的基础上，都能提出合适的、便于检索的问题。

第二步，根据问题检索证据。如果实践指南、标准或手册上没有现成的解决方案，则应将第一步中获得的临床问题翻译成可以进行文献检索的目标问题，再采用合适的检索手段，选择适当的关键词，到相应的数据库中进行检索。可供心理健康领域检索的研究证据数据库很多，主要有考科蓝协作网（Cochrane）、坎贝尔协作网（Campbell Collaboration）、循证医学杂志临床证据（BMJ Clinical Evidence）、Medline、PubMed Clinical Queries、PsycINFO 等。这些数据库都有心理健康方面的大量研究，在全世界范围内搜集相关的所有的临床研究报告，不断总结与更新，为治疗者进行循证心理治疗提供了现实的证据平台。

第三步，对获得的证据进行批判评价，选择最佳的、可供使用的证据。如果在第二步没有找到有关的系统综述或元分析，则应输入关键词，寻找原始文献，根据科学标准自己判定此证据可信度的级别（一般而言，设计良好、样本较大、有对照组且统计分析无误的实验研究更为可靠），决定其是否纳入评价范围。然后，再对纳入的所有研究进行批判评价，找出最佳的研究证据。

第四步，决定最佳证据是否能迁移到真实情境中。并不是每一个病人都适合最佳证据所提供的治疗方式，最佳证据有可能对一部分病人产生潜在的医源性伤害；也并不是每一个病人都有经济能力接受最佳证据所提供的治疗方式，有无保险、成本－效果分析、成

① Walker, B. B., Seay, S. J., Solomon, A. C., & Spring, B. (2006). Treating chronic migraine headaches: An evidence-based practice approach. *Journal of Clinical Psychology: In Session*, 62, 1367–1378.

本一风险分析等均应纳入治疗者与病人双方的考虑范畴。只有在同时考虑研究证据的疗效与实效的基础上，才能决定它是否应该、是否可以迁移到真实情境中。

第五步，根据证据进行治疗。找到了科学的证据，治疗者可以按照证据所提供的解决方案进行治疗。在治疗过程中，治疗者要时刻紧盯所要解决的问题，监控治疗过程的进展，并依据病人的实时反馈，随时调整、修正自己的治疗计划。

第六步，治疗完成后，要进行即时的总结。治疗者应反思治疗过程中所采取的一切步骤与干预措施，针对具体问题的解决程度，总结经验教训，为下一次相似的治疗找寻更好的应对方式。如果有条件，治疗者还可以将自己的治疗个案以研究的形式发表，供其他治疗者参考。可以用图 1.2 来说明循证心理治疗的实施程序与步骤：

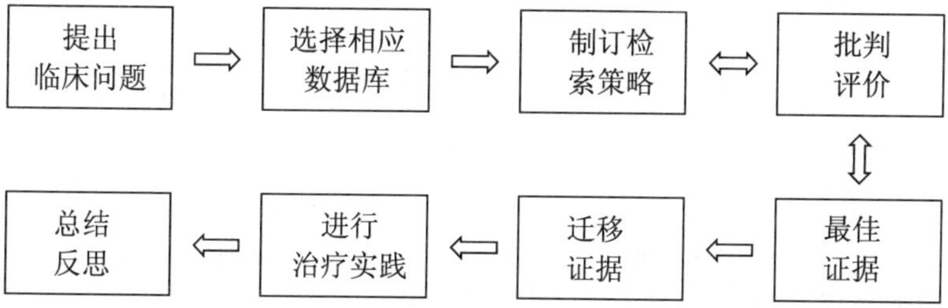

图 1.2　循证心理治疗的实施步骤

1.6　拥有哪些优点

循证心理治疗既是一种思潮、理念或文化，也是一个具体、可操作的实践框架，它的出现是心理治疗界的一件大事，是国外心理治疗发展的重要取向。

第一，缩短了心理治疗理论与实践的距离。长期以来，心理学的研究与实践似乎是两种相互平行的文化，两者之间存在着一定的鸿沟。许多有识之士想把两者的优势结合起来，但缺乏有效的整合手段。循证心理治疗出现后，研究者、治疗者、病人及管理者被统一关联到同一框架中，各司其职，自行其是，相辅相成，前所未有地关联在一起。部分研究者在实践领域中寻找课题，为实践提供最佳证据，实践者根据最佳证据进行实践，大大提高了实践效率。循证心理治疗有效地缩短了心理学研究与实践的距离，在两者之间架设了一座沟通的桥梁。

第二，提高了心理治疗的效果。APA 的临床心理学分会引进循证医学理念，发展循证心理治疗的本意就是要证明心理治疗的有效性，要证明心理治疗与心理药物治疗相比，疗效丝毫不差，甚至更好，以拯救心理治疗日趋严峻的生存危机。它针对 DSM － IV 上所列的病症，将一些已经得到广泛使用且被证明有效的治疗方案以指南的形式推广给治疗者，针对不同病症研制了大量可靠的指南，发展了一整套相关的社会支持系统，大大提高了心理治疗的有效性。一般而言，很多循证心理治疗的拥护者都相信它可以大幅改善治疗的结局。

第三，提供了一种心理治疗的整合框架。传统心理治疗的理论有多种，运用的治疗方案也不尽相同，但心理治疗者多以个人喜好来进行治疗决策，病人难以参与治疗决策，政府机关与相关管理者也难以对其进行适当的管理。循证心理治疗主张遵循证据进行治疗，强调心理治疗与药物、生理等精神科治疗的区别，病人有权选择自己喜欢的治疗方式，政策制定者可以发展有大量有效证据支持的指南来规范心理治疗，第三方机构（如保险公司）也能对心理治疗的进程进行比较精确的预判与监管。可以说，循证心理治疗的出现，使心理治疗不再囿于某一具体的治疗理论，而是将影响治疗的各个因素整合到一个框架中，不仅开阔了研究者的视野，也为治疗者提供优质治疗指明了方向。

第四，保证了病人的权利。循证心理治疗改变了过去治疗者主导治疗进程、缺乏监管的缺陷，提高了病人的地位。强调治疗者治疗的不只是“人的疾病”，而更应该是“有病的人”。也就是说，治疗者不仅要关注已有的研究证据及相应的专业技能，还要充分地关注病人本身。在关注病人本身时，不仅要关注病人所得的具体病症，还要关注病人的个人特征、文化与偏好。这样，病人的价值观得到张扬，他们的文化也得到了相应的考虑，积极、主动地参与到治疗过程中，权利得到了前所未有的保障。

1.7 存在哪些争议

循证心理治疗成为了得到医疗管理者、研究者、病人及部分实践者支持的万能钥匙[①]，人们普遍认为它可以缩短实践与研究的距离、减少治疗费用、加强治疗质量、提高病人的满意度[②]。可以说，循证心理治疗为协调多方矛盾、体现各方优势，提供了一个强有力的框架。但是，正所谓新生之物，其形必丑，它远未完美地解决问题。在2005年APA公布《心理学中的循证实践》后，心理学家们虽然都一致认为循证心理治疗是一个值得肯定的发展方向，但也对其缺陷与不足提出了许多建议甚至批评。如汉斯里（Hunsley J.）就认为循证心理治疗面临着四大问题与挑战：①怎么使用心理学已有的研究证据？②被试是否具有代表性，研究文献的结论是否可以推论到临床的治疗中？③是否有足够的研究证据来满足临床实践？④循证治疗是否有良好的外部效度，即在具体的临床实践中其治疗方式是否依然有效？[③]

2005年，诺克罗斯在主编的《心理健康领域的循证实践：几个基本问题的讨论与对话》一书中，专门请数十位相关领域最具影响力的专家，就循证心理治疗中的九个基本问题进行了客观、正反两方面的争论与探讨。这九个基本问题是：

（1）什么是循证心理治疗？

（2）哪些证据才是有效的研究证据？

（3）指南或手册能改善治疗结局吗？

---

① Kazdin, A. E. (2008). Evidence-based treatment and practice: New opportunities to bridge clinical research and practice, enhance the knowledge base, and improve patient care. *American Psychologist*, 63(3), 146-159.

② Fertuck, E. A. (2007). Book review: Evidence-based psychotherapy: Where theory and practice meet. *Psychotherapy: Theory, Research, Practice, Training*, 44(1), 115-120.

③ Hunsley, J. (2007). Addressing key challenges in Evidence-based practice in psychology. *Professional Psychology: Research and Practice*, 38(2), 113-121.

（4）临床研究中病人有代表性吗？

（5）在治疗方法、治疗者、医患关系以及病人等因素中，哪些才是对心理治疗真正有效的成分？

（6）哪些因素对发表证据的刊物（或书籍）的出版有着本质的影响？

（7）实证支持治疗的结局比非实证支持治疗的效果要好吗？

（8）循证心理治疗在多大程度上能满足现实的多样性？

（9）实验室验证的治疗能否有效地应用于临床实践？

2006 年，在古德哈特所主编的《循证心理治疗：研究与实践的交汇》一书中，古德哈特本人在总结前面 10 章的基础上，结合各个研究者、治疗者的观点，最后单列一章探讨了循证心理治疗可能存在的 25 个基本问题[①]：

（1）需要考虑实践的情境性（实践情境不等于实验室情境）；

（2）对什么是证据的理解不一样（实践者喜欢特殊性，而研究者喜欢普遍性）；

（3）循证实践在实践中可能并不可行（病人的平均数并不指病人是平均数）；

（4）治疗者本人应比其所使用的方法重要（不同的治疗者更适合不同的病人）；

（5）具体到临床实践的真实情境时，循证技能有时是贫乏的，或者至少是不够复杂的（病人不只要将病治好，还有疏导其他的情绪、认知等因素）；

（6）心理治疗既是科学也是艺术，科学证据并没有很好地考虑心理治疗艺术的一面；

（7）在许多情况下，并没有相应的循证研究证据可供使用。比如，手册中没有的病症及各种综合征或共病（comorbidity）；

（8）与循证研究相比，经验经常是更好的老师（自然科学家

① Goodheart, C. D., Kazdin, A. E., & Sternberg, R. G. (2006). *Evidence-based psychotherapy: Where practice and research meet*. Washington, DC: American Psychological Association, pp. 261–267.

都承认经验的作用，为什么心理治疗者就不行呢？）；

（9）循证心理治疗对“平均数的病人”是有效的，但并不说明它一定是治疗该病症的最好选择；

（10）科学文献并未清晰地指明由谁来应用这些技术，也未说明在什么时候应该加以运用；

（11）在对待管理医疗的局限性方面，循证心理治疗采取了沉默的态度；

（12）心理治疗还包含着科学研究所难以把握的治疗者一病人之间的关系因素；

（13）当科学研究与临床实践不一致时，应允许治疗者遵循他自己的经验进行治疗（科学家可以随时改变自己的决策，但治疗者这样做是不符合职业规范的）；

（14）西方关于心理治疗的科学证据主要是建立在以西方中产阶级白人为对象的研究基础之上；

（15）很少甚至根本就没有证据证明采取循证实践能够改善治疗的结局（循证心理治疗还只是一种假想，有关它自己的疗效并没有“循证”的证据）；

（16）在去情境化的研究中所获得证据，在真实的治疗情境中可能不再具有敏感性（如果使用证据并没有产生预期的结果，治疗者就会在下一次使用该证据时持怀疑态度）；

（17）管理医疗需要治疗者按照循证研究进行治疗，这可能导致不喜欢循证心理治疗的治疗者拒绝接受管理医疗所推荐的病人；

（18）研究者的理论偏向可能导致科学研究结果的偏倚；

（19）实践者大部分时候都在使用或寻求使用基于经验证据的治疗方案（他们正在进行着循证心理治疗，却常常被批评并没有这样做）；

（20）有时候，循证实践的研究并不是以一种治疗者能够理解（或至少是能够被治疗者所利用）的方式进行报道；

（21）科学家与实践者都有着各自不同的价值观与世界观，他们会根据自己的信仰来做自己认为是最好的事；

（22）循证心理治疗对自己的组成部分实质上并没有足够清晰

的说明；

（23）使用循证实践可能会无形中增加治疗的费用；

（24）科学研究经常会忽略一些机制或过程，这些机制或过程会影响治疗的结果，并且治疗者通常对它们很感兴趣；

（25）治疗者能够对与自己实践相关的工作进行持续不断的评估与改善，不一定非得循证心理治疗来指手画脚。

2007年，诺克罗斯在另一本更关注循证心理治疗实施、实践的书中，列举了人们通常对循证心理治疗可能存在的12种误解①：

（1）循证心理治疗导致临床治疗排除了个体性与创造性，它们除了提供无头脑的“烹饪书”（cook book）治疗方案外，别无他物；

（2）循证心理治疗忽略病人与治疗者的关系，抑制了共情、温暖的治疗关系的形成；

（3）循证心理治疗仅仅适合于认知一行为治疗，深度精神治疗或人际关系治疗等治疗方式永远也不可能进行循证实践；

（4）循证心理治疗屈服于财政规划，剥夺了治疗者要求有偿报酬与病人需要服务的权力；

（5）循证心理治疗主要适用于拥有博士学历的、同时从事研究工作的专家，对一般直接护理病人的治疗者并不适用；

（6）循证心理治疗忽视临床技能与病人偏好；

（7）循证心理治疗只关注由随机对照实验获得的知识；

（8）当前缺少必要的研究证据，谈论循证心理治疗还为时过早；

（9）循证心理治疗很少甚至不能应用于真实情境的病人，“我的病人是特殊的，不同于所有研究中所抽取的样本病人”；

（10）年长的治疗者不能学习或使用循证心理治疗，他们也不会改变自己的行为来适应这种治疗方式；

（11）循证心理治疗排除了各种自助团体，如各种嗜酒者互诫协

---

① Norcross, J. C, Hogan, T. P, & Koocher, G. P. (2007). *Clinician' s guide to evidence-based practices: Mental health and the addictions*. New York: Oxford University Press, p.280.

会（Alcoholics Anonymous）或12步自助小组（12-step groups）；

（12）循证实践仅仅适用于心理治疗，而不适用于评估、预防、诊断或其他批判性决策。

在这里，我们并不能仔细去追问上面所列举的问题是否真的存在（事实上，本书的绝大部分篇幅就是用来回答或澄清上述问题）。至少可以说明的一点是，有关循证心理治疗的争议从它一诞生起就从未中断过。有的人爱戴它，把它当作一种信仰；有的人攻击它，认为它是旧瓶装新酒，毫无新意可言。梅瑟（Messer, 2004）就认为人们在对待循证心理治疗方面，已经形成了两个截然对立的阵营，两者之间甚至爆发了“文化战争”，体现出主观主义－客观主义、情境主义－原子主义、独特的－普遍的、质化研究－量化研究等一系列维度的对立[①]。

1.8 本书如何阐述

全书共计3篇8章，分别阐述了循证心理治疗的历史与现状、内涵及争议、评价与超越等，其逻辑构架可以用图1.3进行描述。

第一篇是基础篇（第1–3章）。这一部分非专业人士都能看懂，主要是介绍循证心理治疗的历史与现状。第1章是概述，分别介绍了循证心理治疗的含义、性质、核心理念、诞生原因、代表人物、经典著作、里程碑事件、实施步骤、优点、相关争议及本书的结构与特色。第2章具体介绍了循证心理治疗诞生的社会历史背景、循证医学背景及哲学背景。第3章介绍了循证心理治疗在心理学中的发展历史，分长期的过去、实证支持治疗与循证实践三个阶段，详细描述了循证心理治疗发展的历史轨迹。

第二篇是提高篇（第4–6章）。这一部分主要针对希望对循证心理治疗进行更进一步了解的读者。这一篇主要介绍了循证心理治疗内涵的三个方面。以大致相同的结构（含义－具体内容－争议与

① Messer, S. B. (2004). Evidence-based practice: Beyond empirically supported treatments. *Professional Psychology: Research and Practice*, 35(6), 580–588.

共识）对研究者及其研究证据、治疗者及其临床技能、病人及其特征、文化与价值观等进行了详细描述。第 6 章是在前述 3 章的基础上，作者阐述自己对循证心理治疗的评价及其给中国心理治疗带来的可能的启示。

第三篇是拓展篇（第 7–8 章）。这部分主要针对对循证心理治疗非常感兴趣的专业人士（当然也可以是对此感兴趣的其他人）。它是在读者了解了什么是循证心理治疗，并懂得怎样进行循证心理治疗之后，对自身进行的更深入的理论反思。本书在这一部分里跳出了循证心理治疗的理论框架，从一个更高的角度，对由循证医学、循证心理治疗所演变而来的循证实践运动进行了宏观描述，并从哲学、伦理学角度对其进行了分析。认为循证实践有可能成为改变整个人文社会科学的一种新的实践形态，而循证心理治疗在这一运动中起着非常重要的中介与过渡作用。

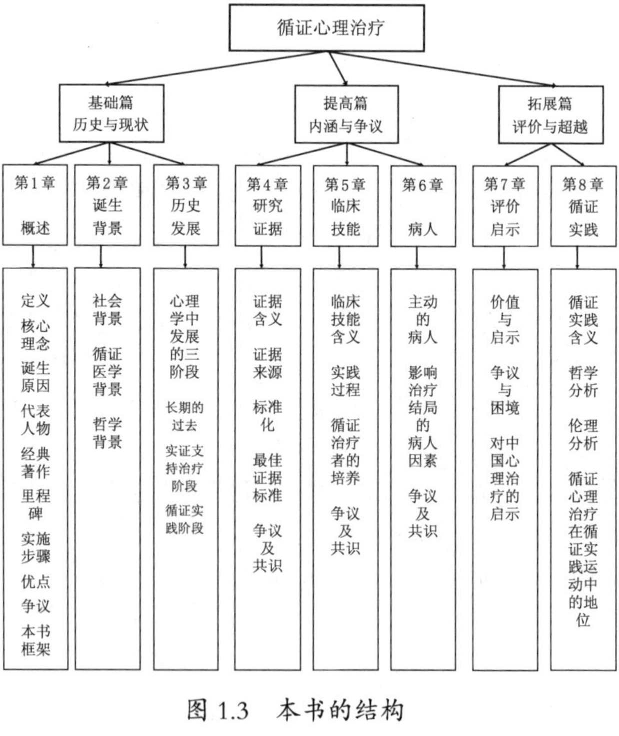

图 1.3　本书的结构

第2章 循证心理治疗：整个时代的产品

Evidence-Based Psychotherapy

特林德与雷纳德（Trinde & Reynolds，2000）研究了整个循证实践运动兴起的历史背景，认为循证实践“诞生的时机绝非偶然”，是“它所在时代的产品”[①]。循证心理治疗是当代循证实践运动的一部分，它的诞生、发展和演进离不开整个时代的社会背景，受到邻近学科（尤其是循证医学）的启发与影响，有着深刻的哲学、文化根基。本章将从社会、医学及哲学背景三个方面出发，完整地勾勒出循证心理治疗得以诞生的背景，证明它的出现也“绝非偶然”，是“它所在时代的产品”。

2.1 社会背景：科学改变心理治疗的方式

循证心理治疗所提倡的“遵循证据进行心理治疗”的思想早就存在，绝非这个时代所首创，但为什么它到今天才得以诞生呢？要回答这个问题，显然不能离开它赖以生成、演化与发展的整个时代的社会文化背景。正是因为这个社会提供了深刻的哲学、文化根基，为迎接循证心理治疗的到来作好了政治、经济、文化等多方面的准备，循证心理治疗的诞生才成为水到渠成、顺理成章的事实。

2.1.1 技术社会：实践需要艺术，更需要技术

伽达默尔在为《科学时代的理性》一书的中译版所做序言中谈道：“这一时代是一个科学的时代，科学正把自己本身与自己的应用扩展于整个世界。”[②]。的确，在西方文艺复兴以后，科学已经

① Trinder, L., & Reynolds, S. (2000). *Evidence-based practice: A critical appraisal.* New York: Wiley-Blackwell Publishing, p.12.

② 伽达默尔．科学时代的理性．薛华等译．北京：国际文化出版公司，1981: 1.

取代宗教，逐步成为主宰整个时代的力量。时至今日，已经没有人能够完全摆脱科学，即使对科学进行最严格反思与批判的理论家也不得不承认，科学已经成为了这个时代毫无疑义的主宰力量，对人们生活的方方面面都产生了巨大的影响。

但是，只要仔细分析我们所处时代的“科学化”进程，就会发现科学取得今天的地位并非是一蹴而就、一步到位的。总体上，它发展的历史轨迹遵循着两条平行线索：①在理论领域，科学精神逐步从自然科学向人文社会科学渗透。天文学、物理学、化学等自然科学最先从哲学母体中独立出来成为科学，此后，科学精神不断向生理学、生物学、心理学、社会学、政治学、伦理学等学科渗透，使这些“学科”逐渐成为了“科学”。②在实践领域，科学也同步从自然科学向人文社会科学渗透。在自然科学的实践领域，人类的实践已经变成了“科学的应用”或各种各样的“工程”、“技术”。在这些领域里，人类可以将科学所提供的技术与对自然界的改造直接地同一起来。比如说，发射卫星时，只要计算不出差错，卫星就会完全按照研究所预测的轨道运行。自然科学技术的规律性很强、变化很小，只要根据技术程序进行实践，预计的结果就能达成。但在各种非自然科学（如医学、心理学、社会学等）的实践领域，由于科学的理论研究还处于初级阶段，加上涉及人的因素的各种实践情境是高度具体化的，难以形成普适性的、放之四海而皆准的规律，人们并未能将自身的实践与“科学的应用”（或工程、技术）完全同一起来。

但是，不管是在自然科学领域，还是在人文社会科学领域，人们总在试图寻找以更简单、更精确的方式进行自己的实践。当自然科学的理论开始试图以工程或技术的形式指导自己的实践、将实践完全转化为“科学的应用”的时候，人们对人文社会科学领域的实践的要求自然也水涨船高。这一朴素的愿望正构成了循证实践运动得以产生的整个时代的“心理需求”。

也许有人会问，为什么循证实践运动最先从医学领域而不是从其他学科出现呢？要回答这个问题，有必要探讨医学实践与自然科学实践、人文社会科学实践的区别。物理学、化学等自然科学的实践与研究的结果是同一的，它们的研究操作可以重复，结果可以预测，其实践就是“科学的应用”，是一种技术化的实践。医学既是科学，也是艺术。它与生物学、生理学密切关联，其研究的结论比物理学、化学的普遍性要低，但比社会学、教育学、心理学等学科的普遍性要高，其研究结论更能指导具体的实践。因此，当自然科学“研究与实践同一”的实践模式被广为接受，人们便开始期待其他科学的实践领域也能发生相应的变革，要求人们遵循科学研究证据进行实践的“循证实践理念”开始深入人心。随着技术手段与统计方法的不断完善，最符合条件的临床医学领域（医学实践领域）便率先举起了“循证”的大旗，创造了一种根源于自然科学实践模式，但又不同于自然科学实践模式的新的实践模式，促成了人类实践领域的又一次深刻变革。

因此，表面上，循证医学是医学实践领域的一场“自下而上”的运动，最初只在医学的操作层面产生影响。但细究其实，循证医学理念的产生明显地受到了自然科学“基础理论→实践应用”的实践模式的影响，是医学实践领域“科学化”的结果。只不过，这种模式一旦产生，就开始“自下而上”地形成自己独特的理论框架与操作规范，接着就像平静的水面上由巨石激起的水花，一圈圈地向邻近学科的实践领域逐渐渗透。第一波循证浪潮是循证实践理念在医学内部的不断深化与细化，形成了循证内科学、循证外科学、循证儿科学、循证眼科学、循证牙科学等。第二波是循证实践逐渐向与医学密切相关的心理治疗、社会工作等领域渗透，形成了循证心理治疗、循证社会工作，这一潮流方兴未艾。第三波是逐渐向其他人文社会科学的实践领域渗透，形成了循证教育学、循证犯罪学、循证管理学、循证图书馆学等学科领域，这些领域还是“小荷才露尖尖角”，但正在深刻地改变着这些学科的实践方式。

在这里，我们应该指出，循证实践运动的兴起不只符合了科学发展的逻辑，也符合了人们的“常识”。在这些学科的实践领域，人们很早就希望遵循证据进行实践（事实上，人们很多时候也确实在努力寻找证据作为自己实践的支撑）。但是，在循证医学出现之前，“循证”还只是一种朴素的常识，没有上升到科学、系统的方法论层面。循证实践运动兴起后，它不仅强化了人们希望遵循证据的信念，而且在方法论及具体的操作层面为人们提供了一整套可供参考的框架体系。循证心理治疗就是在这一背景下产生的，它的产生与发展，又为循证实践运动增添了新的活力，促进了循证实践运动的开展。如今，“循证”已经不再是循证医学的专有名词，而是多个学科实践领域共同关注的方法论与指导思想，成为了一种“遵循证据”进行实践的时代精神与文化信仰。随着实践者遵循证据进行实践的自觉性不断提高，社会要求实践者“循证”的呼声也越来越高，一场更为浩大、横扫整个人文社会科学领域的“循证实践”运动正在积极的酝酿过程中。所以，“在不久的将来，如果有大批人文社会学科的实践者投身于‘循证’实践的洪流，大批从事理论研究的人文社会科学家开始大谈特谈‘循证’理念，将一点也不值得奇怪”①。

2.1.2 风险社会：专家解决问题，也制造问题②

我们处在一个科学的时代，科学改变了人们生活的方方面面。但是，科学也是一把双刃剑，它使人们享受着前所未有的生活，也带来了前所未有的问题。著名哲学家、风险社会（risk society）理论的创始人贝克认为，工业化时代的人们是“生活在文明的火山上”③，随时面临着不可知的全球化风险。我们现在所生活的社会正是这样一种风险社会。

贝克认为，所谓风险与危险是不同的。危险是实在的威胁（如面临猛兽的袭击或疾病的折磨），而风险则是未知的，其危害的程

① 杨文登．循证医学的哲学反思及其对人文社会科学的影响．循证医学，2010, 9(1): 73–77.

② 此节部分内容作者已发表，具体参见：杨文登．风险社会、管理医疗与循证心理治疗的兴起．青岛大学师范学院学报，2010, 19(3): 33–37.

③ 贝克．风险社会．何博闻译．南京：译林出版社，2004，第一部分标题．

度及发生的时间都很难预料。虽然风险并不是一种现代性的发明，但今天的风险概念与人类早年的风险概念已经有了很大的不同。首先，承担风险的人们的范围不同。如哥伦布在发现新大陆途中，当然也有风险的存在。但是，那时的风险还只“是个人的风险，而不像那些随核裂变和放射性废料储藏而出现的问题，对整个人类来说这是全球性的威胁”[①]。其次，人们面临风险的内容不同。在过去，人们处在具有亲缘关系的当地社区中，很少与当地之外的人或环境进行交往，信奉着同一宗教与传统，所面对的风险环境主要来源于自然的威胁、军队或土匪、巫术或宗教。但到了现代，科学的发展使人们突破了地域限制，整个人类共同面对着战争、工业化与人类暴力、个人生活无意义等全球化风险。在这样一个充满风险的社会里，“人们不再关心获得‘好的’东西，而是关心如何预防更坏的东西。……阶级社会的梦想是每一个人都需要和应该分享蛋糕。风险社会的乌托邦则是每一个人都应该免受毒害”[②]。

风险社会中，人们普遍处于一种“集体焦虑”的状态中。用另一位著名的风险社会哲学家吉登斯的话说，人们的“本体性安全”（即大多数人对其自我认同之连续性以及对他们行动的社会与物质环境之恒常性所具有的信心）受到了严重威胁[③]。在全球化的风险社会中，人们“全都不由分说地卷进了一场宏大的实验”[④]，这场实验由我们来进行，但又超越了我们的控制。这完全不同于实验室中的实验，我们不能把实验结果固定在一定的参数范围内——它更像是一次冒险，无论是否乐意，我们都必须参加。因此，风险社会中，现代性、科学在带给人类成就的同时，也开始带来诸多的问题。“这里仅仅列出最突出的现象：森林破坏加剧，内陆河道和内海充满了泡沫，动物身体受到石油污染，建筑和艺术品被腐蚀，一系列的泄毒事故、丑闻和灾难，以及传媒对此的报道。每日的食物和用

---

① 贝克．风险社会．何博闻译．南京：译林出版社，2004: 18.
② 贝克．风险社会．何博闻译．南京：译林出版社，2004: 56.
③ 吉登斯．现代性的后果．田禾译．南京：译林出版社，2000: 80.
④ 贝克，吉登斯，拉什．自反性现代化：现代社会秩序中的政治、传统与美学．赵文书译．北京：商务印书馆，2001: 76.

品中所含毒物和污染物的名单变得越来越长。”[①]

风险无处不在、无时不有，个人能力在风险面前尤其脆弱，不堪一击。但是，面对风险，人们不能完全无所作为。吉登斯总结了人们对处理风险的反应方式，认为主要有四种适应性反应的观点：①实用主义地接受现实。这种观点认为现代世界中正在进行的许多事情是人们无法控制的，人们能够计划或能够期盼的，只能是短期的实际收益，除了实用主义地接受现实外，人们无路可逃。②持久的乐观主义。这种观点认为人们一定能够找到解决风险问题的技术方案。这对非专业的个人来说，是一种持续地作出积极反应和具有情感感染力的看法。他们确信自由的理性思想和具体的科学技术能够提供长期性的安全，没有任何其他方案能够与之相提并论。③犬儒式的悲观主义。这种观点指通过人们幽默或消极避世的态度，来规避与抵制因风险产生的焦虑对自身的影响。④激进的卷入。这种观点主要是专业人员所拥有的，认为人们应该积极寻找产生风险的根源，对其进行积极回应，并以实践行动进行反击。即使人们受到严重问题的困扰，只要自己动员起来，就一定能降低它们的影响或战胜它们[②]。

应该说，循证实践拥护者中的专家们（如研究者、治疗者）所采取的主要是“激进的卷入”的观点，他们积极地寻找造成问题的根源，并试图以科学的方式来解决它。但是，非专业的日常拥护者们（此处指包括病人、管理者、第三方机构人员等在内的社会大众）所采取的主要是一种“持久的乐观主义”，他们认为现代性已经造成了风险，科学或理性一定能够解决这些问题。这样，社会大众相信专家们能够解决他们所面临的风险，而专家们又确实在努力地这样做。“长期以来，科学一直保持着它作为可依赖之知识的形象，这种知识又滋生出一种尊重各门专业化技术的态度。”[③]

人们的生活处处与专家联系在一起。“仅仅坐在家中，我

① 贝克．风险社会．何博闻译．南京：译林出版社，2004: 64.
② 吉登斯．现代性的后果．田禾译．南京：译林出版社，2000: 118–121.
③ 吉登斯．现代性的后果．田禾译．南京：译林出版社，2000: 78.

就已经被卷进了我所依赖的一种或一系列的专家系统之中。”[①]“我走出家门，坐上一辆汽车，我就进入了一系列完全充斥着专门知识的环境之中，包括汽车的设计和制造，高速公路，交叉路口，交通信号，以及其他许多相关的知识。”[②]人们对专家的依赖，慢慢地衍生出专家的权威。因为在风险社会中，专家与外行的区分维度之一，最关键的是技能和信息的失衡。这种失衡使得一个人相对于另一个人成为“权威”。“人们常常是带着某种嫉妒的眼光去看待那些据称是由专门知识构筑起来的专业：专门知识恰似某种不对外开放的商店，其内部人员（比如律师或社会学家）所使用的专门术语仿佛是存心修筑起来以阻隔外人进入的厚重高墙。”[③]“社会活动的所有领域开始受决策的支配，这些决策往往——尽管并非普遍——建立在拥有某种专门知识的基础之上。谁作出这些决定以及如何决定从根本上说是个权力问题。”[④]因此，可以说，风险社会中人们对专家的需要甚至是依赖形成了一种所谓的“专家主义”（professionalism），专家利用大众的信任开始取得了他们本来不应该僭越的权力，逐渐自我陶醉并认为自己所取得的地位是理所当然的。

但是，随着专家主义的兴起，专家的权力逐渐失去制衡，他们自己成了“大一统的、普遍意义上的‘权威’的源头”[⑤]，人们对专家的不信任程度开始加深。反映在医学或心理治疗的实践过程中，治疗者取得了绝对的主宰地位，从诊断、干预到结局测量，专家都成为了整个链条的核心。他们对病人的价值观、偏好、信仰等因素视而不见，对不懂他们专业的管理者进行的管理与协调不屑一顾。在这样一种情境中，人们由对专家的高度信任逐渐降低，转而考虑怎样通过削弱专家权力来保护自己的权利。因此，“去专业化”

---

① 吉登斯 . 现代性的后果 . 田禾译 . 南京：译林出版社 , 2000: 24.

② 吉登斯 . 现代性的后果 . 田禾译 . 南京：译林出版社 , 2000: 24–25.

③ 吉登斯 . 现代性的后果 . 田禾译 . 南京：译林出版社 , 2000: 78.

④ 贝克 , 吉登斯 , 拉什 . 自反性现代化：现代社会秩序中的政治、传统与美学 . 赵文书译 . 北京：商务印书馆 , 2001: 96.

⑤ 贝克 , 吉登斯 , 拉什 . 自反性现代化：现代社会秩序中的政治、传统与美学 . 赵文书译 . 北京：商务印书馆 , 2001: 110.

（deprofessionalism）的呼声开始出现，并迅速得到大家的认同。下面是“去专业化”兴起的主要原因：

首先，专家也是普通人中的一员，人们对专家的信任限制在一定范围内。“面对着影响我们今天生活的众多抽象系统和形形色色的专门知识舞台，所有专家又都成为普通的外行大众中的成员，……这样的情形决定性地影响了专家和外行之间信任关系的本质以及对专家所‘面对’的抽象系统的信任。”[①] 专家对其专业以外的其他专业也是外行。所以，专家并不神秘，向专家咨询的外行如果专注于同样的学习过程，那么他便可能坐在那个专家的位置上。所以，人们对于专家的信任也是“可以修正”的。“原则上，这种信任可以随时撤回，……因此，心理治疗专家的墙上所挂的学位证书和毕业证书不仅仅是提供信息，它们还是环绕在传统权威周围的象征物的一种回应。”[②]

其次，人们逐渐意识到，许多的风险问题本来就是科学或专家造成的。举例来说，对心脏病、癌症、糖尿病等文明病的治疗，可以从起源上进行抵抗，如减轻人们的精神压力、去除环境污染、提倡健康的生活方式和进行营养配餐等，同时也可以通过化学药物来减轻病症。尽管这些药物又有可能会引起新的病症，但人们一般都会选择化学治疗的解决方案。贝克说：“……科学自身是它们要去加以分析和解决的现实和问题的产物与生产者。以这种方式，科学不仅被当作一种处理问题的源泉，而且是一种造成问题的原因。”[③] 专家在不断地解决问题，在解决问题的同时又在制造新的问题，然后又来解决自己造成的这些问题，不断地循环往复。从这个角度来说，“科学变成了水、空气和食物的全球性工业污染，以及相关的普遍化疾病和动物、植物与人的死亡的合法保护人”[④]。

---

① 贝克，吉登斯，拉什．自反性现代化：现代社会秩序中的政治、传统与美学．赵文书译．北京：商务印书馆，2001: 112.

② 贝克，吉登斯，拉什．自反性现代化：现代社会秩序中的政治、传统与美学．赵文书译．北京：商务印书馆，2001: 112–113.

③ 贝克．风险社会．何博闻译．南京：译林出版社，2001: 191.

④ 贝克．风险社会．何博闻译．南京：译林出版社，2001: 69.

最后，专家们的意见也不一致。科学家与专家借助自己对专门知识的掌握，承载着减小人们风险的任务。但是，受到学理、经济、政策等因素影响的专家们，“注定常常会发生争执，这不仅因为他们可能是在不同的思想流派中培养，更因为争论和批评是其事业的‘发动机’”[①]。“如果三个科学家坐在一起．就会有十五个念头在打架。”[②]不同的专家甚至对同一个问题会作出截然不同的解决方案，这也降低了人们对专家的信任。在网络时代，人们把一些“专家”改称为用砖头去砸的“砖家”，也就情有可原了。

总之，“去专业化”思潮的兴起，使作为外行的管理者、病人开始考虑以一定的手段来制衡、监督作为治疗者的专家的权力。因此，一场声势更为浩大的管理医疗运动（managed care movement）开始酝酿，并逐步开始扮演医疗管理的中心角色。

2.1.3 审计社会：医生要有良心，更要有监管

20世纪60年代，随着美国面向老年人的联邦医疗保险（Medicare）与面向穷人与低收入者的医疗补助制度（Medicaid）的深入发展，美国的医疗费用迅速增长，它的人均医疗费用在全世界名列前茅，但国民的健康情况并不容乐观。即使到了2001年，世界卫生组织的报告也指出，美国的人均医疗费用支出比其他工业化国家都高，但其国民健康情况却没有比其他国家更好[③]。为了应对美国日益增长的医疗费用，1973年美国健康维持组织（Health Maintenance Organization， HMO）通过一个法案条例（Act of 1973），开始改变原有的医疗体系，对医院进行了大幅度的改革。

20世纪80年代以前，美国的医院主要做的就是拿着病人治疗费用的账单向政府、保险公司或病人收钱。但到了1982年，

---

① 贝克，吉登斯，拉什．自反性现代化：现代社会秩序中的政治、传统与美学．赵文书译．北京：商务印书馆，2001: 109.

② 贝克．风险社会．何博闻译．南京：译林出版社，2004: 206.

③ World Health Organization. (2001). The World Health Report 2000: Health systems: Improving performance. Geneva, Switzerland: Author.

美国无法忍受越来越高额的治疗费用，开始琢磨怎样在不降低医疗质量的前提下降低医疗成本。“医院的好日子随着当年的税务公平和财政责任法案（The Tax Equity and Fiscal Responsibility Act of 1982：97-248），和1983年社会安全补充法案（Social Security Amendments of 1983：98-21）的颁布终于到了尽头。”[①]这两个法案的核心就是催生了当今赫赫有名的按病种付费系统（Diagnosis-Related Groups， DRGs）。DRGs的出台改变了政府与保险公司关于医疗方面的付费方式，规定政府对联邦医疗保险的病人只按DRGs目录的固定价格付费。而且，政府还认为医院不应该向享受联邦医疗保险的病人收取治疗利润及管理费用（有时付费价格只有医院牌价的40%）。这样，政府支出的医疗费用确实大幅减少，但医院的利润也因之锐减。为了弥补这一缺口，医院也不得不另谋出路，开始改变原有的医疗体系，通过合资、合并及优化管理等方法来提高医疗效率、减小医疗成本，形成了健康维持组织（HMO）等医疗联合体，管理医疗就在这一背景下逐渐兴起。

管理医疗主要采取以下几种方法来达成自己的目标：①通过组织一些机构，从管理上拉近医生与病人的距离，节省中间的管理费用；②将保险的部分资金用于预防疾病的发生（与其让人们病了以后再花钱给他们治疗，不如把钱花在预防上）；③严格监管医疗进程，要求治疗者尽量使用现有的、最佳的治疗方式，保证医疗以尽可能低的成本治疗疾病。

上述第三点与“去专业化”思潮结合起来，成为管理医疗最受青睐的方法，直接地导致了循证医学及更广泛的循证实践运动的产生。在管理医疗看来，医生们按服务收费（fee-for-service）使得医生们“不能被信任，因为他们追求利润的动机会刺激他们提供不必要的服务”[②]。医生们是医疗浪费、低效率的主要根源，因

---

① 方刚，杨波．美国的管理式医疗及思考．中国医院，2005, 9(12): 70-74.

② Goodheart, C. D., Kazdin, A. E., & Sternberg, R. G. (2006). *Evidence-based psychotherapy: Where practice and research meet*. Washington, DC: American Psychological Association, p.14.

此必须通过一系列相关的法律、标准、指南来规范医生的行为，以确保医生能提供最好的实践。这一想法得到了美国政府的实质性支持，1989年美国成立了卫生保健政策研究所（Agency for Health Care Policy and Research，AHCPR；后更名为医疗保健研究和质量局 Agency for Healthcare Research and Quality, AHRQ），它的中心任务就是为医生们提供各种治疗指南。此后，在国会的压力下，美国卫生研究所（National Institutes of Health，NIH）也开始传播与颁发一系列相关的实践指南与标准。“虽然这时循证实践的理念还不成熟，但所有这些努力通常都基于这样一个假设，即降低医疗费用、提高治疗质量的主要问题在于怎样教育医生们正确地使用基于研究的治疗（research-based treatment），以及发展一整套可行的方法来确保他们必须这样做。”[①]

管理医疗将医疗浪费与低效率归结为医生的行为不当，逻辑很简单，效果很明显，符合“去专业化”的社会思潮，很快得到了社会大众的支持及官方的授权。但仔细深究，就会发现管理医疗的逻辑其实也是存在问题的。用塔嫩鲍姆（Tanenbaum, S. J.）的话说，管理医疗实质上是一种公共理念（public idea），即公众倾向于将某一复杂事件的发生归结于其中某个重要原因，并认为消除了这一原因，复杂事件便不会再度出现[②]。举例来说，人们发现导致交通事故的一个很重要的原因是司机酒后驾驶，虽然自然灾害、操作错误也常常导致交通事故，但人们一旦认定酒后驾驶是导致交通事故的罪魁祸首，就会错误地认为只要限制了酒后驾驶就会解决所有的交通问题。管理医疗就是这样的一个公共理念，它把医疗质量下降、医疗费用增长的原因归结为医生的“操作不当”，认为只要限制了医生的行为，让他们接受消费者的监督，尽可能根据研究结论进行

---

① Goodheart, C. D., Kazdin, A. E., & Sternberg, R. G. (2006). *Evidence-based psychotherapy: Where practice and research meet*. Washington, DC: American Psychological Association, p.15.

② Tanenbaum, S. J. (2003). Evidence-based practice in mental health: Practical weaknesses meet political strengths. *Journal of Evaluation in Clinical Practice*, 9(2), 287-301.

“最好的实践”，就可以解决所有的问题。

管理医疗的这一逻辑，使得医疗审计成为了医疗管理系统的重中之重，医疗审计与其他各种审计的洪流汇合到一块，形成了我们今天所说的审计社会（audit society）。在审计社会中，各种医疗资源及医疗程序均被纳入审计的范围，医疗的程序化、技术化成为一种不可阻挡的发展趋势。当欧美各国开始将部分心理障碍作为可纳入保险的病种后，管理医疗与医疗审计的影响迅速涉及心理治疗领域。

以往的心理治疗同样是按服务进行收费的，而且更为特殊的是，心理治疗本质上似乎是“无期限的”（endless），它不像生理疾病一样有着比较明确的痊愈指标或标准，很难控制治疗的进程与结束的时间。这更加刺激一些无良的心理治疗者提供不必要的服务，以更多的服务来获取更多的收入[①]。因此，在早期的管理医疗看来，心理治疗是靠不住的，心理药物治疗比纯粹的认知或行为治疗要更符合管理医疗的标准。在用药物治疗心理障碍时，开什么药、开多长时间的药等经费开支均可列为清单，以便管理者或保险公司等第三方付款机构进行查证。相反地，心理治疗则很难监督其治疗过程，治疗结局也难以界定，他们必须为治疗者与病人之间“也许是毫无意义的聊天”付费。因此，心理治疗者必须向管理医疗的第三方付款机构（当然也包括病人）证明它的疗效及相应的治疗方案是最佳的。而且，更为关键的是，他们还得证明自己所提供的心理治疗过程是标准化的，像心理药物治疗一样是可监督的。因此，心理学家们试图将一些已经证明有效（尤其是证明比药物治疗更有效）的治疗传播、分发给治疗者，让自身素质良莠不齐的心理治疗者能有据可依，有法可循。后来，一些保险公司为了使自己的理赔费用降到最低，也制订了一些相关的指南，如果治疗者不按照这些指南进行治疗，将得不到他们的理赔。

最终，保险公司决定哪些治疗方法会获得理赔；各州的法

① Sanderson, W. C. (2003). Why empirically supported psychological treatments are important. *Behavior Modification*, 27(3), 290–299.

律法规提议或制定哪些治疗是循证的，而哪些又不是；美国卫生研究院制定相关治疗研究的财政资助标准。在这种情况下，管理医疗塑造着心理治疗。尽管很多治疗者觉得自己从业的自由或权力受到了伤害，但他们必须不断地将自己的治疗标准化。各种心理治疗的指南、手册、标准如雨后春笋般出现，与药物治疗一道争相向管理医疗伸出各自的橄榄枝。“结果，当管理医疗的需要与科学的花言巧语结合起来，来自认知行为治疗与心理药物治疗的竞争，正在促成实证支持治疗标准的发展。而且，在更广泛的意义上，最终促成了临床心理学中的循证实践。”[①] 很多心理学家开始相信，“临床心理学应对精神病理学与药物的竞争及管理医疗的需要的最好途径，就是增加临床实践的科学基础，提高科学有效的实践，让其他的实践方案统统走开。这是临床心理学提升公众健康的最佳途径，同时也是临床心理学达成其良好愿望的唯一途径”[②]。

最终，与传统的心理治疗相比，管理医疗使心理治疗的方式发生了“范式转换”（paradigm shift），离我们今天所说的循证心理治疗越来越近[③]。①看病的人数由少变多，但是治疗的时程由长变短；②持续的、一周一次或频率更高的治疗，转变为间歇性的、简短的治疗；③治疗者由治疗发生改变的工具，转变为促进病人发生改变的催化剂，治疗目标由“治愈”病人，转变为促进病人的成长；④治疗者的治疗是病人在治疗期间发生改变的最重要事件，转变为治疗只是病人改变的一部分，病人明显的改变主要发生在治疗之外或治疗之后；⑤治疗直到“治愈”病人时才终止，转变为病人症状明显改善后即停止治疗；⑥治疗者的办公室是进行治疗的主要场所，

---

① Norcross, J. C., Beutler, L. E., & Levant, R. F. (Eds.). (2005). *Evidence-based practices in mental health: Debate and dialogue on the fundamental questions*. Washington, DC: American Psychological Association, p.25.

② Norcross, J. C., Beutler, L. E., & Levant, R. F. (Eds.). (2005). *Evidence-based practices in mental health: Debate and dialogue on the fundamental questions*. Washington, DC: American Psychological Association, p.31.

③ Cummings, N. A. (1995). Impact of managed care on employment and training: A primer for survival. *Professional Psychology: Research and Practice*, 26(1), 10–15.

转变为更大程度地利用社区资源，并通常取得比办公室治疗更好的疗效；⑦治疗者治疗的经济来源从按服务收费，转变为保险公司可预期的理赔或按人头收取费用。

2.1.4 信息社会：网络方便医生，也保护民众

1946年2月14日，世界上第一台计算机ENIAC在美国宾夕法尼亚大学诞生。它的诞生，标志着人类社会从此开始进入一个不同于工业社会的信息社会。从大型电脑、个人电脑到今天的掌上电脑，从军用、民用到今天的个体用户，从单一电脑、局域网到今天的互联网，从简单的数字计算、文字处理到今天几乎无所不能的声像处理，计算机始终站在时代的前沿，引领着其他科技，极大地改变了人类的生活方式，也同时改变了人类的知识传播方式及相对封闭的传统文化。

第一，计算机网络的出现使信息传播的速度加快。网络的出现，使信鸽、快马、烽火、船只、车辆、飞机等传统的信息传播方式迅速退出历史舞台。世界各地的人们几乎能同步了解到最近更新的信息。在地球任何一个角落发出的信息，在几秒钟以内就足以传遍全球。一个良好的、证明具高疗效的心理治疗方法，可以在最短的时间内从一个国度传播到另一国度，迅速得到各国治疗者的认可与应用。

第二，计算机技术的出现使信息传播的范围极度地增大。知识与信息不再在封闭的空间里进行代际传承与传播，与无数台计算机联结成的网络将世界上每一个角落的人都纳入同一信息系统中。地域的界限不再是信息传播的障碍，中国边远山区的医生能在自己的办公室通过电脑了解到世界上最前沿的医学进展，能通过考科蓝协作网（The Cochrane Collaboration）即时地查找自己正在治疗的病症的最佳证据。

第三，计算机技术的出现，使得整个医疗体系的运行更加方便、快捷。各大医院可以建立巨大的电子数据库，将各个病人的病史资料、治疗进程、治疗结局等记录在案；个体医生在遇到疑难病症时，

可以通过网络查找相关证据，或与相关领域的顶级专家在网上共同会诊；各个医疗研究机构、组织与个人可以全面而快捷地收集病人的资料，并利用计算机统计软件处理数据、形成假设并得出结论；计算机甚至开始代替医生为病人看治简单的病症，开具处方，让病人以自助的方式治病。

第四，计算机技术使以前的知识封锁成为历史。医学知识不再通过陈旧的教科书在医学院的师生中传播，很多所谓的“祖传秘方”也不再局限于师徒、父子等狭小的范围。互联网时代使知识透明、共享成为了时代发展的主流。网络上的“wikipedia”，中文百度的“知道”、“百科”等增加了医学知识的传播途径。只要登录网络，普通大众就能了解最新的医学成果。知识不再由某些专家或特权集团所独有，网络颠覆了知识封锁的神话。信息不断公开、透明，反过来增加了人们的民主意识，提高了人们保护自身权利的愿望与能力。

第五，计算机技术使“病人中心”的地位逐渐确立。在信息社会里，各个医院医生素质的优劣、医疗器械的多少、服务水平的好坏、医疗价格的高低等等，均可以在网上查到。最近在美国等西方国家还出现了专门针对医院进行比较分析的自助网站，它基于某一具体病症，对各个医院的医疗条件及价格等进行综合评估，并附有已经治疗过的病人的评论，病人们再也不会因为信息的缺失而被某些医院所欺骗。各家医院及单个的治疗者都必须向病人证明他们所做的一切是非常有效的，其医疗服务的性价比是最高的。“在这个时代，付款人不是为我们（指治疗者——作者注）所做的而付款。他们为我们为证明自己所做的行为而付款。”①治疗者主宰整个治疗进程的情况正在不断得到改善，病人的权益得到了前所未有的保护，“病人中心”的地位逐渐确立。

① Latz, R. (2007). Understand evidence-based practice, *PT Magazine*, 2007.09.08.

2.2 医学背景：循证医学理念的忠实继承者

循证心理治疗的理念、方法论及具体操作等均是在循证医学的直接影响下形成的。在某种程度上说，循证心理治疗是循证医学的原则在心理治疗领域的模仿与应用，两者的联系绝不只在其名字中共享了“循证”二字这样简单，它们不只“形似”，甚至“神”也相似。因此，为了深刻把握循证心理治疗的思想根源与发展趋向，有必要对循证医学的概念、历史、核心理念、实施步骤等进行全面而完整的介绍与说明。

2.2.1 循证医学

循证医学（evidence-based medicine， EBM，曾被译为证据医学及实证医学），被很多人认为是21世纪临床医学的主流方向，2001年《纽约时报》杂志曾将其理念评为年度最具突破意义的思想之一[①]。

当前有关循证医学的定义很多，其中最为经典的定义之一是由有“循证医学之父”之称的萨基特（Sackett，D. L.）于1996年所提出：“医生严谨、清晰、明智地运用当前最佳的证据来为患者个体进行医疗决策。”[②]此后，萨基特于1997年主编了一本著名的书《循证医学实践与教学》（2000、2005年又相继刊出第2、3版），提出了更为全面的定义：“循证医学就是将最好的研究证据与临床技能及病人的价值观三者整合起来（进行治疗决策）。”[③]此定义较1995年的定义更为包容与全面，将医生的临床技能与研究者的最佳证据整合起来，研究者、病人、医生三个方面都得到了相应的

---

① Hitt, J. (2001). The year in ideas: A to Z. : Evidence-based Medicine. *The New York Times*, 2001.09.09.

② Sackett, D. L., Rosenberg, W. M. C., Gray, J. A. M., Haynes, R. B., & Richardson, W. S. (1996). Evidence based medicine: What it is and what it isn’ t. *British Medical Journal*, 312, 71–72.

③ Sackett, D. L., Straus, S. E., Richardson, W. S., & Rosenberg, W. M. C., Haynes, R. B. (2000). *Evidence-based medicine: How to practice and teach EBM* (2nd). London: Churchill Livingstone.

考虑。首先，研究者中至少有一部分人密切关注医学实践，提供解决临床实践问题的证据；其次，医生从诊断、治疗、评估到预后均应参考相应的治疗指南或研究证据；最后，病人的价值观、主观意愿得到了重视，医生不再主宰治疗进程，病人亦可基于证据参与治疗决策，选择自己喜欢的治疗方案，积极主动地参与到治疗的过程中。其参与临床决策的因素可用图 2.1 进行说明：

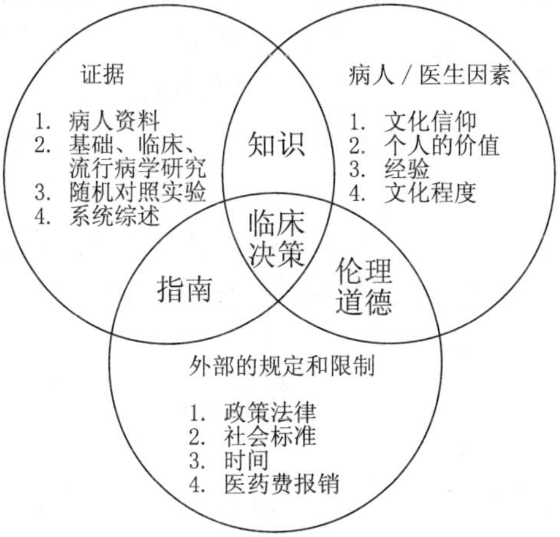

图 2.1　参与临床决策的因素

［资料来源：王吉耀 . 循证医学与临床实践（第二版）. 北京：科学出版社，2006: 11.］

2.2.2　诞生背景

2.2.2.1　难以逾越的鸿沟：医学研究与实践何以整合

在伦理学意义上，每个医生都希望自己能为患者提供最佳的治疗。但是，事实并非如此简单。一些医生往往根据陈旧、过时的教科书或代代相传的专家经验进行治疗，他们不仅不能提供最佳的治疗方案，甚至使病人的病情更加恶化，连希波克拉底提出的“至少不要伤害”原则都无法兑现。本来可以很快治愈的病人病情继续恶化，甚至死亡。与此同时，已然被众多研究者所证明具有良好疗效的治疗方法，却因得不到医生的关注而束之高阁，无人问津。这导致了研究者与医生之间关系的紧张，最终形成研究与实践的分裂。医生抱怨研究者躲在象牙塔里，不关注现实问题，写出来的论文过于专业，无法读懂；研究者责怪医生对高质量的研究证据视而不见，导致医疗效率的低下，造成大量的医疗浪费。

导致研究与实践的分裂原因很多，医生与研究者均有着一定的责任。首先，医生承担的医疗任务重、时间紧，没时间去阅读研究。比如，据阿尔珀（Alper et al., 2004）的研究，在有关家庭治疗领域，全世界每个月就有 7 827 篇相关的文章发表，一个家庭医学的实践者必须一天花 20 个小时去阅读文献才能跟上最新证据的发展[①]。哈伊斯（Haynes, 1993）对内科领域发表的文献进行了统计，结果发现，如果一个成人内科医生打算阅读内科领域直接相关的重要文献来跟踪本领域的前沿研究，那么他/她每天至少得阅读 17 篇期刊文章（注意：这还仅仅是 20 年前的数据！）[②]。即使是从事研究的医学研究者都无法跟上一个稍大领域的最新进展，更何况是一个主要面对病人进行治疗实践的医生？

其次，要将研究的结论整合到具体的治疗实践中，往往会需要一定的“延时”。巴拉斯（Balas, 2001）通过研究发现，从临床研究结论的出现，到医生在日常生活中广泛地应用这一结论，所需时间平均为 17 年[③]。举例来说，直到 20 世纪 90 年代，很多医生还在建议婴儿俯卧。而事实上，早在 20 世纪 70 年代，就已经有研究表明俯卧可能会导致突发性婴儿猝死综合征（SIDS）[④]。安特曼、

---

① Alper, B. S., Hand, J. A., Elliott, S. G., Kinkade S, Hauan, M. J., Onion, D. K., et al. (2004). How much effort is needed to keep up with the literature relevant for primary care? *Journal of the Medical Library Association*, 92(4), 429–437.

② Haynes, R. B. (1993). Where' s the meat in clinical *Journals of ACP Journal Club*, 119, A23–24.

③ Balas, E. (2001). Information systems can prevent errors and improve quality. *Journal of the American Medical Informatics Association*, 2001, 8, 398–399.

④ Gilbert, R., Salanti, G., Harden, M., See, S. (2005). Infant sleeping position and the sudden infant death syndrome: systematic review of observational studies and historical review of recommendations from 1940 to 2002. *International Journal of Epidemiology*, 4, 874–887.

劳、库普尼克、莫斯塔勒、查尔默斯（Antman， Lau， Kupelnick， Mosteller，& Chalmers, 1992）曾证明当时的医学教科书上所建议的心肌梗死治疗方法实际上是无效的，而当时最新发展的、证明有效的治疗方案，却没有得到教科书的推荐[①]。

最后，研究者未能很好地将研究证据“翻译”、传递给医生。在医学研究中，除药物公司等营利机构所作的研究能得到有意识的推广之外，其他的研究往往会因为研究者缺乏应用兴趣，或研究结论过于专业、晦涩难懂等原因，最终仍然只能停留在研究领域。大量的研究结论仅在研究者之间彼此引用，研究成为了他们满足好奇心的高级游戏，对实践领域并没有产生应有的、实质性的影响。

循证医学产生的初衷之一，就是缩短研究与实践的距离，将两者整合起来，共同为病人服务。为此，它提供了一系列弥合两者鸿沟的实践方案：

首先，循证医学从众多研究中区分出具有直接临床意义的研究。医学研究有基础研究与临床研究之分。循证医学主要关注与临床直接相关的研究，如大样本、多中心、随机、双盲、有对照组的临床治疗研究就特别受到循证医学的青睐。这些研究的结论可以直接在治疗实践中使用，对疾病的诊断、治疗、预后等具有明显的指导作用。

其次，循证医学提供了一系列评价研究证据的原则。临床研究龙蛇混杂，良莠不齐，一些研究结论甚至相互矛盾。这需要医生对这些研究进行鉴别，去伪存真，去粗取精，以指导自己的临床实践。循证医学提供了一整套评价研究的可操作的方法，为医生在实践过程中利用相关研究提供了评价技术与方法。

最后，循证医学提供了一个实践框架，医生可据此检索、评价证据，并在病人意愿的基础上进行治疗决策。医生成为了研究的消费者，在实践环境中应用并检验着研究结论。研究者有责任传播研究结论，医生也有责任检索并应用相关的研究证据。

---

① Antman, E. M., Lau, J., Kupelnick, B., Mosteller, F., Chalmers, T. C. (1992). A comparison of results of meta-analyses of randomized control trials and recommendations of clinical experts. *JAMA*, 268(2), 240–248.

2.2.2.2 方法学的成熟：研究证据是否“最佳”有了标准

在医学史上，医生们并非不想遵循最佳的科学证据进行治疗。但是，在他们所处的年代，研究证据极度贫乏，除了医学经典书籍、高年资医生的建议及自己的临床经验外，并没有更好的证据供他们使用。他们只有等待更好的方法、技术的出现，以提供他们更多更好的科学证据。直到20世纪中期，随着数学、统计学等邻近学科的不断发展，进行研究并对研究进行批判性评估的方法论才逐渐出现，为循证医学的出现奠定了方法学基础。

首先，随机对照实验研究（randomized controlled trial, RCT）的出现。RCT主张在临床环境中以随机分配对照组与控制组的方式进行实验设计，开了评价治疗方法优劣之先河。1948年，在英国医学研究会领导下开始了世界上第一个RCT，肯定了链霉素治疗肺结核的疗效[①]。特鲁拉夫和威特（Truelove & Witts，1955）进行了胃肠病方面的首项RCT，证实了肾上腺皮质激素治疗溃疡性结肠炎优于安慰剂[②]。1969年，拉芬（Ruffin）等的一项双盲RCT证实了胃冰冻疗法对治疗十二指肠溃疡引起的出血是无效的[③]。此后，RCT开始在医疗领域得到全面的应用。根据临床研究依据来处理病人的观念已经形成，大样本、多中心的RCT取代了以前分散、个别的观察性研究和临床经验总结。“RCT的出现是临床医学研究新纪元的里程碑，也是循证医学证据的主要来源。”[④]

其次，元分析（mata-analysis）的出现。元分析最初由心理学家格拉斯（Glass, G. V. ）于1976年提出（但其理念早就存在，在20世纪50年代的文献中就能见到“元分析”一词）[⑤]。它的主要功

---

① A Medical Research Council Investigation. (1948). Streptomycin treatment of pulmonary tuberculosis. *British Medicine Journal*, 2(4582), 770–782.

② Truelive, S. C., & Witts, L. J. (1955). Cortisone in ulcerative colitis. Final report on a therapeutic trial. *British Medicine Journal*, 2(4947), 1041–1048.

③ Ruffin, J. M., Grizzle, J. E., & Hightower, N. C. (1969). A co–operative double–blind evaluation of gastric “freezing ” in the treatment of duodenal ulcer. *The New England Journal of Medicine*, 281(1), 16–19.

④ 王吉耀 . 循证医学与临床实践 (第二版). 北京：科学出版社 , 2006: 11.

⑤ Smith, M. L., & Glass, G. V. (1977). Meta–analysis of psychotherapy outcome studies. *American Psychologist*, 32, 752–760.

能是综合多个具有相同目标的研究结果，以量化的结果来回答所要研究的问题。它首先全面收集与主题相关的所有出版与未出版的文献，对每一文献进行批判评价，最后对选择出来的符合要求的文献结论进行定量分析。其结论因为综合了所有相关的研究结论，所以更具权威性。因此，元分析得出的结论也是循证医学级别最高的证据之一。

最后，系统综述（systematic review）的出现。系统综述，曾称系统评价，是针对某一具体临床问题，系统全面地收集全世界所有已发表（或未发表）的相关临床研究文章，用统一的科学评价标准，筛选出符合标准的高质量的文献，用统计方法进行综合，得到定量的结果，并加以说明，得出可行的结论，同时随着新的临床结果的出现而及时更新[①]。系统综述是由循证医学的著名先驱，英国流行病学家阿奇·考科蓝（Archie Cochrane）于1979年提出的，它与传统的文献综述不同，必须针对某一具体临床问题，收集所有的相关证据并进行评价，剔除不科学的文献，最终得出客观、定量的研究结果，以特定的格式呈现出来（格式一般包括题目、摘要、引言、结果、讨论、结论等部分）。系统综述的方法基本与元分析相同，但比元分析更为严谨，需预先制订好方案并审查，而且在发表后可以不断更新。它的出现，为医学提供了质量高、科学性强、可靠性大的证据，成为循证医学最重要的方法之一。

2.2.2.3 传播技术的出现：考科蓝协作网

有了适合循证医学使用的方法论，循证医学能进行临床研究并对所进行的研究进行综合评估，得出最佳的研究证据。但是，仅找出最佳证据还不够，还得有技术手段将这些最佳证据传播、分发到世界各个角落的医生手中。如前所述，计算机技术的出现解决了这一问题。互联网将地球变成了“地球村”，只要接入网络，世界上任何一个角落的人都能与全世界的人们进行信息交流。这对医学证据的传播来说，也获得了千载难逢的绝佳机会。1992年，英国以已故的循证医学先驱阿奇·考科蓝为名，成立了世界上首家考科蓝

① 王吉耀 . 循证医学与临床实践 (第二版). 北京：科学出版社 , 2006: 58.

中心，帮助人们进行系统综述，将多个研究综合起来，找出最佳的研究证据，并通过网络与光盘等数字媒介向全世界的医生、病人传播。1996 年，四川大学华西医院引进循证医学和考科蓝系统评价，创建了中国循证医学 / 考科蓝中心，并于 1997 年 7 月获卫生部正式批准，1999 年正式注册成为国际考科蓝协作网的第 14 个成员国之一，也是中国和亚洲的第一个中心，由李幼平担任该中心主任。至今，中国已经在考科蓝协作网上发表了大量的系统综述，传统的中医治疗方法（诸如针灸等）也得到了循证的研究与推广。

2.2.2.4 医疗过程中实际的需要

当今社会，医疗条件不断改善，人均寿命不断提高，但是医疗费用和开支也与日俱增，成为各国政府不得不面对的沉重负担；在经济市场化的冲击下，各种医药公司与医院为拓展自己的市场，将没有经过严格验证的药物投入市场，形形色色昂贵的、不必要的甚至是错误的治疗四处泛滥；大众的医疗方面的知识增多，维权意识也日趋高涨，病人将自己当成药材公司与医院的顾客，传统的医疗方式导致越来越多的医患纠纷；医疗保险公司对各种疾病的理赔也开始讲求证据与规范。总之，在社会的各个方面，都在要求医生们能给予最佳的治疗，让病人的花费物有所值、获得最大的成本—收益。循证医学重视证据及病人的权益，正是这一社会需求在临床医学领域的具体反映。

2.2.3 发展简史

循证医学思想起源很早，早在公元 1061 年的中国宋代，《本草图经》就曾提到一个对照实验：“为评价人参的效果，需寻两人，令其中一人服食人参并奔跑，另一人未服人参也令其奔跑。未服人参者很快就气喘吁吁。”[①]萨基特等人虽然也承认循证医学思想可能最早从中国引入，但认为其具体的思想源头只可追溯到 19 世纪

① 王吉耀 . 循证医学与临床实践 (第二版). 北京：科学出版社 , 2006: 2.

中叶的巴黎学派[1]。当时以刘易斯（Louis P.）为代表的医生们反对以中世纪的古典理论来作治疗决策，认为应该按照医生对患者个体仔细的临床观察，才能作出适当的诊断结论。此外，他还率先将“对照”的观念引入临床实验中，在某种意义上，可视为是现代循证医学思想的肇始。

但是，循证医学诞生的直接源头却只能从20世纪70年代算起，而且与英国的流行病学家阿奇·考科蓝及加拿大的麦克马斯特大学有着莫大的关联。考科蓝是英国著名的流行病学家和内科学家，循证医学最知名的先驱者之一。他认为医疗资源总是有限的，因此必须最有效地使用这些资源，使临床实践与研究同步发展。但是，他与其他一批流行病学家经过大量工作，发现当时的医疗状况比想象中更差，只有不足20%的临床诊治措施被证明有效而非有害。1972年，考科蓝在其著作《疗效与效益：医疗保健中的随机对照实验》中明确指出“由于资源终将有限，因此应该使用已被恰当证明有明显效果的医疗保健措施”，他大力主张使用随机对照实验，认为“应用随机对照实验证据之所以重要，是因为它比其他任何证据来源更为可靠”[2]。

1988年，考科蓝病故，但他关于医疗卫生的疗效与效益应该同步发展的观点并没有因为他的死而埋没。很多医疗工作者都认为应对所有的随机对照实验结果进行整理、分析和评价，并不断收集新的数据以更新这些评价结果，从而为临床治疗实践提供可靠依据。1992年，在英国内科医生查尔默斯的推动和领导之下，由英国国家卫生服务部支持成立了以考科蓝的名字命名的当今著名的考科蓝协作网（Cochrane Collaboration）。

同样在20世纪70－80年代，加拿大的麦克马斯特大学开始成为循证医学创建与传播的中心，萨基特领导了这场声势浩大的运

① Sackett, D. L., Rosenberg, W. M. C., Gray, J. A. M., Haynes, R. B., & Richardson, W. S. (1996). Evidence based medicine: What it is and what it isn’t. *British Medical Journal*, 312, 71–72.

② 张鸣明，李幼平．Cochrane 协作网及 Cochrane 图书馆．北京：科学出版社，2002: 1.

动。1981年，萨基特与一群临床流行病学家率先提出并成功推广了以问题为基础的医学教育模式，出版了一系列建议医生如何对临床期刊文章进行“批判评价”（critical appraisal）的论文，教育读者以临床问题为中心，提出假设、形成问题、制定检索策略，最终作出临床决策[①]。

1990年，盖亚特（Guyatt，G.）就任麦克马斯特大学内科医学项目训练部主任。这时，批判评价已经演变为对医学文献进行理解并形成知识的一种医学实践哲学[②]。为了突显这种医学理念，他最初采用了“科学医学”（scientific medicine）一词，但这似乎意味着传统的或其他的医学是“非科学的医学”，因而这一概念受到很多人的抵制，其先进的医学理念也没人理解。后来，盖亚特又为它取了一个更易让人记住并认同的名字——“循证医学”，并于1991年首先刊登在由萨基特创立的《美国内科医师学会杂志俱乐部》（*American College of Physicians' Journal Club*，*ACP Journal Club*）杂志上[③]。此后，盖亚特等成立了世界上第一个循证医学工作组，并于1992年在美国医学会杂志（*JAMA*）上发表了一篇纲领性文献《循证医学：医学实践教育的新途径》，该文完整阐述了循证医学的理念，认为它是医学实践的一种“范式转换”，正式宣告循证医学的诞生[④]。

此后，由萨基特创立并长期担任主编的两本期刊成为了加速循证医学传播的大本营。第一本期刊是上述提到的《美国内科医师学会杂志俱乐部》，它专门针对国际上著名的医学杂志上刊登的内科临床研究进行收集、筛选与评价，以结构性摘要的形式加以归纳，

---

① Sackett, D. L. (1981). How to read clinical journals, I: why to read them and how to start reading them critically. *CMAJ*, 124(5), 555–558.

② Guyatt, G., Rennie, D., Meade M, Cook, D. (2008). *Users' Guides to the Medical Literature: Essentials of Evidence-based Clinical Practice*(2 edition). McGraw-Hill Professional, p.xix.

③ Guyatt, G. (1991). Evidence-based medicine. *ACPJ Club* (Ann Intern Med), 114(suppl 2), A-16.

④ Evidence-based Medicine Working Group. (1992). Evidence-based medicine: a new approach to teaching the practice of medicine. *JAMA*, 268(17), 2420–2425.

再予以专家评论。这种经过批判评价的二次性文献摘录的形式，深受时间匆促的临床医生的青睐，积极地宣扬了循证医学理念。到1995年，该期刊评价的研究证据已经由内科延展到其他各科的临床研究证据。最终，美国内科医师学会与英国医学杂志出版集团共同组织与发行了另一本新的杂志——《循证医学》杂志（*Evidence-based Medicine*），继续由萨基特担任主编，直到1999年才卸任。此时，循证医学观念已经得到了社会各界的广泛认可，被认为代表了临床医学的主流方向。

2.2.4 核心理念

循证医学的核心理念并不在于它提出了要遵循证据的原则，事实上，谁都知道医学需要证据。但问题是哪些研究可以构成证据？这些证据龙蛇混杂，良莠不齐，有时甚至相互矛盾，在治疗时应该遵循哪种证据？该怎样去寻找最佳证据？它的通用的实施步骤是什么？对于这些问题，传统医学并没有很好地回答，它们特别强调医生经验的作用，往往自觉或不自觉地把个人经验或专家建议当成最佳证据。因此，在某种程度上，可以说传统医学就是一种经验医学。

中国循证医学中心主任李幼平曾很好地总结出循证医学与传统经验医学的六点差别：①证据来源。经验医学的证据来源于教科书和零散的临床研究，而循证医学的证据则完全来源于临床研究，且多为前瞻性研究。②检索方法。经验医学很难做到系统与全面，而循证医学则一定要求系统与全面，并有一套方法和一系列的伺服系统来保证其系统与全面。③拿到证据后评价。经验医学并没有要求评价证据，循证医学则要求对证据进行严格评价，而且有一套严格的评价方法。④判效指标。循证医学强调终点指标，即病人的生存能力、生活质量和工作能力，而非中间指标，因而更接近病人的需求。⑤治疗依据。经验医学可以是动物实验或间接依据，而循证医学完全是临床依据。⑥医疗模式。经验医学以疾病和医师为中心，而循证医学以病人为中心[①]。

从循证医学与经验医学的比较中可以发现，循证医学的核心理念并非其提出的遵循最佳证据的原则，而在于它提出了一个遵循最佳证据的方法。确切地说，循证医学最核心的理念在于将医学证据进行分级。在治疗过程中，当前所能得到的级别最高的证据就是最佳证据，在高级别证据存在的情况下不使用低级别的证据。

当前，医学界有关证据分级的标准很多，下面按时间顺序列出几种具有代表性的证据分级标准[②]：

（1）1979 年，加拿大卫生部定期体检工作组（CTFPHE）发表了一份工作报告，首次基于实验设计，将证据分为三级：I. 至少 1 项设计良好的随机对照实验；II.（a）设计良好的队列或病例对照研究，尤其来自多个中心或研究组；（b）比较了不同时间、地点的研究证据，无论有无干预措施；或重大结果的非对照研究；III. 基于临床研究、描述性研究或专家委员会的报告，或权威专家的意见[③]。

（2）1992 年，美国卫生保健政策研究所（AHCPR）制定了另一个证据分级标准：I. Ia 随机对照实验的 Meta 分析，Ib 至少 1 项随机对照实验；II. IIa 至少 1 项设计良好的非随机对照实验，IIb 至少 1 项设计良好的准实验性研究；III. 设计良好的非实验性研究，如对照研究、相关性研究和病例研究；IV. 专家委员会报告、权威意见或临床经验。

（3）1998 年，菲利普斯、鲍尔和萨基特（Phillips，Ball，& Sackett）等临床流行病学和循证医学专家共同制定了新标准，并于 2001 年 5 月正式发表在英国牛津循证医学中心的网络上[④]。该标准

---

① 张彦．循证医学是一个过程——访卫生部中国循证医学中心主任李幼平教授．健康大视野，2005, 12: 52–54.

② 陈耀龙，李幼平，杜亮，王莉，文进，杨晓妍．医学研究中证据分级和推荐强度的演进．中国循证医学杂志，2008, 8(2): 127–133.

③ Canadian Task Force on the Periodic Health Examination. (1979). The periodic health examination. *CMAJ*, 121(19), 1193–1254.

④ Oxford Centre for Evidence-based Medicine. (2009). Levels of evidence, Retrieved November 10, 2009, from http://www. cebm. net/index. aspx?o=1025.

首次在证据分级的基础上提出了分类概念，涉及治疗、预防、病因、危害、预后、诊断、经济学分析等七个方面，更具针对性和适用性，成为循证医学教学和循证临床实践中公认的经典标准，也是循证教科书和循证期刊使用最广泛的标准。1. 1a 同质 RCT 的系统评价，1b 单个 RCT（可信区间窄），1c 全或无病案系列；2. 2a 同质队列研究的系统评价，2b 单个队列研究（包括低质量 RCT，如随访率<80%），2c 结果研究，生态学研究；3. 3a 同质病例对照研究的系统评价，3b 单个病例对照；4. 病例系列研究（包括低质量队列和病例对照研究）；5. 基于经验未经严格论证的专家意见。

2001 年，美国纽约州立大学下属医学中心推出证据金字塔，首次将动物研究和体外研究纳入证据分级系统。1. 系统评价 / 元分析；2. 随机对照实验；3. 队列研究；4. 病例对照研究；5. 病例系列；6. 病例报告；7. 理论研究；8. 动物研究；9. 体外研究[①]。

2004 年，李幼平等也提出了中国的证据分级：A. 系统评价；B. 官方指南；C. 有确切研究方法的文献；D. 综述；E. 专家意见。为中国循证医学的顺利开展制定了本土化的证据分级体系。

2.2.5 实施步骤

关于循证医学的实践步骤问题，尽管各个不同的循证医学的写作者可能在具体的细节上有些差异，但大都将其分为五步。如特林德和雷纳德（Trinder & Reynolds，2000）认为循证医学实践的步骤主要包括：①实践者发现与创立病人的特殊问题；②尽可能发现能回答这一问题的最佳证据；③实践者评价这些证据的效度与有用性；④将研究结论应用到病人或病人团体；⑤对治疗的结局进行评估[②]。西拉基、哈伊斯（Silagy，Haines，& Haines，2001）总结出循证医学的五个实施步骤：①定义问题；②追踪需要了解的信息资源；

---

① The Evidence Pyramid. (2009). Retrieved November 10, 2009, from http://library.downstate. edu/EBM2/2100.htm.

② Trinder, L., & Reynolds, S. (2000). *Evidence-based practice: A critical appraisal.* New York: Wiley-Blackwell Publishing, pp.22-23.

③对信息进行批判评价；④把这些信息应用于病人；⑤评价这些信息的有效性[①]。

下面结合国内学者王吉耀的阐述，谈谈循证医学的实践步骤。①结合临床上碰到的各种疾病诊断、防治、预后上的问题，以简洁问题的形式提出来。②收集有关问题的资料。根据上述临床问题上网检索相关文献，先检索针对这个临床问题的系统综述和实践指南。如果没有，再到Medline等数据库进行文献检索，寻找原始文献。③评价资料的准确性和有用性。如没有找到有关的系统综述或元分析，则应根据科学标准，自己判定检索到的原始证据，确定证据可信度的级别，再决定应用与否。④在临床上应用这些有用的结果。结合自己的临床经验与病人的主观意愿，在检索到的证据基础上进行治疗决策，用有效的新的治疗方案替代那些落后、烦琐、效果差、不经济的治疗方法。⑤对上述4步骤进行总结反思。对研究证据所支持的治疗方法的结局进行评估，总结经验，指导以后的医疗实践。

2.2.6 对循证心理治疗的影响

心理治疗是一项改善人们心理健康的职业，在某种意义上可列入临床医学的心理健康领域。循证医学是当今临床医学最活跃、最前沿的发展方向，对循证心理治疗自然产生着潜移默化的重大影响。

第一，循证医学影响了循证心理治疗应对管理医疗挑战的方式。在管理医疗及心理药物治疗的影响下，心理治疗采取了主动迎战的姿态。主要采取以下的应对方式：（a）将治疗结局量化，以实验方法证明自己的疗效；（b）制定指南、手册，将治疗过程标准化；（c）规范治疗者，尊重病人与管理者的权利。这些方式的出现实质上都与循证医学有着莫大的关联，受到循证医学的影响。

第二，循证医学影响了循证心理治疗的概念框架。在2005年APA通过的政策文件中，有关心理学中的循证实践的定义就是完全

---

① Silagy, S., Haines, Andrew., & Haines, Andy. (2001). *Evidence-based practice in primary care.* Massachusetts: BMJ Publishing Group, pp.5–7.

接受了萨基特及美国医学研究所（Institute of Medicine，IOM）关于循证医学的定义。虽然，循证心理治疗基于自身领域的特殊情况，更加强调病人本身的特征及所处的文化，但其框架仍主要包括研究者的证据、治疗者的临床技能及病人的价值观三个大的方面。

第三，循证医学影响了循证心理治疗关于证据分级的思想及判定标准。循证医学将“最佳证据”简化为“级别最高的证据”，并用金字塔的形式来判定证据级别的标准，将 RCT、系统综述、元分析等获得的证据当作最佳证据的“金标准”（golden standard）。循证心理治疗受此影响，最初将 EST 的研究分为三个等级（“制定完善治疗”、“可能有效治疗”及“实验治疗”），同样将 RCT 与元分析获得的证据当作最佳证据。

第四，循证医学影响了循证心理治疗的实施步骤。几乎所有循证心理治疗的书籍或论文在论及它的实施步骤时，都是在循证医学的“五步法”的基础上展开的，其实施程序与循证医学基本一致。

完全可以说，循证心理治疗是由循证医学肇始的循证实践运动的一部分。它之所以被冠名为“循证”，最重要的原因就是受到了循证医学的影响。没有循证医学，就不会有循证心理治疗。但是，仔细梳理两者关系的历史，就会发现一个有趣的现象，早期循证心理治疗（即实证支持治疗阶段）的经典文献中并没有谈及与循证医学的关系，甚至根本就没有出现过“循证”一词。但作者认为，这并不能作为循证心理治疗很少或没有受到循证医学影响的证据，其可能的原因如下：①两者所面对的时代环境相同。如前所述，20 世纪 90 年代初期，时代精神与社会文化已经为“循证”思想的诞生培育了土壤，当循证医学开始兴起后，循证心理治疗几乎同步发展（仅晚一年）。因此，循证心理治疗没有必要刻意承认受到了循证医学的影响，照样可以借鉴后者的核心思想及操作方法。②循证医学最早在英国及加拿大诞生，当时还处于发展的早期阶段，其声望、势力远不如现在强大。最早在美国生长与发展的循证心理治疗没有必要，也不愿意去借用循证医学的名号。③最为关键的是，早期的循证心理治疗是用“实证有效”或“实证支持”代替了“循证”一词，它只是对证据更为严格，其意义与“循证”差异不大。因此，2005年“循证”一词顺利地取代了先前所有的替代词，“循证心理治疗”才顺利地成为体现“遵循证据进行心理治疗”的统一术语。

2.3 哲学背景：文化决定最佳证据的判断标准

循证心理治疗是整个时代浩浩荡荡的循证实践运动的一部分。它尚处于形成阶段，可看作是一场“自下而上”的运动，各个代表人物用更多的时间来申明它的概念与理念，探讨它如何进行操作，还没来得及对其哲学根基进行清理，或试图将其循证理念上升到哲学层次。其主要创造人萨基特在循证医学的经典文稿中也仅仅提到一句“循证医学……的哲学源头可以回溯到19世纪中期的巴黎学派或更早一些”①。他没有对其进行任何拓展，当然也没能说明循证医学拥有什么样的哲学渊源。此后，有关循证医学的哲学讨论仅仅散见于各种相关的哲学分析与评论中。直到2009年，循证医学的重量级人物才撰文《循证医学的认识论审查》②，对循证实践的哲学进行系统反思，这也是作者迄今为止看到的为数不多的专门讨论循证实践的哲学基础的文章或书籍章节。

但是，正如任何一种运动的兴起背后必有某种哲学理念作为支撑一样，循证心理治疗目前更关注的是它的概念、实施与方法，并不意味着它的发展没有深刻的哲学渊源与哲学理念。在这里，我们把循证心理治疗放在更广阔的循证实践背景中进行讨论，试图全面地清理出它的哲学根基。

2.3.1 实证主义：实证的证据才是真正科学的证据

实证主义哲学大致可以分为三代，包括以孔德为代表的社会实

---

① Sackett, D. L., Rosenberg, W. M. C., Gray, J. A. M., Haynes, R. B., & Richardson, W. S. (1996). Evidence based medicine: What it is and what it isn’t. *British Medical Journal*, 312, 71–72.

② Djulbegovic, B., Guyatt, G. H., & Ashcroft, R. E. (2009). Epistemologic inquiries in evidence-based medicine. *Cancer Control*, 16(2), 158–168.

证主义、以马赫和阿芬那留斯为代表的经验实证主义及以石里克和卡尔纳普等人为代表的逻辑实证主义。它是最早的科学哲学，对什么是科学进行了严格的划界。尽管它在各个不同的历史时期有着不同的侧重点，但始终坚持两个基本的方法论原则：①经验证实原则。强调任何概念和理论都必须以可观察的事实为基础，能为经验所验证，超出经验范围的任何概念和理论都是非科学的（逻辑实证主义认为从经验事实中合乎逻辑地推理出来的东西同样是科学的）。②客观主义原则。强调认识过程中主体和客体的分离，主体的知识应该绝对反映客观事物的特点，不掺杂个人的态度和情感、信念和价值等主观因素，即主体的概念与外在客体之间必须有一种一一对应的关系，否则就不是科学的知识[①]。这两条原则均对循证心理治疗产生了至关重要影响。

首先，循证心理治疗所承认的治疗方案均必须符合经验证实原则。任何主观的、未经研究或观察验证的治疗都不符合循证心理治疗的精神。孔德一再强调“实证哲学所肯定的实在、有用的知识纯粹是关于现象范围之内的东西的知识”[②]，他否认不能经验的现象之外的本质，只去探索能够经验的现象内部的不变的规律。循证心理治疗将研究证据分为基础研究与应用研究两大类，并认为有效的治疗方案必须经过临床的应用研究的证实。也就是说，它的真理观与实证主义一样，并不关心疾病发生的机理、机制，也不相信有什么“绝对知识”可以药到病除地解决这些病症。它只相信在严格控制的临床实践中，采用某种治疗方案去治疗某一特殊病症，如果它的效果比不治疗、仅用安慰剂治疗或其他治疗方案要好，那么它就可以获得推荐并推广。而且，这种知识是可累积的，随着治疗的进展，如果出现比它更好的治疗方案，那该方案就应该得到推广。一言以蔽之，在实证主义哲学的影响下，循证心理治疗重视可经验观察证实的临床研究，放弃了寻找治疗某一病症“绝对知识”的兴趣，

① 叶浩生．实证主义的衰落与理论心理学的复兴．南京师大学报(社会科学版), 1998, 44(1): 65-69.
② 刘放桐．新编现代西方哲学．北京：人民出版社, 2000: 6.

相信知识是可累积的，在循证心理治疗的框架内可以使病人得到当前最有效的治疗。

其次，循证心理治疗主要持客观、中立的立场。①在对待研究证据的分级方面，将完全符合实证科学规范的随机对照实验所获得的证据当作证据的“金标准”，而质化研究、个案研究因为不符合客观主义、价值中立的原则，降级为证据的“二等公民”。②在临床治疗者方面，强调治疗者应该按照严格的研究证据进行治疗，临床者的个人技能乃至这一行业的专家意见都应该服从于科学的研究证据。③只有那些可以客观、中立观察的内容才会得到关注。比如治疗关系，病人的偏爱、价值观等这些既看不见，又摸不着的也对治疗起着重要影响的因素，由于它们主观性强，不符合客观观察原则，所以得不到研究，难以纳入循证心理治疗“最佳证据”的范畴。

因此，“循证”一词早期在中国曾被译为“实证”，并非毫无理由。“循证”所遵循的“证据”更多是严格“实证”的证据，能为经验或从经验合乎逻辑的引申物所证实。而且，循证心理治疗发展的早期，所采用的名词正是“实证支持治疗”或“经验支持治疗”，所列出的符合条件的清单（实质上就是被看作具有真理性的治疗清单），也在不断变化（不存在绝对知识），其中可以非常清晰地看到实证主义哲学的影响。

2.3.2 实用主义：有效性才是证据分级的最终标准

实用主义是 19 世纪末开始在美国流行的一个哲学流派，是美国各派哲学中影响最大的流派，甚至可以说是美国的“准国家哲学”（美国并无正式的“国家哲学”），其最主要的代表人物有皮尔士、詹姆士和杜威。这些人物的思想观点各有侧重，但总体上均坚持以下最基本的原则：

首先，在本体论层面，坚持彻底的经验主义立场。几位代表人物都反对传统的哲学本体论，主张超出唯物、唯心二元对立的哲学，体现出强烈的经验主义、现象主义倾向。詹姆士的彻底经验主义把人的全部认识局限于经验和现象之内，认为哲学的研究仅仅是经验本身，不多也不少。杜威的经验自然主义既不把经验当作知识或主观对客体的反映，也不把经验当作独立的精神存在，而是当作主体和对象之间的相互作用。

其次，在认识论层面，坚持效果决定真理。皮尔士认为人的行动不依赖于正确的认识，而依赖于确定的信念。“思想、观念是否能成为人们的信念，并不在于它们是否是对象的正确的反映，而仅仅在于它们能否引起人们的行动并在行动中获得预期的效果。”[①]詹姆士则说：“实用主义的方法，不是什么特别的结果，只不过是一种确定方向的态度。这个态度不是去看最先的事物、原则、‘范畴’和假定是必需的东西；而是去看最后的事物、收获、效果和事实。”[②]在效果决定真理的实用主义方法指导下，一切矛盾和对立都可以消除。各种对立的理论及持对立立场和观点的人，都可以在实用主义方法下找到共同语言。杜威的工具主义认为思想、观念、理论是人的行为的工具，它们的真理性的标准在于能否指引人们的行动取得成功。

最后，从方法论层面看，杜威在《我们怎样思维》中提出了实验－探索的五个阶段。“①感觉到的困难；②困难的所在和定义；③对不同的解决办法的设想；④运用推理对设想的意义所作的发挥；⑤进一步的观察和实验，它引导到肯定或否定，即得出可信还是不可信的结论。”[③]皮尔士也提出了确定信念的方法，认为重要的不在于它们是否符合客观实际，而在于它们能否引起人们的行为习惯，能否产生预期的效果。他在《信念的确定》一文中认为古往今来，确定信念的方法有如下四种：①固执的方法。固执地坚持己见，把自己所相信的信念当作不可动摇的个人行动指南。②权威的方法。接受国家、教会或其他强力和权威机构所规定的原则来确定信念。③先验的方法。企图证明自己的信念具有充分的知识根据，合乎永

① 刘放桐．新编现代西方哲学．北京：人民出版社，2000: 183.
② 詹姆士．实用主义．陈羽纶，孙瑞禾译．北京：商务印书馆，1979: 31.
③ 刘放桐．新编现代西方哲学．北京：人民出版社，2000: 211–212.

恒理性的要求。④科学的方法。排挤主观偏见与权威崇拜，以科学方法来解释或描绘客观实在的事物。只要依据科学方法，具有不同信念的人最终才能取得一致意见，因此是达成信念的最好方法[①]。

应该说，循证心理治疗受实用主义哲学的影响最大。如果说实证主义为循证心理治疗提供的更多是一种方法论的话，实用主义则为它提供了一整套的价值观、世界观甚至具体的操作方法。

一方面，循证心理治疗关于最佳证据的判定标准受到实用主义真理观的影响。在循证心理治疗中，什么是最佳证据？在方法上的判定标准是实证主义的，即方法的严格程度。但它在价值观上的最终判断标准却是治疗的有效性。不管它使用什么方法，只要是最有效的，它就是循证心理治疗的最佳证据。疗效决定证据级别，决定该证据是否能得到应用，深刻地体现出实用主义“有效即真理”的真理观。

最近循证心理治疗的发展，逐渐抛弃了实证支持治疗阶段严格的方法决定级别的标准，承认多种证据的来源，在方法论上变得更为包容与开放。但它以证据的疗效及在现实世界中应用的难易程度来决定其是否为“最佳证据”，在价值观上仍然是典型的“实用主义取向”。

另一方面，实用主义确定“信念”的方法对循证心理治疗的实施步骤产生了潜在影响。对比杜威关于“实验－探索的五个阶段”及循证心理治疗的“提出问题－获取研究－批判评价－迁移证据－整合治疗－评估结局”等六个实施步骤，可以看到两者体现出惊人的一致。此外，从皮尔士重视科学方法对信念确定的重要影响中，也不难看出循证心理治疗为何如此重视科学研究证据（而不是个人经验或专家意见）的原因。

---

① 刘放桐 . 新编现代西方哲学 . 北京 : 人民出版社 , 2000: 185-186.

2.3.3 经济理性主义：高效益的证据才是有效的证据

经济理性主义是主流经济学的哲学理论基石之一。在经济学中，它主要表现在三个方面：①“经济人”假设的泛化。将“经济人”推演到社会生活的各个领域；②抽象演绎法传统。将抽象的理性模型直接运用于复杂的现实世界；③数学方法的广泛应用。将数学方法广泛应用于经济学分析[①]。经济理性主义假设每个人都是自私自利、追求最大利益的“经济人”。其代表人物亚当•斯密曾说：“我们每天所需要的食料和饮料，不是出自屠户、酿酒家、面包师或烙面师的恩惠，而是出自他们自利的打算，我们不说唤起他们利他心的话，而说唤起他们利己心的话。我们不说自己有需要，而说对他们有利。”如果每一个体都“利己”，客观上会促进社会财富的积累，进而使“利己”动机产生了“利他”的效果。因此，每个人都应大大方方、光明正大地“利己”，追求自己的最大的利益，在遵守规则的同时最大限度地规避风险，谋求最低的成本与最大的收益。

乍一看，经济理性主义似乎与医学或心理治疗难以挂上钩，医生或治疗者们一直都在宣称自己是利他主义的，其存在是为了使病人摆脱疾病与痛苦，他们并非所谓的只知追求自己利益的“经济人”。但是，正如前文在管理医疗部分已经揭示的一些“真相”，经济理性主义的确对循证心理治疗的产生与发展起了不容忽视的作用。正如澳大利亚学者沃克（Walker，2003）所说：“医学科学家与实践者不太可能主动地宣称经济理性主义是隐藏在循证医学主旨价值之后的驱动力。”[②]

首先，循证心理治疗在某种意义上说是一种优化资源配置的方法。循证实践运动的先驱者考科蓝在 1979 年就提到，医疗卫生领域的资源是有限的，这些资源应该并经过评估，有效地提供给病人，以确保其能导致所期待的治疗结局，而随机对照实验刚好能够为评

---

① 孙华．论教育管理中的经济理性主义．湖北社会科学，2007, 2: 161-163.

② Walker, K. (2003). Why evidence-based practice now? a polemic. *Nursing Inquiry*, 10(3), 145-155.

估医学治疗的有效性提供可信的信息。在整个医疗财政严格规划、需要确认每一笔钱用途与去向的风潮中，对所有的病人公正、平等、有效地提供心理治疗，正是循证心理治疗得以产生的重要驱动力。

其次，循证心理治疗是治疗者谋取自身利益的一种“没有选择的选择”。1995 年 APA 临床心理学分会的文件出台，其主要原因是心理治疗者受到精神科医生及心理药物治疗的排挤，“曾经发生在意识领域的战争现在变成了经济方面的格斗”[①]。如果心理治疗者不能够证明保险公司给的钱是值得的，他们可能面临着集体失业。于是，心理治疗迅速向循证医学借鉴，开出自己有效治疗的清单，然后拿着这一清单给保险公司，要求它们按单支付。雷斯尼克（Resnick，1997）曾鲜明地描绘了这一现象：曾经发韧于象牙塔的心理治疗工作，如今已经置身于商业战场，学者越来越少，而企业家越来越多[②]。

最后，循证心理治疗看重科学研究对临床治疗的指导作用，符合了经济理性主义将数字化（量化）的抽象模型直接应用到现实世界的理性特征。尽管很多治疗者一再强调应给治疗者的主观性保留地盘，但是循证心理治疗似乎仍然我行我素，强调实验室量化研究获得的针对具体病症的特殊治疗方案的直接应用。在管理者或保险公司人员看来，他们更看重的是某一确定的方案（如 EST 清单）能有效治疗多少比例的病人，可以节省多少成本或付费。至于那些剩下的、可能并不适合 EST 清单治疗（但用其他方法可能有效治疗）的极端病人，他们病情的恶化甚至死亡只是“科学的例外”，只是一系列平均化数字中需要予以剔除的“极端数据”。

在本章结束的时候，不得不再次提到，循证心理治疗是一个独特的、综合的实践体系。它的证据基础包罗万象，来自各个理论派别与各种科学方法，执行循证心理治疗的实践者也受到不同理念、

---

① Trull, T. J., & Phares, E. J. 临床心理学：概念、方法与职业 . 丛中 , 张伯全译 . 北京：中国轻工业出版社 , 2005: 58.

② Resnick, R. J. (1997). A brief history of practice–expanded. *American Psychologist*, 40, 975–983.

派别的职业训练，面对的病人也包括不同人种、民族与文化，其个体的信仰与价值观更是千差万别。因此，循证心理治疗显然不可能只是遵循一种或几种特定的哲学理念。事实上，我们也能在很多关键的地方看到更多的哲学（如历史主义、新实在论、后现代主义）的影子。“循证医学没有严格的认识论立场。循证医学对各种有关科学证据的哲学理论及主要传统持热切的、兼蓄并收的态度。”[①] 在这里，并不是“强迫”给循证心理治疗“安装”一个哲学基础；相反地，本书只是对循证心理治疗所置身的、杂乱无章而又模糊不清的哲学基础作一个清理，希望对它的哲学研究有助于人们加深对循证心理治疗的理解。相关的内容还会在后文的评价部分及专门的哲学分析中进一步阐述。

① Djulbegovic, B., Guyatt, G. H., & Ashcroft, R. E. (2009). Epistemologic inquiries in evidence-based medicine. *Cancer Control*, 16(2), 158-168.

第3章 循证心理治疗的前世今生

Evidence-Based Psychotherapy

“循证心理治疗有着长期的过去，但只有短暂的历史。”①它的理念几乎与心理学，尤其是临床心理学同时起源，冯特与韦特默等均强调心理学植根于科学，强调心理学实证研究的严格性，强调心理学的实践应该基于科学，讲求证据。但是，作为一个专门的、引人注目的研究与实践领域，循证心理治疗的历史还很短暂，只能追溯到20世纪90年代初循证医学的兴起及APA临床心理学分会的相关工作。

本章将分三个阶段描述循证心理治疗在心理学中的发展。第一阶段简要描述循证心理治疗“长期的过去”（亦即1993年之前的“史前史”）。从1952年艾森克（Eysenck, H. J.）怀疑心理治疗疗效的研究谈起，主要阐述与心理治疗循证理念相关的、关于心理治疗疗效的评估问题；第二阶段为1993年实证支持治疗（EST）的诞生至2005年APA关于心理学中循证实践理念的正式提出，这是循证心理治疗发展的第一阶段，重点在于推行实证支持治疗及各种临床实践指南（practice guideline）；第三阶段为2005年至今，是循证心理治疗发展的新阶段。在这一阶段里，循证心理治疗的概念更为包容，应用更为广泛，代表着临床心理学治疗发展的最新方向②。

3.1 长期的过去：心理治疗有效还是无效

循证心理治疗不是凭空产生的，它在心理治疗的发展历史中有着合适自己诞生的肥沃土壤与内在逻辑。在这里，本书不再讨论冯特、

① Norcross, J. C., Hogan, T. P., & Koocher, G. P. (2007). *Clinician's guide to evidence-based practices: Mental health and the addictions*. New York: Oxford University Press, p.1.

② 本节部分内容作者已作为论文发表，具体参见：杨文登，叶浩生．循证心理治疗述评与展望．中国循证医学杂志，2008, (11): 951–955.

韦特默、弗洛伊德（Freud)、罗杰斯 (Rogers) 等对心理治疗所作的贡献（已有诸多文献进行了介绍，这里不再重复），仅仅从艾森克对心理治疗疗效所发起的攻击谈起，主要讨论与循证心理治疗关联密切的疗效评估问题。

3.1.1 里程碑 1：《心理治疗的有效性：一个评估》

1952 年，艾森克发表了也许是他一生中最富争议的文章——《心理治疗的有效性：一个评估》（*The Effects of Psychotherapy: An Evaluation*）[1]。在该文中，他回顾了 5 例精神分析治疗与 19 例折衷主义治疗的研究，发现了一个令人震惊的结果。在他搜索到的 24 个研究报告中，疗效最好的为 77%，最差的仅为 39%。总体而言，在所有的 8 053 个接受心理治疗的病例中，治愈或显著改善的有 4 996 例，占总数的 62%，高达 38% 的病人只有很小的改善甚至病情更加恶化。但是，艾森克又引用了另外的一些研究报告，这些报告发现，在有监护人照顾，但没有进行心理治疗的神经症病人中，66% 到 72% 的病人病情会自行缓解、自然改善。

艾森克将两种情况进行对照，得出结论："病人在接受精神分析治疗时，治愈或显著改善的只有 44%，接受折衷主义方法治疗的改善率为 64%，而那些仅仅加以妥善看管或一般处理的病人的自愈率为 72%。因此，治愈率与心理治疗之间存在负相关：心理治疗越多，治愈率越低。"在此基础上，艾森克进行了更进一步的推理，开始怀疑心理治疗的有效性。他认为，在事实与信仰之间缺乏共识时，应减小信仰的力量，增加事实的分量。在心理治疗的有效性得到严格的、大量的事实支持之前就断定心理治疗一定有效，并将这些治疗方案纳入临床心理学家的培训课程，似乎还言之过早。

艾森克的研究结论直接关涉到心理治疗存在价值的问题，对整个心理治疗发起了重大的挑战。他的研究一经发表，就引发了一场

---

① Eysenck, H. J. (1952). The effects of psychotherapy: An evaluation. *Journal of Consulting Psychology*, 16, 319-324.

轩然大波（通过google引擎进行学术搜索发现，仅在1992年《美国心理学家》重版这篇文章后，至2012年6月1日止，引用量就达1 931次，比2009年本书初稿的860次又多了1 000多引用次数，足见这一文章的重大反响）。艾森克一下子站到了几乎所有心理治疗者的对立面，像捅了马蜂窝一样，受到了来自四面八方的攻击。很多人，如斯坦福（Sanford，1953）[1]，罗森斯威格（Rosenzweig，1954）[2]，马克、巴考尔、希斯、鲍尔弗（Malan，Bacal，Heath，& Balfour，1968）[3]等，都指责他看似科学的激进结论其实并不"科学"，主要存在下面的问题：①艾森克所引用的很多研究并没有得到严格的控制；②病人病情的本质与严重性均没有得到详细的描述；③治疗的长度与精确性质没有指明；④后续的跟踪治疗也不够充分[4]。客观地说，这些反驳并非没有道理，艾森克本人也并非没有意识到他研究的缺陷。但不管大家是否认同艾森克的结论，艾森克已经促使人们去关注那些曾被人们认为天经地义、无须考察，但又确实需要证明的问题——心理治疗到底有没有效？如果有效，效果有多大？导致效果的因素是哪一些？该怎样培训我们的心理学家？该怎样说服普通大众在治疗心理障碍时选择心理治疗而非完全的药物治疗？

3.1.2 狙击艾森克：长达40年的效果研究

对艾森克的反驳激发了大量有关心理治疗疗效的研究。1970－1980年代，心理学界开始将元分析作为评估心理治疗疗效的重要手段，对大量随机对照实验研究进行了元分析。比如，史密斯和格拉斯（Smith & Glass，1977）对375个研究进行了元分析，

---

① Sanford, N. (1953). Psychotherapy. *Annual Review of Psychology*, 4, 317–342.

② Rosenzweig, S. (1954). A transvaluation of psychotherapy: A reply to Eysenck. *Journal of Abnormal and Social Psychology*, 49, 298–304.

③ Malan, D. H., Bacal, H., Heath, E., & Balfour, E. L. (1968). A study of psychodynamic changes in untreated neurotic patients. *British Journal of Psychiatry*, 114, 525–551.

④ Nathan, P.E. (1998). Practice guidelines: Not yet ideal. *American Psychologist*, 53, 290–299.

结果发现与没经过治疗的病人相比，接受心理治疗的病人在改善率有统计学的显著效应（平均约有75%）。而且，研究发现，不同的治疗方案（如认知、行为、精神分析等）对病人的疗效一样，好的与不好的研究设计都体现出积极的效应①。史密斯（Smith，1982）对475项有关心理治疗疗效的研究及112个心理治疗与药物治疗的对比研究进行了元分析，结果发现不管研究者的测量方法怎样，心理治疗在增加心理健康上是有效的。病人的年龄及诊断，治疗者的训练及经验，以及治疗的期限、模式与心理治疗的结局之间存在着较小相关②。国内学者季建林也曾统计过一些相关的研究，其结果如下表所示。

表3.1　心理治疗疗效结果分析

作者（年份）	诊断	样本数	效果大小（标准差单位）
Smith, Glass 等 (1980)	混合	475	0.85
Andrews 等 (1981)	神经症	81	0.72
Landman 等 (1982)	混合	42	0.90
Prioleau, Murdock 等 (1983)	混合	32	0.42(a)
Shapiro 等 (1982)	混合	143	1.03
Nicholson 等 (1983)	神经症	47(b)	0.70
Blanchard 等 (1980)	头痛	35	(c)
Quality A ssurance Project 等 (1982)	广场恐惧症	25	1.20(d)
Quality A ssurance Project 等 (1983)	抑郁症	200	0.65
Steinbrueck, Maxwell 等 (1983)	抑郁症	56	1.22
Dush, Hirt 等 (1983)	焦虑症 / 抑郁症	69	0.74
Miller 等 (1983)	抑郁症 / 焦虑症	38	0.83
Wampler 等 (1982)	婚姻沟通	20	0.43
A say, Lambert 等	混合精神卫生问题	9(e)	0.82

注：a. 心理治疗与安慰剂比较；b. 比较的样本数；c. 心理治疗组改善的百分比为40%—80%，安慰剂对照组的改善为20%—40%；d. 治疗前后比较，不是与对照组比较；e. 心理健康中心的单位数目。

［资料来源：王吉耀．循证医学与临床实践（第二版）．北京：科学出版社，2006: 353.］

① Smith, M. L., & Glass, G. V. (1977). Meta-analysis of psychotherapy outcome studies. *American Psychologist*, 32, 752–760.

② Smith, M. L. (1982). What research says about the effectiveness of psychotherapy. *Hospital and Community Psychiatry*, 33(6), 457–461.

这一阶段结束后，“心理治疗确实具有疗效”已经成为大家的共识，艾森克本人也早已相信心理治疗的疗效。很多研究都证实，与药物治疗等其他方法相比，心理治疗的效果更为持久[①]。甚至有很多研究证明，使用心理治疗方法要比用药物或以药物为基础的治疗方法更好：①临床实践表明，药物并不比心理学的方法更有效，且会产生依赖性；②药物给使用者提供了现实的手段，并易在心理上对药物产生依赖；③药物仅仅是简单地掩盖了担忧、恐惧和焦虑的症状，而无法祛除问题的根源，使易引起应激反应的源头仍然存在；④药物还会带来一定的副作用，这可能加重一些对身体过分敏感者的焦虑情绪[②]。

心理治疗已经被证明确实有效，那么接下来的问题是，究竟是什么成分在起作用呢？1975年，卢巴斯基与辛格（Luborsky，Singer & Luborsky，1975）对近100项心理治疗研究的元分析发现，约有三分之二的研究表明经过治疗的病人比没经过治疗的病人的情况明显好转[③]。但是，卢巴斯基等还发现，在各种不同的心理治疗方法之间，其疗效没有呈现出很大的不同，而是呈现出著名的渡渡鸟效应（dodo

① Chiles, J. A., Lambert, M. J., & Hatch, A. L. (2002). Medical cost offset: A review of the impact of psychological interventions on medical utilization over the past three decades. In N. A. Cummings, W. T. O’Donohue, & K. E. Ferguson (Eds.), *The impact of medical cost offset on practice and research* (pp.47–56). Reno, NV: Context Press.

② 肯纳利．战胜焦虑．北京：中国轻工业出版社，2001: 51.

③ Luborsky, L., Singer, B., & Luborsky, L. Comparative studies of psychotherapies: Is it true that “everybody has won and all must have prizes?” *Archives of General Psychiatry*, 1975, 32(8): 995–1008.

bird effect）[①]。似乎所有的心理治疗都有效，“大家都赢了，都有奖”。对此，他们的解释是，在各种心理治疗法中，可能有一些共同因素在起作用，比如治疗者与病人之间良好的治疗关系及病人对治疗所持的乐观期望等，均促进了心理治疗结局的改善。

在这里，为了更好地说明自 1950 年代以来有关心理治疗的研究，作者引述巴克汉姆（Barkham，2002）对这段时间心理治疗所做的工作的一种总结，将整个这段历史分为四个时期。①自我正名时期。在这一时期里，心理治疗的有效性遭到质疑，要回答的主要问题是：心理治疗有效吗？有没有客观的方法来评估治疗的过程？②相对具体化时期，这一时期心理治疗的有效性已经得到充分的证明，要回答的问题是：哪种心理治疗更有效？什么因素是治疗起作用的主要成分？③考察心理治疗的疗效与效果时期。要回答的问题是：怎样将高质量的研究整合到治疗过程中去？采取怎样的治疗效果更好？这一时期主要运用量化研究的方法来分析疗效产生的主要成分。④关注心理治疗的效果与临床显著性。要回答的问题是：怎样改变治疗实施的质量？这一时期主要运用质化研究的方法来考察导致疗效产生的因素。如下表 3.2 所示：

① 渡渡鸟的故事起源于英国人卡洛尔的童话《艾丽丝漫游记》。在书中有这样一个故事场景，一群全身湿透的动物在想方设法弄干自己的躯体。各种动物提出了多种方法，但均没有达成共识。最后，慢条斯理的渡渡鸟提出了一个有趣的建议，要求大家进行一次赛跑。但是，他的比赛规则很奇怪。他先是随手画了一条起跑线(在渡渡鸟看来这条线的形状无关紧要)，然后一众动物都随意地站在起跑线上，没有“一、二、三”起跑的口令，大家想跑就跑，跑累了随时可以停下来。半个小时后，所有动物的躯体都干了，渡渡鸟大叫“比赛结束”。大家都围过来，气喘吁吁地问：“谁赢了？”渡渡鸟见大家的身体都干了，想了半天，回答说：“大家都赢了，都有奖！”这个故事寓意较深，一群动物进行没有任何规则的比赛，既没有具体的开始时间与地点，也没有比赛过程的监督与结果的评估。最后，大家的躯体都干了，都赢得了比赛，似乎也在情理之中。这与当时心理治疗疗效研究的情况有相当程度的一致性：每个研究者运用不同的治疗方法，从自己独特的评价标准出发，最后宣称取得了显著的疗效。因此，所有的心理治疗均有效，大家都赢得了比赛。这一问题被称之为渡渡鸟效应，引发了大量关于心理治疗疗效及过程改变的研究，所谓共同因素 (common factor) 与具体因素 (specific factor) 之争就是在这一背景下产生的。

表 3.2　心理治疗发展的四个阶段

	时间阶段	1950 — 1970 自我正名	1960 — 1980 具体化	1970 — 1990 疗效与实效	1984 以后实效 与临床显著性
结局	主要问题	心理治疗有效吗？	哪种治疗方法更有效？	治疗的实效会更好吗？	怎么改善治疗执行的质量？
	方法论	控制组对比，效应值，元分析	随机对照实验，因素分析，安慰剂对照组	概率分析，增长曲线，结构模型	临床显著性
	关键议题	疗效，自我改善	何种情况下采用哪种治疗对什么病人更有效？	剂量反应，医学补偿，卫生经济学，循证医学，实证有效治疗，实践指南	病人视角，循证实践，结局监控
过程	主要问题	有评估过程的客观方法吗？	什么元素与治疗结局相关？	改变是怎么发生的？（通过量化研究来考察）	改变是怎么发生的？（通过质化研究来考察）
	方法论	治疗样本的随机区组设计，“一致性神话”假设（uniformity myth）	单一个案设计	分类学，与结局的连接过程（linking process to outcome）	质化研究，叙事方法，话语分析，描述性研究，理论发展
	关键议题	言语，行为	罗杰斯成长环境，如同情等	治疗关系，言语反应模式	事件范式（Events paradigm），单一个案设计，质化研究

［资料来源：Barkham，M.（2002）. Methods，outcomes and processes in the psychological therapies across successive research generations，in W. Dryden.（Eds.）. *Handbook of Individual Therapy*（4th），London： Sage Publications.］

3.1.3　致命的挑战：心理药物治疗兵临城下

综上所述，心理治疗从证明自己是否有效，到追问哪些成分使心理治疗有效，再到探索在何种情况下采用哪种治疗对什么病人更有效，心理治疗越来越重视研究证据的作用。很多以前只能由常识判断的知识或原理，被放上科学研究的审判台进行严格的检验。随着方法学的不断发展，对心理治疗过程与结局进行了越来越多的深入研究，人们对心理治疗的内部机制也越来越清楚，众多理论取向的治疗方案如雨后春笋般涌现，高质量的研究证据与元分析使心理治疗的知识不断地积累。人们开始发问：在这些治疗中，哪些治疗更好？针对不同的病人，哪些方案更加可行？有没有什么标准能让治疗者、病人或相关的管理者轻松地进行治疗方案的选择？能否将其中最有效的治疗分发、传播给所有的治疗者与病人？对这些问题的回答，已经不能再是常识层面的敷衍，人们需要标准，需要指南，需要进行最佳治疗的研究证据！时代已经为循证心理治疗的出现作好了准备。

此时，西方国家管理医疗革命的兴起，对心理治疗构成了致命的挑战。管理医疗的关键是对医疗进程进行严格的监管，但心理治疗领域流派纷呈，各自为政，各种疗法之间无法统一，每种疗法内部也少有明显的标准、指南或手册，对治疗进程的监管甚为困难。相反地，心理治疗本质上似乎是无期限的（endless），很难判断治疗结束的时间。这更加刺激一些没有职业操守的治疗者提供不必要的服务，以更多的服务来获取更多的收入。在这种情况下，管理医疗公司将目光转向了更符合其理念的精神药物治疗。与心理治疗相比，药物治疗的过程更为透明，更容易监管：病人是什么心理疾病、要开什么药、开多少药、服药多长时间、治疗结局怎么判断等问题都有可以量化的标准。而且，生产药物的药材公司出于自己的利益，不惜巨资作大量的研究，以证明自己的疗效。在证明疗效后，又开始向政府机构、保险公司与社会大众大力公关与宣传。相比之下，心理治疗更像一个松散的联盟，缺乏有效的组织领导及强有力的改变现状的动机。一旦循证医学在医疗卫生领域兴起，心理治疗马上嗅到了时代的气息，开始将循证理念运用于自己的领域，开展了一场循证心理治疗的运动。

3.2 实证支持治疗阶段：EST雄霸天下

3.2.1 里程碑2:《训练与传播实证有效的心理治疗》

尽管直到1995年，心理健康领域才正式开始使用“循证”一词[①]，但循证心理治疗的思想早在循证医学诞生之初（甚至之前）就已经存在了。20世纪90年代初，心理障碍的药物治疗处于上风，心理学家没有足够的财政预算及“销售额”来促进有效心理治疗的培训与传播。心理治疗不得不像药物治疗一样证明自己的疗效，根据最有效的研究证据进行治疗，以争取自己应得的权益。但是，并非所有的治疗者都能跟上最新的研究进展，治疗者毕业的时间越长，临床的知识与阅读研究的技能就越退化[②]。这需要其他的专家提供经过整理、评价的知识，使所有的治疗者在临床治疗的过程中都能方便地检索与应用，保证整个行业的治疗者都能进行疗效最佳的治疗。

1992年，由当时APA临床心理学分会的主席巴洛牵头，钱布利担任组长，成立了一个提高与传播心理治疗的专业工作组[③]。该工作组的成员包括心理学系、医学院的教师及担任心理治疗工作的独立实践者，其目的主要是将“有效心理治疗”教育推广给临床心理学家，第三方付款机构以及广大社会民众，希望能够训练临床心理学毕业生、实习生或实践者，提升心理治疗在公众、相关管理者及第三方付款机构心目中的地位。

---

① 1995年，同样是在循证医学的发源地——加拿大，Bilsker & Gouldner(1995)在期刊《加拿大心理学家》上发表了《循证精神病学》一文。该文首次在心理治疗领域使用了“循证”一词，认为循证实践的出现是心理治疗的一次范式转换，强调心理治疗应该从基于病理生理学或心理学基础理论进行治疗，转向基于临床的经验证据进行治疗（详见：Bilsker, D. & Goldner, E. M. (1995). Evidence-based psychiatry. *Canadian Journal of Psychiatry*, 40, 97-101.)。

② Chambless, D. L., & Ollendick, T. H. (2001). Empirically supported psychological interventions: Controversies and evidence. *Annual Review of Psychology*, 52, 685-716.

③ “提高与传播心理治疗专业工作组”，英文为“the Task Force on Promotion and Dissemination of Psychological Procedures”，这一工作组完成该份工作后得以保留，改称为心理治疗专业工作组 (Task force on Psychological Intervention)，是APA科学与实践委员会 (Committee on Science and Practice) 的前身。

1993 年 10 月，临床心理学分会通过了工作组制定的文件《训练与传播实证有效的心理治疗》。但出于科学家的审慎态度，这一文件并没有马上公开发表，而是将文件草案分发给众多心理学组织机构（如 APA 分管教育、继续教育、科学、职业实践的委员会等九个部门），或通过电子邮件、APA 的常规讨论会，将文件分发到个体心理学家手中，并利用临床心理学分会创办的期刊刊发草案及相关的调查问卷，回收了超过 1 000 份的反馈意见。1995 年，工作组在整合这些反馈的基础上，将整个文件及相关评论公开发表在《临床心理学家》第一期上。

3.2.2 什么是 EST

《训练与传播实证有效的心理治疗》的发表就像在心理治疗界投下了一个重磅炸弹，引发了巨大反响，掀起了一场长达 10 多年的讨论。其中最为重要的内容是提出了“实证有效治疗”（empirically supported treatments， EVT，后来被改称为“实证支持治疗”）的概念[①]。鼓励临床心理学家遵循经过科学证明最为有效的治疗方式进行治疗，并将所有治疗的研究证据分为三个等级：“制定完善治疗”（well-established treatments）、“可能有效治疗”（probably efficacious treatments）与“实验治疗”（experimental treatments）。“制定完善治疗”是临床最佳的研究证据，完全可以也应该以手册、指南等形式进行推广。“可能有效治疗”的级别比“制定完善治疗”要低，对实验控制与样本数量的要求也没那么严格，推荐的强度相对要低，但也是治疗者可参考的重要证据。“实验治疗”是指达不到“可能有效治疗”标准的研究证据，其研究方法尚须改进，结论也有待进一步的验证。

① 实证有效治疗与实证支持治疗这两个术语在大部分情况下可以互换，在正式出版的文件中，题目采用的是实证有效治疗。但其作者钱布利等认为，实证有效治疗这一概念容易使人产生误解，即把这种治疗方案当作是已然完结的、确定有效的、没有必要进一步研究的治疗方案。事实上，治疗方案是一个不断发展、不断完善的过程，因此作者更倾向于使用实证支持治疗一词，本书也一律采用这一概念。

在这个1995年发表的文件中，一共出台了25个符合“制定完善治疗”标准的EST清单。此后，钱布利等连续工作，分别于1996年、1998年发表了两个更新文件，共计指定了16个“制定完善治疗”（有9个原先的“制定完善治疗”被降级为“可能有效治疗”）与55个“可能有效治疗”。由于这些文件都是针对成年人而言的，临床心理学分会又针对青少年成立了另外一个专业工作组，制定了相关的实证支持治疗的标准及清单，并于1999年发表[①]。所有这些努力，使EST纳入了更多的病种，内容也更加丰富、全面，更多符合标准的治疗方案得到了广泛的传播。

《训练与传播实证有效的心理治疗》第二个重要的内容是强调EST的训练与传播。它分别针对博士学位以前的临床心理学专业学生、实习生、独立实践者、临床治疗者、公众以及第三方付款人提出了具体的建议及相关的政策要求。这些建议在社会上及行业内部得到了良好的回应。1996年，APA与职业相关的资格鉴定委员会（Committee on Accreditation）决定将EST作为心理学博士与实习医生培训项目指南的一个部分[②]。联邦心理健康方面的财政资助开始考虑向符合EST标准的心理治疗倾斜，很多管理医疗与保险公司也据之形成了更为严谨的补偿或理赔制度[③]。

许多其他的心理学或行为科学组织机构也跟随临床心理学分会，开始制定与本专业相关的EST指南，出版了相关的书籍。1999年，APA第29分会（精神治疗分会）成立了一个专门工作组，制定了关于实证支持治疗关系（empirically supported therapy relationships）的指南[④]。APA第17分会（咨询心理学协会）在2002年也

---

① Spirito, A. (1999). Empirically supported treatments in pediatric psychology. *Jounal of Pediatric Psycholoy*, 24, 87-174 (special issue).

② American Psychological Association. (1996). *Guidelines and Principles for Accreditation of Programs in Professional Psychology*. Washington, DC: American Psychological Association.

③ Levant, R. F. (2005). Evidence-based practice in psychology. *Monitor on Psychology*, 36(2), 5.

④ Norcross, J. C. (2001). Purposes, processes, and products of the task force on empirically supported therapy relationships. *Psychotherapy: Theory, Research, Practice, Training*, 38, 345-356.

编制了咨询心理学中的实证支持治疗原则[①]，行为医学协会（Society of Behavioral Medicine）也出版了检验行为医学干预证据的标准[②]。曾经在这一领域领先的英国心理学家，在1996年出版了《哪种治疗对谁有效》[③]，加拿大组织了自己的EST专业工作组，发表了《心理学中的实证支持治疗：对加拿大职业心理学家的启示》[④]，德国心理学会也开始跟进[⑤]。此外，澳大利亚、挪威等国的心理学同行也加入了这一讨论的行列，并颁发了相应的文件。

除了上述国家的心理学界发表了EST的文件外，围绕EST的讨论也从未停止，很多期刊都开辟了专栏，以整期特刊的形式进行讨论。1998年，《咨询与临床心理学杂志》（*Journal of Consulting and Clinical Psychology*）66卷第1期就专门开辟了一期EST的特别栏目，用整期18篇文章中的13篇来讨论EST[⑥]。这组文章相当经典，网罗了大量最知名循证心理治疗专家的文章，包括《实证支持的心理治疗》[⑦]、《定义实证支持治疗》[⑧]、《识别与发展青少年与儿童的实证支持治疗》[⑨]等，这些文章都是至今尚在引用与

① Wampold, B. E., Lichtenberg, J. W., & Waehler, C. A. (2002). Principles of empirically supported interventions in counseling psychology. *Counseling Psychologist*, 30, 197–217.

② Davidson, K. W., Trudeau, K. J., Ockene, J. K., Orleans, C. T., & Kaplan, R. M. (2003). A primer on current evidence–based review systems and their implications for behavioral medicine. *Annals of Behavioral Medicine*, 26, 161–171.

③ Roth, A. D., & Fonagy, P. (1996). *What Works for Whom? A Critical Review of Psychotherapy Research*. New York: Guilford.

④ Hunsley, J., Dobson, K. S., Johnston, C., & Mikail, S. F. (1999). Empirically supported treatments in psychology: implications for Canadian professional psychology. *Canadian Psychologist*, 40, 289–302.

⑤ Strauss, B. M., & Kaechele, H. (1998). The writing on the wall: comments on the current discussion about empirically validated treatments in Germany. *Psychotherapy Research*, 8, 158–177.

⑥ Kendall, P.C., & Chambless, D. L. (Eds.). (1998). Empirically supported psychological therapies. *Journal of Consulting and Clinical Psychology*, 66, 3–167 (special issue).

⑦ Kendall PC. Empirically supported psychological therapies. *Journal of Consulting and Clinical Psychology*, 1998, 66(1), 3–6.

⑧ Chambless, D. L., Hollon, S. D. (1998). Defining empirically supported therapies. *Journal of Consulting and Clinical Psychology*, 66(1), 7–18.

⑨ Kazdin, A. E., & Weisz, J. R. (1998). Identifying and developing empirically supported child and adolescent treatments. *Journal of Consulting and Clinical Psychology*, 66(1), 19–36.

讨论的经典著作。此外，1996年的《临床心理学：科学与实践》（*Clinical Psychology: Science and Practice*）、1998年《心理治疗研究》（*Psychotherapy Research*）、1998年的《儿童临床心理学杂志》（*Journal of Child Clinical Psychology*）、1999年的《儿科心理学杂志》（*Journal of Pediatric Psychology*）及1999年的《加拿大心理学家》（*Canadian Psychologist*）都开辟专期进行专栏讨论。同样在1998年，内森等还编辑出版了一本得到广泛传播的书籍——《有效治疗指南》[①]。完全可以说，20世纪末至21世纪初，实证支持治疗已经达到了它的巅峰状态。

3.2.3 攻击与拥护同样激烈

但是，在实证支持治疗受到热捧的同时，也遭到了来自四面八方的攻击。实证支持治疗对研究的要求相当严格，具有很高的效度。但这些研究过于严格地控制了实验条件，使得样本病人与现实生活中病人的个体特征及所处的环境均有较大差异。因此，在具体实践中，实证支持治疗容易导致两个问题：①把现实的治疗实践削足适履地套用于已有的治疗方案；②如果不符合实证支持治疗的标准，其他的质化研究、相关研究及准实验研究等获得的证据即使有效，也被排除在实证支持治疗的视野之外[②]。实证支持治疗契合了管理者的利益，但在一定程度上伤害了临床的治疗者。这也使它受到了许多非学术性的批评：①一些实证支持治疗清单上不存在的心理治疗方案及相关的治疗者，可能被管理医疗公司排挤出心理治疗领域[③]；②一部分不遵循实证支持治疗的治疗者可能更加容易产生医患纠纷；③实证支持治疗严格地限制心理治疗的方法，可能使整

① Nathan, P.E. & Gorman, J. M. (1998). *A Guide to Treatments That Work*. (Eds.). New York: Oxford University Press.

② Messer, S. B. (2004). Evidence-based practice: Beyond empirically supported treatments. *Professional Psychology: Research and Practice*, 35, 580-588

③ Silverman, W. H. (1996). Cookbooks, manuals, and paint-by-numbers: psychotherapy in the 90’s. *Psychotherapy*, 33, 207-215.

个行业缺乏灵活性与创新性，进而阻碍心理治疗的进步[①]。博伊特勒（Beutler，1998）对所有这些批评进行了总结：①“制定完善治疗”的研究数量少、代表性不足；②过于严格的标准使 EST 并不能代表广泛的研究证据；③过分依赖于手册化的治疗及 RCT；④研究有可能被管理医疗或培训机构误用，限制了治疗者选择治疗方法的自由[②]。

治疗不能仅仅关注具体的病症，治疗者本人的临床经验、病人的价值观和意愿、治疗者与病人之间建立的互动关系等均会影响到治疗的效果。实证支持治疗从具体病症的治疗出发，只关注特定的治疗方案对特定的病症是否有效，而不是从病人的利益出发，利用最好的研究证据，结合治疗者的经验与病人的意愿来达到最佳的治疗效果。这一缺点促使心理学家开始反思，试图超越实证支持治疗，最终形成了心理学中的循证实践（evidence-based practice， EBP）概念。

3.3 循证实践阶段：EBP 包容开放

3.3.1 里程碑 3：《心理学中的循证实践》

2005 年，由利万特牵头、古德哈特担任组长，成立了 APA 主席任命的专门工作组。这个工作组由 18 名知名专家组成，他们都是经过严格筛选程序，从临床决策、医疗卫生服务研究、公共健康与消费者、治疗的结局与过程研究、全职实践、卫生经济学、循证实践研究培训与应用等不同领域挑选出来的。整个工作组有着不同的专业背景、理论视角，分别代表着不同群体的利益，为了“规范与发展循证心理治疗”这样一个共同的目标，群策群力，最终制定了《心理学中的循证实践》政策文件。

---

① Elliott, R. E. (Eds.). (1998). The empirically supported treatments controversy. *Psychotherapy Research*, 8, 115–70 (special issue).

② Beutler, L. E. (1998). Identifying empirically supported treatments: what if we didn’t? *Journal of Consulting and Clinical Psychology*, 66, 113–120.

当时，由于EST有着明显的缺点，循证心理治疗并非受到每个心理学家的欢迎。APA心理治疗分会（29分会）与临床心理学分会质疑的声音还比较多，担心它可能被管理医疗公司与医疗事故的律师们当作对付心理学家的工具。APA主席利万特为了说明他任命专业工作组、制定APA循证实践政策文件的原因，专门在APA官方杂志《美国心理学会通讯》（*Monitor on Psychology*，亦译为《心理学瞭望》）撰写专栏文章作了回应。他首先谈到了整个时代背景，认为循证实践运动在美国已经成为一种不可抗拒的力量，横扫了医学、心理学、教育学、公共政策甚至建筑学等领域，要求从业者基于证据进行实践已经成为了一种时代精神。利万特认为心理学同样面临着这样一种挑战，“因此，我们需要定义心理学中的循证实践，否则别人将为我们进行定义，我们不能坐在一旁空等”[①]。

事实上，心理学中的循证实践已经被其他组织所界定，EST的出现就是这样一个产物。但是，EST的标准过于严格，确实在某种程度上对临床心理学家造成了伤害。反观医学领域，美国医学研究所对循证实践的定义就宽松得多，除了研究证据之外，还强调了治疗者的专业技能与病人的价值观等因素。心理学界必须有所作为，尤其是像APA这种大型的心理学组织，应该立即行动起来，形成统一的立场，应对当前的形势，保护所有心理学家的利益。否则，管理医疗与保险公司等就僭越他们的权力，强制为心理学进行定义，以指南、标准的形式命令心理学家哪些实践是可接受的，哪种类型的证据是应该优先的。因此，利万特认为，APA应该有一个明确的政策文件，陈述自己的立场，申明心理学是一门“基于科学的职业”，应该由自己在临床实践中保留作最终的证据指导的决策权力，以行业组织的形式在保险公司、法庭或政策制定者们那里获得更多的利益平衡。

制定这样一个内容相当广泛的政策文件并不是一件容易的事。利万特发现，在讨论同一个问题时，专家之间意见分歧巨大，要经

① Levant, R. F. (2005). Evidence-based practice in psychology. *Monitor on Psychology*, 36(2), 5.

过不断的讨论、磨合、妥协与让步，才能最终达成共识。专业工作组最终出台了两个文件，在APA代表大会上获得通过。其中一份文件是《心理学中的循证实践》，它以学术研究报告的形式书写，详细地表达了APA官方对心理学中循证实践的政策立场，目的是使循证实践的理念广泛流传，并接受同行及社会大众的评论；另一份文件是《APA关于心理学中循证实践的政策申明》，它与第一份文件的主要内容一致，是前者的缩写与概要，只有不到两页的篇幅，主要阐述的是APA的官方立场，目标读者是健康领域的政策制定者、付款方及媒体，重点在于阐述心理学中循证实践的广泛定义。

3.3.2 什么是EBP

《心理学中的循证实践》先简要回顾了循证心理治疗的历史，接着直接提出了心理学中循证实践（evidence-based practice in psychology，EBP）的定义，认为它是治疗者在意识到病人的特征、文化与偏好的情况下，将最好的可供使用的研究证据与临床的专业技能整合起来，以指导心理学的具体实践，其内容主要包括三个大的方面：研究者的最佳证据，治疗者的临床技能，以及病人的特征、文化与偏好。接着针对这三个组成部分的内涵逐一进行了详细的说明，并在每一个部分里都单独列出一栏“未来的方向”，指出APA在未来的时间里将会优先解决或赞助解决的研究方案或研究方向。

关于循证心理治疗的具体内容，第一章已经按照该文件进行了明确描述，此处不再重复。其他部分的内容也会在接下来章节的相应地方再次提及，此处也不作详细介绍。但这里有必要说明“心理学中的循证实践”（EBPP）与“循证心理治疗”（EBP）之间的关系。

首先，两者的内涵不一样。前者反映的是“循证”思想对整个心理学实践的影响，即“遵循最佳证据”进行的所有的心理学实践活动(如心理咨询、心理治疗、工程心理学、消费心理学等实践活动)。后者特指将“循证”思想应用于心理治疗实践，不包括其他心理学领域的实践活动。循证实践的外延比循证心理治疗大，包括循证心理治疗。但是，2005年APA所制定的这一个文件，实质上是以循证心理治疗为基础的，只是在概念上作了一点拓展，并没有超越循证心理治疗。在该文件的一个脚注中明显地谈道，“本文件在考察循证实践时，只将它局限于心理学家提供健康服务的实践活动。因此，有关心理学家进行其他的组织、社区或教育应用的心理学实践不在本文件的讨论范围”[①]。在本书中，为了表述方便，并没有将其刻意区分开来，在大多数地方都将“心理学中的循证实践”与“循证心理治疗”交替使用，并更多地采取了“循证心理治疗”一词。

其次，两者在发展阶段上不一样。在本书中，循证心理治疗是包括EST及循证实践在心理治疗领域的应用二个阶段。而心理学中的循证实践在内容上包括EST，但在发展的时间维度上并不包括EST。因此，心理学中的循证实践是循证心理治疗超越心理健康领域的应用，可算是循证心理治疗发展的新阶段。

3.3.3 循证实践与实证支持治疗

在《心理学中的循证实践》文件中，它将循证心理治疗与实证支持治疗进行了区分，认为前者是比后者更为宽泛、更加包容的概念：①实证支持治疗始于治疗，关心的是某种情境中治疗对特定类型的疾病是否有效；循证实践始于病人，考虑的是研究证据（包括来自随机对照实验的相关结论）能否帮助治疗者获得最佳的治疗结局。②实证支持治疗指的是在临床控制实验中证明有效的、具体的心理治疗方案，而循证实践包含着一系列广泛的临床活动（如心理学评估、案例解析、治疗关系）。因此，循证实践清晰地表明其治疗决策过程中整合了多种来源的研究证据（包括但又不局限于RCT）。

韦斯滕、诺沃特尼和汤姆森-布伦纳（Westen，Novotny，& Thompson-Brenner，2005）从四个方面说明了实证支持治疗与循证

① APA Presidential Task Force on Evidence-based Practice. (2006). Evidence-based practice in psychology. *American Psychologist*, 61, 271–285.

实践的区别，认为前者只不过是后者的一个部分，将两者混淆起来，无疑犯了整体与部分不分的错误。①实证支持治疗错误地使用了随机对照实验的功能。RCT 确实能保证方法的有效性，但它并不一定能保证治疗结局的有效性。而且，RCT 能证明已经存在的治疗方案是否有效，但它不能发现新的治疗，更不能说明它所证明有效的治疗方案是最好的。②实证支持治疗没有解决好实验研究的有限性。它研究着没有多少代表性的样本，不是按现实的经验需要而是按研究者自身的偏好、实验设计的要求或财政赞助的方向来选择自己的研究课题，其实验的时限一般都不够长。③没将其他研究与 RCT 整合起来。自然情境中的研究、治疗变量与结局的相关研究、基础科学、临床观察、文化差异的人类学研究、心理病理学的研究以及治疗反馈等均应加以考虑。④对什么是治疗者的看法不一样。在循证心理治疗看来，治疗者不想被动地接受或机械地执行既定的指南，他们有着自己的观点与自由，在遵循指南的同时，自身的经验也应得到尊重[①]。

为了更为简洁、直观地说明两者的区别，作者列出了如下表格（表 3.3）：

表 3.3　实证支持治疗与循证实践的差异比较

	实证支持治疗（EST）	循证实践（EBP）
时间	1993 年	2005 年
定义	对研究被试（病人）的特征进行详细描述，针对具体的病症，在控制好无关变量的研究中获得的、有效的心理治疗方案。	治疗者在意识到病人的特征、文化与偏好的情况下，将最好的、可供使用的研究证据与临床者的专业技能整合起来，以指导心理学的具体实践。
标志性文件	《培训与传播实证有效的心理治疗》*Training in and dissemination of empirically-validated psychological treatments*	《心理学中的循证实践》*Evidence-based practice in psychology*

① Westen, D., Novotny, C. M., & Thompson-Brenner, H. (2005). EBP ≠ EST: Reply to Crits-Christoph et al. (2005) and Weisz et al. (2005). *Psychological Bulletin*, 131(3), 427–433.

续表

证据来源	主要是 RCT	承认多种研究证据来源，如 RCT、个案研究、质化研究、专家意见、个人经验等
主要优点	①将研究整合到治疗过程中 ②应对管理医疗及药物治疗的挑战 ③强调治疗手册化、操作化 ④重视 EST 的教育与传播	①强调研究证据、治疗者与病人价值观的整合 ②证据分级，但不排除各种类型的证据 ③各方民主协作 ④平衡各方利益
主要缺点	①把现实的治疗实践削足适履地套用已有的治疗方案 ②过于重视 RCT，排除其他类型的研究证据 ③基于 DSM － IV 分类的疾病，忽视病人的主观意愿 ④有可能损害治疗者的权利	①更倾向于一种治疗理念，比 EST 更难操作 ②可能难以制衡管理者的权力 ③还不成熟，存在研究过少、治疗者素质难以跟上、病人不理解等现实障碍

3.3.4 高歌猛进，遍地开花

《心理学中的循证实践》政策文件被 APA 通过后，临床心理学协会 2006 年主席格罗德·达文森（Gerald C. Davison）在其官方期刊《临床心理学家》的主席专栏中极力向实践者与研究者推荐该文件，并以自己的亲身经历加以说明：“我个人认为大会的行动（指 APA 代表大会通过循证实践工作组的报告），尤其是这个文件的出台，是我在 1965 年从研究生院毕业加入 APA 以来，我记忆中关于这个组织的一个最为重要的事件之一。”[①]。这一文件的出现，迅速得到了世界各国的关注。英国、德国、加拿大、澳大利亚等西方国家的心理学会都对这个文件表示关注，在进行了一定的改进后，发表了类似的政策申明。挪威心理学会在 2007 年更是原封不动地

① Davison, G. C. (2006). President’ s Column: An invitation to auseinandersetzen about the evidence-based practices in psychology task force report. *The Clinical Psychologist*, 59 (1&2), 1-2.

通过了这一政策文件[①]。

作者检索了 MEDLINE、PsycINFO、CINAHL 及中国的 CNKI 四个数据库，列出了从 1992 年至 2010 年以“evidence-based”作为题名所发表的论文数量的统计图。从图上可以清晰地看到，有关循证实践的文章一直是直线上升，表明循证实践理念已经深入人心，成为了临床医疗领域的重要方向。

总之，经过本章的分析可以知道，循证心理治疗的“长期过去”发端于心理学家对心理治疗疗效的质疑与证实，在方法论上受到了循证医学的影响，心理学研究证据的不断积累为它提供了生长的土壤，临床指南的制订将循证理念带入实际操作，临床心理学分会关于实证支持治疗概念的提出是其“短暂历史”的肇始，而循证实践阶段则是循证心理治疗的新发展。完全可以说，循证心理治疗已经成为当代心理治疗实践的主流理念，代表着当代心理治疗发展的最新方向。

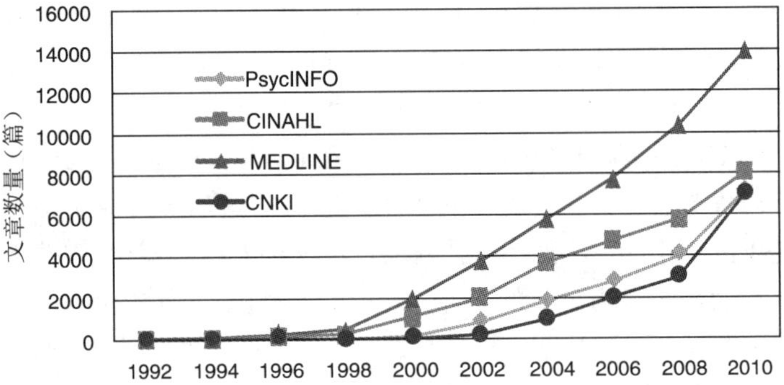

图 3.1　1992 — 2010 年以“evidence-based”（或“循证”）为题发表的文章数量

① Norsk Psykologforening. (2007). Prinsipperklaering om evidensbasert psykologisk praksis [Policy statement on evidence-based practice in psychology]. *Tidsskrift for Norsk Psykologforening*, 44, 1127-1128.

提高篇

内涵与争议

第4章 研究者及其研究证据

在医疗界，用药、诊断和治疗的根据，常常不是医学的合理性，而是经济利益、疏忽乃至谬误[①]。当医生生病的时候，他们常常拒绝服用自己开给病人的药，或者拒绝接受自己劝病人所进行的手术。医学谬误百出，以一代代不幸的人的生命为代价，才取得了今天的成就。但即使是到了当代，根据2001年希特在美国《纽约时代杂志》谈到的一个调查，当时仍只有约20%的医学实践是“基于严格的医学证据”[②]。

在心理健康领域，情况更是触目惊心。从头顶开洞、巫术驱魔，到烟熏阴道、放蛇恐吓，再到放血疗法、麦斯麦术，随处可见今天看来极不“科学”的处理方式。当弗洛伊德举起精神分析的大旗，张扬心理治疗的时候，又受到艾森克的当头棒喝，其根基都受到“毁灭性”的威胁。这激起了心理学家们的愤慨，在纷纷指责艾森克的同时，却不得不向公众证明他们一度认为“不证自明”的心理治疗的疗效。也许再没有其他学科的遭遇会如此有趣（医学再错误，也无须为自己的存在价值而斗争），心理治疗必须用直接的研究证据来证明自己存在的价值。为此，心理学家进行了大量的原始研究及元分析，终于证明了自己的疗效，却又面临管理医疗及心理药物治疗的挑战：心理治疗必须让社会大众相信它的疗效，让保险公司知道他们的钱没有白付。

心理治疗不得不再次将自己严格地建立在科学研究证据的基础之上，不仅要在研究领域进行“科学化”，还必须在实践领域实现

---

① 尤格·布莱克．无效的医疗：手术刀下的谎言和药瓶里的欺骗．穆易译．北京：北京师范大学出版社，2008.

② Hitt, J. (2001). The year in ideas: A to Z. ; Evidence-based Medicine. *The New York Times*, 2001. 09. 09.

"科学化"，不遵循科学证据的治疗就不是科学的心理治疗。循证心理治疗主张治疗者遵循研究者提供的最佳研究进行治疗，这种理念很好地迎合了时代精神，因此得到了迅速的传播。但是，什么是研究证据？证据的来源有哪些？在已有的研究证据中，哪些证据是最佳证据？判定最佳证据的标准是什么？具有最高疗效的治疗方案就是最好的治疗方案吗？循证心理治疗为解决这些问题提供了一套富有特色的理论与可操作的方法，但也引起了巨大的争议。

4.1 什么是研究证据

最佳研究证据、临床技能以及病人因素三极鼎立，构成了循证心理治疗三个最基本的方面。其中，最佳研究证据是最能体现循证心理治疗核心理念的一"极"。APA 官方文件《心理学中的循证实践》认为，最佳研究证据不仅包括在实验室情境中获得的与诊断、治疗、评估等相关的研究结论，还包括心理学及相关学科基础研究中获得的、与临床相关的结论。[①]具体说来，循证心理治疗的研究证据存在以下特色：

第一，研究证据包括基础研究（basic research）与临床研究（clinical research）。基础研究是在没有明确应用导向的情况下，对心理障碍的现象、病理机制及发展规律等问题所进行的研究，如心理病理学研究、动物实验研究等均属此类；临床研究是指将心理学的基础理论运用到临床环境中的研究，或指直接在临床环境中进行的关于心理障碍诊断、干预、预防、预后的研究，如关于精神分析的疗效研究、治疗者变量对治疗影响的研究，等等。基础研究与应用研究虽有一定程度的区别，但两者具有一些共同的根本特征：①研究的目的均是获得与创造心理学知识或理论，即使是应用研究也是为了获得应用领域的知识；②有着系统、规范的方法论基础；③研究者从事专业心理学训练，了解心理学研究领域的相关知识。

---

① APA Presidential Task Force on Evidence-based Practice. (2006). Evidence-based practice in psychology. *American Psychologist*, 61, 271-285.

循证心理治疗的证据包括这两个方面的研究证据，但主要是指临床方面的研究。基础研究获得的证据只是间接的、供治疗者参考的证据，只有能够直接指导临床诊断、治疗方面的临床研究才可能是循证心理治疗的最佳研究证据。当然，临床研究也不能与基础研究得出的结果相悖。如果一个研究有着很好的临床效果，但它明显不符合基础研究的结论，那么这个研究也不是高质量的研究证据。比如催眠的临床效果是明显的，但麦斯麦用不科学的动物磁理论来进行解释，导致它被众多的科学家所抵制。直到其经过沙科的修饰，改唱“生理学的曲子”，才被法国科学院所接受，成为临床心理治疗可以接受的方法。

第二，研究证据有临床实践直接相关与间接相关两种。在循证医学中，它们“认为直觉、不系统的临床经验及病理生理学的基本理论对于临床决策来说并不充分，它更强调对来自临床的研究证据的检验”[①]。简单地将研究划分为基础研究与临床研究两类的方法并不能满足医生临床实践的需要。因为临床研究的数量过多，有些是直接地用来解决具体的临床问题的，而另一些则是间接的临床研究，不能直接用来指导医生的治疗实践。因此，循证医学对此进行了进一步的区分，将有直接临床意义的研究从临床研究中分离出来，并提供判断这些临床研究优劣的标准，使医生们拿到这些研究就可以作为证据使用，从而节省医生的时间与精力，缩短医学研究与实践之间的距离[②]。反映到循证心理治疗中，它也将所有关注临床研究分成了两种，将直接与临床应用相关的研究证据从中分离出来，特别重视针对具体病症（如以 DSM － IV 为基础的疾病诊断与分类）的随机对照实验。这些研究证据经过批判评估后，拿来就可以应用，应用后一般能达到研究所证实的效果。

第三，研究证据的含义有广义与狭义之分。实证支持治疗所持

① Guyatt, G. H., & Rennie, D. (2002). *Users' Guides to the Medical Literature: A Manual for Evidence-based Clinical Practice*. Chicago: AMA Press, p.3.

② Trinder, L., & Reynolds, S. (2000). *Evidence-based practice: A critical appraisal*. New York: Wiley-Blackwell Publishing, pp.19-20.

的是一种狭义的研究证据观，主要把心理治疗的疗效研究当作证据，忽视其他的研究证据。循证心理治疗持的是一种广义的证据观，只要是能指导现实的心理治疗实践，所有临床相关的科学研究都可以作为证据使用：①从研究内容看，不仅关于心理障碍的治疗研究是证据，关于心理障碍的诊断、预防及预后的研究同样也是证据。②不仅心理治疗的疗效研究是证据，过程研究及关于心理治疗可推广性、实用性的研究也是证据。APA 承认多种类型的、有助于进行有效心理学实践的研究证据，如疗效、实效、成本－实效比、成本－效益比，等等[①]。③从研究的对象看，循证心理治疗的证据不仅包括针对病人病症的研究证据，也包括针对治疗者临床技能的研究（如对个案概念化、治疗规划的实证研究），还包括如何对管理者进行有效管理的研究（如心理治疗资格考试信度、效度的研究）。

第四，研究证据有多种来源。心理治疗领域的研究证据很多，针对不同的问题会有采取不同设计的研究证据。这一点在后文还会详细谈到，此处只简单罗列循证心理治疗所承认的一些类型的研究证据：①临床观察（包括个案研究），主要适用于发现新理论或对已有理论作整体的检测；②质化研究，适用于描述人们主观的生命体验；③系统的案例研究，主要适用于将其联合起来对具有同一特征的个体病人进行比较；④单一个案设计实验，主要适用于使用单一个体（或少量个体）建立变量之间的因果联系；⑤公众健康与民族志研究，主要适用于追溯心理治疗方案的有效性、实效、公众接受度，提出在特定社会环境中改变这些治疗方案以获得最大效果的途径与方法；⑥过程－结局研究，主要适用于确定病症改变的机制。⑦实效研究，主要适用于自然情境中所进行的治疗研究，用以评估治疗方案的生态学效度；⑧疗效研究，包括随机对照实验及其逻辑等价物，主要适合于检测治疗方案的疗效，在治疗干预与结局之间建立因果关系；⑨元分析，主要适合于对多个研究的结论进行定量综合。

---

① APA Presidential Task Force on Evidence-based Practice. (2006). Evidence-based practice in psychology. *American Psychologist*, 61, 271–285.

第五，各种研究证据的重要性不一样。心理治疗领域的证据来源很多，数量巨大，龙蛇混杂，治疗者一般难以跟上本领域研究的最新进展。早在1999年就有研究发现，在心理健康领域，每年有超过5 500篇相关的期刊论文需要阅读，为了完成这一任务，一个人必须平均每天读至少15篇论文。如果一个治疗者每天只看2篇论文，那两年后他将欠下10年的账，20年后，他将欠下100年的账[①]！想一想，这是多么令人恐怖的事。更何况这还是10多年前的研究，当今研究积累的速度已经远非10年前所能相比了。为了让治疗者能跟上最新研究的进展，循证心理治疗就不能把各种研究的重要性看成是均等的。将临床研究从整个研究中分离出来，再挑选出其中直接与临床相关的研究证据，还只是扫除障碍的第一步。循证心理治疗还需借鉴循证医学的经验，对所有的研究证据采取一定标准进行分级，把级别最高的证据当成最佳证据，然后让治疗者根据这些最佳的研究证据进行治疗。

4.2 证据的来源：问渠哪得清如许

在理论上，所有类型的研究均可以作为循证心理治疗使用的证据，而其中最好的证据无疑是直接面向临床治疗的大样本、多中心的随机对照实验或对这些实验所进行的元分析。但是，人们的心理障碍如此之多、如此之复杂，并不是每个问题均可以用随机对照实验来进行研究。所以，循证心理治疗承认多种研究证据的来源，并相信某些研究设计对特定的问题更为适合。下面逐一介绍循证心理治疗的几种主要的研究设计，并对其优缺点进行简要分析。

4.2.1 元分析

循证医学一直在向循证心理治疗输出它的理念与方法，但其核心方法之一——元分析，却是不折不扣地从心理学中输入的。心理

---

① Geddes, J. R., Wilczynski, N., Reynolds, S., Szatmari, P. & Streiner, D. L. (1999). Evidence-based mental health – the first year. *Evidence-based Mental Health*, 2, 3–5.

学家一直试图定量地综合某一领域众多的独立研究，以形成一个具有指导意义的综合结论。最后他们找到了这样一种方法，并将其定名为元分析，成为了心理学家用来对已有同类研究结论进行评价、分析与整合，以获得定量的、普遍的、综合性结论的典型方法。

在心理治疗领域，元分析曾被大量地运用于综合各种心理治疗研究，以证明心理治疗是否有效。除了前文提到的史密斯和格拉斯（Smith & Glass, 1977）的研究（有人宣称这是第一篇元分析）[①]及史密斯（Smith, 1982）[②]所进行的元分析外，还有许多类似的元分析研究。比如，沙迪什、拉格斯代尔、格拉泽和蒙哥马利（Shadish，Ragsdale，Glaser，& Mongomery，1995）根据163项关于家庭治疗的研究所作的元分析，结果发现接受家庭治疗比无治疗的控制组效果显著，2/3的可能性好于不治疗，也明显好于药物、手术、药理学治疗的效果[③]。邓恩和施韦贝尔（Dunn & Schwebel，1995）检验了15项公开发表的研究，发现行为婚姻治疗、认知行为婚姻治疗、领悟婚姻治疗在配偶行为的改变和婚姻关系的整体评估上大大好于没有治疗[④]。童辉杰等对20年来我国心理治疗联合药物治疗的现状与效果进行了元分析，搜集了20年来有关心理治疗的文献，结果表明：20年来在我国的心理治疗中，总的来说联合治疗较单纯的药物治疗效果要好，且达到显著水平[⑤]。

元分析有很多优点：①元分析的出现使定量综合各种研究成为可能。在元分析出现之前，即使是最优秀的综述，也只是对同类研究进行定性的描述，不能得出定量的结果。②降低了人们对单个

---

① Smith, M. L., & Glass, G. V. (1977). Meta-analysis of psychotherapy outcome studies. *American Psychologist*, 32, 752–760.

② Smith, M. L. (1982). What research says about the effectiveness of psychotherapy. *Hospital and Community Psychiatry*, 33(6) :457–461.

③ Shadish, W. R., Ragsdale, K., Glaser, R. R., & Mongomery. (1995). The efficacy and effectiveness of marital and family rherapy: A perspective from meta-analysis. *Journal of Marital and Family Therapy*, 21, 345–360.

④ Dunn, R. L., Schwebel, A. I. (1995). Meta-analysis of marital therapy outcome research. *Journal of Family Psychoogy*, 9, 58–68.

⑤ 童辉杰编 . 常见心理障碍评估与治疗手册 . 上海：上海教育出版社 , 2007: 10–11.

研究的某一显著性水平（如 $p<0.05$）的绝对依赖，使 $p>0.05$（如 $P<0.06$）的研究也被纳入“有价值的研究”。当然，其缺点也很多，夏普（Sharpe, 1997）指出了元分析的最主要的三个缺陷：①把不同质的研究混淆在一起进行综合；②不能排除出版偏倚；③这些研究中可能包括质量不高的研究[①]。

4.2.2 随机对照实验

随机对照实验（randomized controlled trials, RCT），在心理治疗领域也经常被称为随机临床实验（randomized clinical trials，RCT），是循证医学与循证心理治疗最重要的证据来源。它在严格控制的实验室情境中使用大量的样本，并将其随机分派到实验组与控制组，控制实验的无关变量。如果实验组病人病情有显著的改善，那么治疗的效果就可以归因于成功的治疗模式，这样分离出来的治疗模式就可以进行标准化或推广。一般而言，RCT 主要有四种控制组的设置方式：①不进行治疗（或等待）组；②安慰剂组；③其他治疗组（如其他心理治疗方案或药物治疗）；④多种治疗组，如同时安排药物治疗组、安慰剂组、心理治疗加药物组以及心理治疗加安慰剂组[②]。

使用 RCT 方法时，一般要注意以下问题，以保证 RCT 不被错误操作：①被试分组随机化，任何不用随机化分组方法进行治疗分配的研究，都可能表现出比随机分组研究更大（常常是假阳性）的疗效；②分析时应包括所有进入实验的病人，做到这一点需保证随访的完整性和按随机化分组进行分析；③盲法原则是避免医患所有偏倚的最好办法；④各治疗组在治疗开始时应具备可比性；⑤除所考核的治疗外，各组病人的其他治疗措施应当相同[③]。

---

① Sharpe, D. (1997). Of apples and oranges, file drawers and garbage: Why validity issues in meta–analysis will not go away. *Clinical Psychology Review*, 17, 881–901.

② Chambless, D. L., & Hollon, S. D. (1998). Defining empirically supported therapies. *Journal of Consulting and Clinical Psychology*, 66(1), 7–18.

③ 《华夏医药》编辑委员会 . 循证医学：医学发展新纪元 . 天津：天津科学技术出版社 , 2001: 4.

1993年，临床心理学分会提出实证支持治疗的概念，效仿美国食物与药物管理署（Food and Drug Administration，FDA）的做法，开始运用RCT方法来证明心理治疗的有效性[①]。从此，RCT在循证心理治疗中得到更广泛的应用，成为循证心理治疗最重要的证据来源与最佳证据的"金标准"。这甚至在某些"外行"中造成一种误解，认为RCT就是循证心理治疗，两者是可以互换的概念。因此，当EST遭到广泛质疑时，RCT便首当其冲地受到打击。有人把对EST的不满发泄在RCT身上，也有人把对RCT的不满当成抵制循证心理治疗的最重要理由。

但是，RCT实质上只是众多科学方法中的一种，它本身并不具有价值意蕴。每一种方法都有自己适合应用的边界，运用得当，它可以得出合适、有效的研究结论；对它进行过分的"神化"，或对其结论作出过度的解释，就会出现"科学的谬误"。但总体说来，RCT不失为一种好方法，它有以下优点：①随机化的分组方法，使实验组与控制组在各方面尽可能地一致，因而消除、控制与平衡了各种偏倚，使实验有着很高的内部效度。②在一定样本量的基础上，通过RCT，研究者可以得出自变量与因变量之间的因果联系。③RCT可以广泛地应用于心理治疗的诊断、干预、结局评估、过程机制等方面的研究。

但是，RCT本身也有许多不足，有关RCT的批评在后文还会详细谈到，此处只作简略介绍。①如果RCT很多，而又相互矛盾，怎么解释这些差异？②样本的代表性较差。在选择样本时，RCT一般难以真正做到在不同的人种、民族、文化、年龄的病人中随机进行选择。而且RCT选择样本时一般有着严格的纳入标准，经常会剔除大量的极端样本（在数据处理阶段还会剔除一些极端数据），使得样本对真实情境中的病人的代表性降低。③随访时间受限制。④某些研究由于伦理学原因不能进行RCT，如有些急症患

---

① Westen, D., Novotny, C. M, & Thompson-Brenner, H. (2005). EBP ≠ EST: Reply to Crits-Christoph et al. (2005) and Weisz et al. (2005). *Psychological Bulletin*, 131(3), 427-433.

者，不可能让其等待研究或进行安慰剂治疗。⑤较高的统计显著性（statistical significance），并不等于较高的临床显著性（clinical significance）。也就是说，RCT 的结果具有较高的内部效度，但它的结论只是对接近“平均化”的病人有效，对极端病人（或具有共病的病人）效果较差，因此外部效度较高。⑥真正大规模的 RCT 执行起来耗时长、花费大。

4.2.3 单一个案设计实验

使用单一个案设计实验（single-case design research；亦称单一被试设计研究 single-participant design research， S－P）的重要代表人物是斯金纳，他认为“全面地了解单一个体的行为，比对一组人进行少量的观察，然后提出‘平均化’的反应好得多”[①]。所谓单一个案设计实验是指使用少量被试（甚至可以是一个），在一段时间内重复测量被试的行为，有计划地介入或撤消治疗，在个体治疗前的基线水平与不断重复的治疗后的行为水平对比的基础上，对治疗效果进行评估[②]。它也是循证心理治疗经常使用、级别较高的研究证据来源之一。

具体说来，单一个案设计实验主要有以下几种方法。① ABAB 设计。最简单的设计是只进行 AB 设计（也叫简单基线设计，simple baseline design），在治疗前对被试的行为进行多次测量，建立基线水平，然后给予治疗，再重复测量被试治疗后的行为水平。如果在给予治疗后，行为水平与基线水平差异显著，则表明此行为水平的变化是治疗所引起的。ABAB 设计（也叫反转设计，reversal design）是在治疗过程中，不断地进行“提供治疗－消除治疗－提供治疗”循环，重复测量基线水平与治疗后水平，以确定治疗是否

① Durand, V. M., & Barlow, D. H. 异常心理学基础 . 张宁译 . 西安 : 陕西师范大学出版社 , 2005: 106.

② Norcross, J. C., Hogan, T. P., & Koocher, G. P. (2007). *Clinician' s guide to evidence-based practices: Mental health and the addictions*. New York: Oxford University Press, p.65.

存在疗效。②多基线设计（multiple baseline design）。在设计中对被试行为设置多个基线与治疗处理（这些行为可以是同一个被试的多种行为、多个被试的同一行为、同一被试在多种情境中的同一行为），再考察治疗水平与基线水平的差异，以确定行为的改变是否由治疗所导致。

单一个案设计实验具有很多优点：①可以在符合伦理原则的前提下（不必让对照组等待或使用疗效可能更差的其他治疗），像RCT一样建立因果关系；②减少了被试的数量，是某些难以找到被试或难以随机分配被试的实验的补充；③特别适合于治疗方法的疗效研究，EST所列判定证据级别的标准中，就包括着单一个案设计实验所获得的研究证据；④可以在不撤除治疗的情况下，对治疗方法的成分进行研究；⑤它与个案研究一样，涉及的样本量少，观察深入，但它在内部效度的控制及减少混淆变量等方面比个案研究要好。

但是，单一个案设计也有着突出的缺点：①它的外部效度较低。由于它所研究的样本只有一个或少数几个病人，虽然得出的研究结论是因果关系，但难以推广到其他的群体或个人[①]。②它能够很好地测量一个变量（即主效应），比如某一个行为在有治疗或没有治疗之间的改变。但它难以研究多种治疗方式与个体变量之间的交互作用。③有关基线水平测量的稳定性也存在问题。最理想的基线水平是稳定的，但如果在测量基线水平时变量变化的标准差过大，就会影响到研究结果的解释[②]。

4.2.4 质化研究

质化研究最先兴起于社会科学领域，在心理学中也有着悠久的历史。冯特的《民族心理学》、格式塔学派的现象学、弗洛伊德的

---

① 罗玫，熊宁宁，汪秀琴，邹建东，蒋萌，刘芳等．临床医生的个案研究设计．中国临床药理学与治疗学，2004, 9: 1077–1080.

② Shaughnessy, J. J., Zechmeister, E. B., & Zechmeister, J. S. 心理学研究方法（第六版）．北京：人民邮电出版社，2006: 313–315.

精神分析、勒温的行动研究、知觉的生态学研究等，均与质化研究有着密切的关联。但心理学中质化研究得到真正的广泛关注还是近几年的事，一时之间，支持者们甚至把质化研究当成了心理学中可以与量化研究“平起平坐”的新的研究“范式”，认为质化研究的出现是一种“地壳的巨变”①。

但是，质化研究不是一种研究方法，而是多个研究方法的聚合体②。国内的陈向明把其定义为“以研究者本人为研究工具、在自然情境下采用多种资料收集方法对社会现象进行整体性探究、使用归纳法分析资料和形成理论、通过与研究对象互动对其行为和意义建构获得解释性理解的一种活动”③。国外学者费舍尔认为“质化的心理学研究探讨的是性质，即人的经验和行动的独特的、本质的特征。质化研究是一种反思性的、解释的和描述性的努力。它从特定情景中的参与者的角度来理解和描绘人的经验和行为”④。质化研究与量化研究在哲学基础、研究目的、产生与呈现理论的方式、具体的研究方法等方面都有着明显的区别甚至对立。

与量化研究相比，质化研究尤其适合研究临床实践⑤。这主要是基于以下几方面的原因：①崇尚自然情境主义，研究结论贴近实践的具体情境；②积极关注实践的进程，在研究过程中产生理论；③用语言而不是数字来描述心理现象；④研究的目标不是获得实践的普适规律，其结论主要通过读者的理解而“迁移”；⑤强调研究者与研究对象的互动⑥。当然，量化研究也关注实践，在实践领域的研究中也作出了大量成果，极大地促进了心理学的实践。但是，

① O’Neill, P. (2002). Tectonic change: The qualitative paradigm in psychology. *Canadian Psychology*, 43(3), 190–194.

② Hanley － Maxwell, C. (2007). Qualitative research in Rehabilitation counseling. *Rehabilitation Counseling Bulletin*, 50(2), 99–110.

③ 陈向明 . 教师为什么要做“质的研究”. 广东教育 , 2002, Z2: 42–43.

④ Fischer, C. (2006). *Qualitative research methods for psychologists*. New York: Academic Press, p.xvi.

⑤ Sliverstein, L. B., Auerbach, C. F., & Levant, R. F. (2006). Using qualitative research to strengthen clinical practice. *Professional Psychology: Research and Prcatice*, 37(4), 351–358.

⑥ 杨文登 . 质化研究与循证实践 : 心理学中研究与实践的关联及互动 . 南京师大学报 (社会科学版), 2008, 54(4): 97–102.

相比较而言，质化研究更适合研究实践领域的问题，实践者也更容易接受并运用质化研究的结论。可以说，质化研究在研究领域为研究与实践之间架设了一座良性互动的桥梁：①质化研究使治疗者在实践过程中进行研究成为可能；②研究者的“局内人”身份，可使其获得病人更深入的观察与更多的同情式理解；③质化研究特别适合进行探索性研究，用于“产生”理论而不是“检验”理论；④质化研究获得的知识是具体情境性的，可直接应用于相似情境中的病人；⑤质化研究呈现研究结论时更为常识化，更能被普通治疗者所读懂。

但质化研究始终只是量化研究的补充，并不能代替量化研究[①]。它的很多相对于量化研究的优点同时也是缺点：①研究者的“局内人”身份，可能影响研究结论的客观性；②质化研究对变量的控制不严格，获得的结论不是普遍的因果关系；③将质化研究结论进行推广时，必须加入治疗者本人的“理解”与“翻译”，否则研究结论难以“迁移”到其他情境中。

4.2.5 个案研究

个案研究（case study）是心理治疗领域经常使用的一种传统研究方式，是集中研究一个或更多个体所表现出来的行为模式的方法[②]。具体说来，个案研究是研究者针对某一病人个体或小组，收集尽可能多的信息，对病人独特的个体病史、家庭情况、受教育程度、工作经验、文化背景、经济状况等资料进行详细的搜集、分类与整理，然后在治疗个案中应用或检验某一治疗理论，获得有关个体治疗的数据。个案研究在心理学史上曾经有很重要的地位。例如：弗洛伊德关于安娜的研究，促进了自由联想技术的发展；皮亚杰利用个案研究，提出了发生认识论的阶段说；华生对小阿尔伯特进行

① 叶浩生．科学心理学、常识心理学与质化研究．南京师大学报(社会科学版), 2008, 54(4): 85–91.

② Kazdin, A. E. (1981). Drawing valid inferences from case studies. *Journal of Consulting and Clinical Psychology*, 51(4), 504–510.

的研究，成为了情绪研究史上的经典。

个案研究有许多优点：①能够为实践者利用研究结论提供更加详细、具体的知识；②适合研究复杂理论及高度情境化的材料，多个个案研究能从不同的侧面认识同一个理论；③能对一些难以遇到的样本病人（或在伦理上无法进行对比研究的病人）进行研究；④不只是专门从事研究的研究者可以进行个案研究，传统意义上研究的“消费者”——实践者——也能进行个案研究；⑤能在整体上同时从多个细节部分验证理论，而不像假设－检验的实验研究一样一次只能验证大理论的一个部分；⑥不仅能从整体上验证理论，还可以修正理论，甚至在个案研究材料的基础上提出新理论。目前，已经有很多美国的心理学杂志开始发表个案研究的成果，如 *Clinical Case Studies, Pragmatic Case Studies in Psychotherapy, Journal of Clinical Psychology, In Session* 等。

但是，个案研究的缺陷与它的优势一样明显：①难以像实验研究一样获得去情境化的、普遍的知识；②降低了内部效度，结论的可靠性遭到质疑；③个案研究样本的代表性低，在收集资料的过程中，或对资料进行分析时，均难以避免主观的偏见，其研究结论的呈现缺乏标准化的语言，不符合当代实验心理学的规范。所以，在当今越来越重视实验研究的心理治疗研究领域，个案研究越来越少，已经逐渐被 N=1 设计（被试为 1 的实验设计）、单一个案设计实验及新兴的质化研究所取代。

在循证心理治疗中，这些研究方法所获得的证据均可作为最佳研究证据的来源。但是，这些研究方法获得的证据级别是不一样的。尤其是在 EST 阶段，元分析及随机对照实验所获得的证据级别最高，单一个案设计实验、相关研究、质化研究所获得的证据级别要低一些，个案研究、专家经验及治疗者的个人经验所获得证据的级别最低。

4.3 证据的标准化：没有规矩，不成方圆

在循证心理治疗出现之前，治疗者并非完全没有遵循证据进行

治疗。大多数情况下，他们总在遵循自己认为最佳的证据进行治疗。但问题是，一般治疗者总受制于自己的理论取向，喜欢寻找有利于证实自己方法的证据，而忽视已经证明具有更好疗效的其他方法的证据。同样，在循证心理治疗出现之前，研究者也并非没有创建研究证据，但研究者创建的证据很多，质量也良莠不齐，有些研究结论之间甚至相互矛盾。缺乏批判评价的研究证据泛滥成灾，治疗者完全可以从中各取所需、“自我实现”。循证心理治疗的诞生，形成了评价研究证据的方法，将找到的最佳研究证据进行标准化，以在线数据库、治疗手册、实践指南等的形式传播给治疗者，为治疗者遵循客观、公正的最佳证据进行治疗提供了便捷的途径，为朴素的“遵循证据进行治疗”提供了具体的实施步骤。因此，将研究证据进行标准化，是保证循证心理治疗顺利进行的一个重要环节。具体说来，它主要包括治疗手册与实践指南两种形式，前者将研究证据提供的治疗方案标准化，使不同的治疗者可以按大致相同的程序进行心理治疗；后者遵循研究证据，将整个心理治疗实践作为一种职业行为进行标准化，为心理治疗从业人员进行最佳实践提供参考指南。

4.3.1 治疗手册：像疗法创始人一样治疗

在心理治疗研究中，为了证实某种心理治疗方法的疗效，必须尽量排除治疗者、治疗关系及其他因素所带来的变化，以确保病人行为的改变是由心理治疗所引起的。但是，针对如此多的样本病人，在研究中必须使用众多不同的治疗者，该怎样来保证众多不同的治疗者在提供同一种治疗方法呢（即使是同一个治疗者，前后提供的治疗也可能不一样）？用心理治疗的专业术语来说，如何保证治疗者在进行治疗时有着较高的“治疗执行率”（treatment fidelity，亦可直译为“治疗保真度”，是指治疗实际上被执行的程度，也指治疗者在进行治疗时忠于治疗手册的程度）[1]？

为了解决上述问题，心理学家开始将所要研究心理治疗的方法标准化，以统一、可操作的手册形式体现出来，供实验中的治疗者遵照使用。治疗手册（treatment manual）就是在这种背景下发展、演化而来的。它的结构清晰，内容详细，操作性强，对每一次会谈的内容、进度都有明晰的规定，一步一步清晰地将治疗过程表现出来，实验中的治疗者能够遵照它进行标准化操作。在实验结束后，如果这种治疗方法的疗效被证明确实很好，则这些治疗手册可能成为这种疗法操作的标准化程序，在临床心理学领域进行广泛的传播与推广。

治疗手册的形式多种多样，既有高度结构化的针对每次会谈都有详细描述的治疗手册，也有可供治疗者针对具体病人灵活使用的、概要式的治疗手册。尽管形式各异，但它们均试图尽量为治疗的顺利进行提供最详尽的描述，使手册使用者尽可能在实践中“复制”出它所描述的治疗方案。从历史发展看，早期的治疗手册是高度结构化的，特别强调治疗的技术，忽视治疗关系，导致了大量的批评。到后来，治疗手册大都是概要式的，更加灵活与宽松，认为在治疗手册之外，治疗者本身也可以作为治疗过程中灵活的、富有创造性的成分。

循证心理治疗一直非常重视治疗手册的制作与传播。1993 年有关 EST 的文件出台以后，为了确保被列入 EST“制定完善治疗”的治疗方案能得到最广泛的分发与传播，临床心理学分会于 1995 年成立了心理干预专业工作组（Task Force on Psychological Interventions）。向所有 EST 清单上“制定完善治疗”的创造者（或最杰出的代表人物）索要相关的治疗手册，登记这些治疗最经典的书籍、培训地点及电话等信息（以确保有意于参加培训的治疗者都能找到相关的培训机构），并最后将这些信息整理成一个文件进行发布，

① LeCroy, C. W. (Eds.). (2008). *Handbook of evidence-based treatment manuals for children and adolescents* (2nd ed.). New York: Oxford University Press, pp.3–4.

发表在 1995 年《临床心理学家》第 4 期[1]。此后，这个工作组又根据钱布利等在 1996 年、1998 年发表的两个更新文件，对原始文件进行同步更新，在 1998 年推出一个新的修订版文件。

上述两个文件都认为治疗手册是为治疗者复制治疗过程而提供详细信息的书籍或材料。最理想的情况是，通过治疗手册，治疗者能像这种治疗方法的创始者一样地理解并使用治疗。为此，它们参照 EST“制订完善治疗”的清单，分别列出了暴食症、慢性头痛、抑郁症、焦虑症等部分心理障碍的治疗手册名单及训练项目。比如，在治疗抑郁症方面，它们就指定了两个具体的治疗手册，一个是由柏克等提出的认知治疗手册[2]，另一个是由克莱曼等制订的人际关系治疗手册[3]。

当前，西方临床心理学界出版大量冠以“循证”之名的心理治疗书籍（如临床心理学协会出版的 30 卷本大型丛书《心理治疗进展：循证实践》）。其中大部分都是针对具体的病症，以手册的形式呈现出来，供各个不同的治疗者使用的。“研究者需要将治疗标准化，以确保它能得到一致的应用。治疗手册就是完成这一目标的工具。……治疗手册已经成为了它所描述的治疗方式的定义。”[4]

4.3.2 指南：像顶尖治疗者一样行为规范

4.3.2.1 什么是指南

循证心理治疗要大力推广它所认可的治疗理论与方法，就不得不教育、规范治疗者的治疗及相关从业人员的行为。治疗手册的出现提高了治疗者的治疗执行率，保证了各个治疗者提供治疗方法的

---

① Sanderson, W. C., & Woody, S. R. (1995). Manuals for Empirically Validated Treatments: A Project of the Task Force on Psychological Interventions. *The Clinical Psychologist*, 48(4), 7–11.

② Beck, A. T., Rush, A. J., Shaw, B. F., & Emery, G. (1979). *Cognitive therapy of depression*. New York: Guilford.

③ Klerman, G. L., Weissman, M. M., Rounsaville, B. J., & Chevron, E. S. (1984). *Interpersonal psychotherapy of depression*. New York: Basic Books.

④ LeCroy, C. W. (Eds.). (2008). *Handbook of evidence-based treatment manuals for children and adolescents* (2nd ed.). New York: Oxford University Press, pp.3–4.

一致性。但这只是治疗标准化过程的“冰山一角”，心理障碍的诊断、预防、预后需要标准化，心理治疗者的伦理道德、职业行为等同样需要规范。于是，几乎在治疗手册出现的同时甚至更早，有关心理治疗的大量指南（guideline）就已经出现了。

在APA政策中，指南是指建议与推荐心理学家进行某种具体的职业行为（professional behavior）、努力（endeavor）及其他行为（conduct）的一组陈述（American Psychological Association，2002）[①]。它与“标准”（standard）不同，标准是命令式的，往往有强制执行的相关机构。指南不带有强制意义，它只按一定的强度推荐给治疗者，具体的决策还是由治疗者与病人共同作出。

指南分为两种，一种是实践指南（practice guideline），它主要提供治疗者职业行为方面的建议，为心理学实践领域所关注的具体议题提供参考意见。比如APA颁发的关于治疗同性恋、双性恋、少数民族病人的指南，就属此类。另一种是治疗指南（treatment guideline），主要提供针对临床治疗的具体意见，它一般是基于特定的病症（如物质滥用、抑郁症等），提供具体环境下的特殊的治疗方法。

1. 实践指南。实践指南与一般的文件不一样，有着比较明显的特点。美国医学会（American Medical Association， AMA） 与美国医学研究所（IOM）等从医学的角度指出了高质量实践指南的特征。具体说来，AMA认为实践指南主要具有以下特征：①由治疗者组织及其相关组织制订；②明确描述制订指南的过程及其所使用的方法论；③协助治疗者与病人在具体的临床情境中作出正确的临床决策；④基于当前的专业知识，并在规定的时间间隔内重新进行评估或修订；⑤广泛地进行传播。IOM确定了高质量实践指南的标准：①良好的效果，基于强有力的证据、专家判断、卫生评估及与其他治疗方式的成本－结局比较；②良好的信息与可重复性；③良好的临床适用性与灵活性；④清晰性；⑤是否进行跨学科的关注；

① American Psychological Association. (2002). Criteria for evaluating treatment guidelines. *American Psychologist*, 57, 1052-1059.

⑥定期修订；⑦良好的文档编制[①]。

在医学实践指南的基础上，美国心理学会也指出了心理学实践指南的具体特征：①尊重人权；②有制订的必要；③对适用范围有明确的界定；④避免偏见；⑤对心理学家、公众或其他相关机构有教育意义；⑥内容具有一致性；⑦有可靠的知识基础；⑧具有可行性；⑨避免命令式的语言；⑩清晰；⑪与其他政策性文件兼容，等等[②]。APA 的实践指南一般有着相对固定的结构，主要包括简介、目的、区分标准与指南申明、目标用户、定义、需求评估、兼容性、指南的发展过程（含指南制订者、财政赞助申明、选择材料的标准），以及实践指南的具体陈述，等等。

发展实践指南一般有三种理由：①法律、规范等原因。当法律、法院判决与判例法及相应管理系统的规范发生矛盾时，或在法律中没有规定、规定不明确甚至有冲突的地方时，心理学应制订指南，清楚地告知心理学家哪些实践行为是被认可并值得推荐的。②公众利益。如改善服务质量，避免治疗伤害，体现移民、医疗资源不足的人员（如住在边远地区者、无家可归者）及弱势群体（如少数民族、老年人、残疾人、艾滋病患者）的需求，制订指南以帮助心理学家符合公共政策（如预防学校暴力、提供学生的积极行为）的意愿，等等。③专业指导。如新的治疗技术出现、其他学科领域有重大突破、理论或科学层面有重大进展、在专业风险管理方面出现重大问题，等等，在这些时刻都有必要增加新的实践指南[③]。

2．治疗指南。治疗指南通常是基于 ICD － 10 或 DSM － IV 等疾病分类标准，以具体的病症为基础，为治疗这些疾病提供具体的建议。它的主要目标是教育治疗者或整个心理治疗领域（含心理治疗组织机构的管理者及第三方付款机构等）的参与者，让他们参考

① APA Practice Guideline. (2009). Appendix: Practice Guideline Development Process. Retrieved November 10, 2009, from http://www. psychiatryonline. com/content. aspx?aID=58560.

② American Psychological Association. (2002). Criteria for practice guideline development and evaluation. *American Psychologist*, 57, 1048–1051.

③ American Psychological Association. (2005). Determination and Documentation of the Need for Practice Guidelines. *American Psychologist*, 60, 976–978.

指南的知识并将指南应用于现实的治疗实践，尽可能为病人提供更为有效的治疗。

治疗指南与治疗手册有着千丝万缕的联系。两者有许多的相同点：它们都基于特殊的病症，都是为了提高治疗的效果，主要的使用对象都是治疗者，都不是强制执行，都为心理治疗的标准化作出了贡献。但两者也有一定的区别：①治疗手册一般是针对具体病症的某种治疗方法的“使用说明”，治疗指南则是具体病症的所有治疗者或治疗方法都可参考的原则或建议；②治疗手册一般是关于治疗方法执行程序的具体描述，治疗指南一般是要求所有治疗者在治疗过程中都要注意的普遍原则；③治疗手册起源于研究者所进行的疗效研究，最初的目标是服务于研究；治疗指南起源于心理学家对治疗标准化的努力，最初的目标就是直接服务于治疗者及病人。

4.3.2.2 指南的发展历史

在心理治疗中出现“循证”一词之前，甚至是在循证医学出现之前，心理学中就已经出现了大量的以 DSM － IV 为基础的、针对具体病症制订的大量治疗指南。1993年，美国健康政策与研究署（The Agency for Health Care Policy and Research， AHCPR，现更名为医疗保健研究和质量局 The Agency for Healthcare Research and Quality，AHRQ）成立了抑郁症治疗指南工作组，发布了《抑郁症诊断与检测》[①]、《重度抑郁症的治疗》[②]二个小册子。并在此基础上，编成了给治疗者使用的《治疗者快速参考指南》[③]及教育公众的《抑

① Depression Guideline Panel. (1993). Depression in primary care: Vol. 1.Diagnosis and detection (Clinical Practice Guideline No. 5, AHCPR Publication No. 93-0550). Rockville, MD: U. S. Department of Health and Human Services, U. S. Public Health Service, Agency for Health Care Policy and Research.

② Depression Guideline Panel. (1993). Depression in primary care: Vol. 2.Treatment of major depression (Clinical Practice Guideline No. 5, AHCPR Publication No. 93-0551). Rockville, MD: U. S. Department of Health and Human Services, U. S. Public Health Service, Agency for Health Care Policy and Research.

③ Depression Guideline Panel. (1993). Depression in primary care: Detection, diagnosis, and treatment: Quick reference guide for clinicians (Clinical Practice Guideline No. 5, AHCPR Publication No. 93-0552). Rockville, MD: U. S. Department of Health and Human Services, U. S. Public Health Service, Agency for Health Care Policy and Research.

郁症是可治疗的疾病：病人指南》[①]。

AHCPR 隶属于美国卫生署和人类服务部，是一家一直致力于提高美国医疗健康服务的质量、安全性、效率及效果的研究机构，颁布了大量的指南，在整个医疗系统有着很大的影响力。它关于抑郁症治疗指南的颁布，立即引起了心理学界的重视，《美国心理学家》等杂志对此进行专门的介绍与评论，认为这些指南首次由医疗界权威的指南制定机构发布，代表了心理病症也可以像生理病症一样颁布指南、进行标准化治疗，这对心理治疗领域有很强的借鉴意义。但是，它毕竟是一个医疗研究机构，主要以医学模式为标准，所颁发指南的对象主要是初级护理的医生。因此，它所提供的治疗方法也主要以药物治疗为主，忽视了心理治疗的作用，使它在心理学界遭到了广泛的批评。

美国精神病学协会（American Psychiatric Association， APA）也是最早制订有关心理障碍实践指南的组织之一。它认为指南的发展是“循证精神病学”发展的一个重要步骤。在 APA 看来，实践指南是以标准格式发表的体现治疗策略的文件，它协助治疗者和病人在具体的临床情境中作出最恰当的决定，最终目的是帮助治疗者很好地治疗病人[②]。该协会从 20 世纪 90 年代初开始，选择已有大量相关研究及前期工作的、最为流行或最严重的心理疾病，制定了大量指南。比如，早在 1993 年，它就制定了一个有关重度抑郁症的心理治疗指南[③]。此后很长一段时间内，APA 坚持每年都出台一个治

---

① Depression Guideline Panel. (1993). Depression is a treatable illness: A patient’s guide (Clinical Practice Guideline No. 5, AHCPR Publication No. 93-0553). Rockville, MD: U. S. Department of Health and Human Services, U. S. Public Health Service, Agency for Health Care Policy and Research.

② APA Practice Guideline. (2009). Appendix: Practice Guideline Development Process. Retrieved November 10, 2009, from http://www. psychiatryonline. com/content. aspx?aID=58560.

③ American Psychiatric Association. (1993). Practice Guidelines for the Treatment of Major Depressive Disorder in Adults. *American Journal of Psychiatry*, 150(Suppl. 4), 1-26.

疗指南，内容涉及双相型障碍[①]、物质滥用障碍[②]、尼古丁依赖[③]及精神分裂症[④]，等等。

APA的上述指南大都有着相同的格式，一般分为五个部分：①治疗建议，包括怎样使用这些建议、怎样形成与实施治疗计划，及可能影响治疗计划的具体因素；②相关的背景信息及证据综述，包括病症定义、流行病学、疾病自然史（natural history）及有效证据的综述与合成；③未来的研究需要；④提交评论的个体与组织；⑤指南的参考文献。而且，这些指南全部由专门的研究者与治疗者组织完成，向治疗者分级推荐。推荐强度分为七级，供治疗者自己选用：①随机、双盲临床实验，包括随机对照实验；②没有达到随机标准的临床实验；③群组研究或纵向研究（Cohort or longitudinal study）；④有控制组的研究；⑤对二次数据分析的综述，即对现存数据的结构性分析评论；⑥定性而非定量的综述；⑦其他，如个案研究等。总体而言，美国精神病学协会的这组治疗指南比AHPCR的指南采用了更多的心理治疗方案，治疗者拥有更多的自由，在心理治疗领域也受到了更为正面的评价。

有趣的是，美国心理学会并没有给出具体的治疗指南，而是针对具体的实践问题发表了一系列指导性的实践指南。这些文件主要包括《对不同民族、语言、文化的病人进行心理治疗的治疗者指南》[⑤]、《记录保持指南》[⑥]、《有关儿童保护事项的心理评估指南》[⑦]、《对

① American Psychiatric Association. (1994). Practice Guideline for the Treatment of Patients With Bipolar Disorder. *American Journal of Psychiatry*, 151(Suppl. 12), 1–36.

② American Psychiatric Association. (1995). Practice Guideline for the Treatment of Patients With Substance Use Disorders: Alcohol, Cocaine, Opioids. *American Journal of Psychiatry*, 152(Suppl. 11), 1– 59.

③ American Psychiatric Association. (1996). Practice Guideline for the Treatment of Patients With Nicotine Dependence. *American Journal of Psychiatry*, 153(Suppl. 10), 1–31.

④ American Psychiatric Association. (1997). Practice Guideline for the Treatment of Patients With Schizophrenia. *American Journal of psychiatry*, 154(Suppl. 4), 1–63.

⑤ American Psychological Association. (1993). Guidelines for providers of psychological services to ethnic, linguistic, and culturally diverse populations. *American Psychologist*, 48, 45–48.

⑥ American Psychological Association. (1993). Record keeping guidelines. *American Psychologist*, 48, 984–986.

⑦ American Psychological Association. (1999). Guidelines for psychological evaluations in child protection matters. *American Psychologist*, 54, 586–593.

残疾者、同性恋及双性恋病人的心理治疗指南》[1]、《评估治疗指南的标准》[2]、《发展与评估实践指南的标准》[3]、《关于心理学工作者的多元文化教育、训练、研究、实践及有组织的改变的指南》[4]、《对老年人的心理治疗指南》[5]、《关于实践指南需求的决策文件》[6]、《对女童与妇女的心理治疗指南》[7]，《咨询与组织咨询心理学博士与博士后层次的教育与培训指南》[8]，等等。这些指南是循证心理治疗的重要组成部分，在后文还会多次谈到，这里就不再展开。

4.3.2.3 相关误解的澄清

心理学领域的指南越来越全面、越来越细化，已经大幅改善了心理治疗的质量，成为了循证心理治疗的一个重要组成部分。今天，如果治疗者没有很好地遵照与执行指南，他们就有可能被病人认为玩忽职守，医疗纠纷也随之增多。当然，如果治疗者很好地践行了指南，指南同样会保护治疗者，使他们免予起诉，或在各种法律诉讼中处于不败之地[9]。指南的作用已经得到了大众的认可，但很多民众，甚至包括一些心理治疗的专业人员，对指南还存在着一定误解。下面罗列几种常见的误解，并作简单的澄清：

---

① American Psychological Association. (2000). Guidelines for psychotherapy with lesbian, gay, and bisexual clients. *American Psychologist*, 55, 1440–1451.

② American Psychological Association. (2002). Criteria for practice guideline development and evaluation. *American Psychologist*, 57, 1048–1051.

③ American Psychological Association. (2002). Criteria for evaluating treatment guidelines. *American Psychologist*, 57, 1052–1059.

④ American Psychological Association. (2003). Guidelines on multicultural education, training, research, practice, and organizational change for Psychologists. *American Psychologist*, 58, 377–402.

⑤ American Psychological Association. (2004). Guidelines for psychological practice with older adults. *American Psychologist*, 59, 236–260.

⑥ American Psychological Association. (2005). Determination and documentation of the need for practice guidelines. *American Psychologist*, 60, 976–978.

⑦ American Psychological Association. (2007). Guidelines for psychological practice with girls and women. *American Psychologist*, 62, 949–979.

⑧ American Psychological Association. (2007). Guidelines for education and training at the doctoral and postdoctoral levels in consulting psychology/organizational consulting psychology. *American Psychologist*, 62, 980–992.

⑨ Sanderson, W. C. (2003). Why empirically supported psychological treatments are important. *Behavior Modification*, 27(3), 290–299.

误解1：指南过于机械，会损害到治疗者的自由

澄清：这种观点在部分治疗者中还有一定市场。他们认为指南是固化的、僵硬的，在治疗实践的过程中，这些条条框框会阻碍治疗者创造性地解决问题，成为桎梏治疗者自由的“枷锁”。但事实上，好的治疗指南从来不是强制性的，它只提供倾向性的建议。治疗者完全可以依照自己的临床经验，结合病人的主观意愿，在借鉴与参考指南的基础上，灵活地作出自己的实践决策。

误解2：治疗指南会显著减少治疗的费用

澄清：治疗指南的颁发是很慎重的，一般会经历长时间的研究，由证据证明确实有效后才向公众推广。它在大多数时候确实是最有效的治疗方案或途径，能使没有相关经验的治疗者尽量少走“弯路”。但是，最佳的治疗往往并非最便宜的治疗。治疗指南所推荐的高疗效治疗方案，有可能比传统的治疗更加昂贵。比如在治疗某种心理障碍时，指南可能推荐认知治疗与某种昂贵的药物相结合进行治疗。这种治疗方案的疗效可能是最高的，但由于用于治疗的药物过于昂贵，治疗费用可能会比单纯的认知治疗高出许多。

误解3：指南会损害治疗者与病人之间的治疗关系

澄清：在一些人眼中，指南的出现更多是方便管理者进行管理，为保险公司等第三方机构提供参保、理赔的判断依据。指南的标准化与治疗者和病人之间灵活的、不可言说的治疗关系是不相容，甚至是对立的。但事实上，指南所强调的标准化，只是为无序的心理治疗领域建立一些最基本的标准与原则，这种标准化恰恰是保证自由的根基。一些指南本身就特别强调治疗关系的重要性，建议治疗者考虑病人的主观意愿、价值观或文化因素，遵守一定的伦理准则，对病人的反馈进行即时的回应，与之形成良好的治疗关系。

4.4 最佳证据的判定：横看成岭，侧看亦成岭

4.4.1 哪些才是证据

4.4.1.1 效力、效果与效率

在循证医学中，评价一个治疗研究是否有效一般会涉及efficacy，effectiveness，efficiency三个指标，在循证医学中分别翻译为“效力”、“效果”与“效率”。哈伊斯（Haynes，1999）曾在一篇短文中专门进行了分析。他指出：efficacy是指一个治疗在理想的情况下起作用的程度（回答“它能起作用吗？”）；effectiveness指一个治疗在真实的治疗实践环境中起作用的程度（回答“它在实践中能起作用吗？”）；efficiency则与消费者的资源相关，强调的是消费者是否值得使用这种治疗方案，通常叫作成本一收益研究（回答“它值得使用吗？”）。[①]

在循证心理治疗中，评价心理治疗研究的标准也涉及这三个方面。循证心理治疗领域在中国还是一个全新之物，在以往翻译的国外心理治疗相关论著中，有少量涉及这些词，但均较少将efficacy、effectiveness及efficiency刻意加以区分，通常都意译为“疗效”或“效果”。作者考虑到临床心理学领域的历史传统，对这几个词的翻译进行了界定（本书还有涉及一些常用术语的翻译，详见附录1），统一将efficacy翻译为“疗效”，顾名思义，取其“治疗的效果”之意，相当于实验研究的内部效度，指治疗方案或干预处理针对具体病症的有效程度或因果关联强度；将effectiveness统一翻译为“实效”，取其“实际的效果”之意，相当于实验研究的外部效度或生态学效度，指一个治疗处理在实际情境中实施的难易程度以及治疗实施对真实情境中病人病情的改善程度。将efficiency翻译为“效率”，一般特指某一治疗方法在治疗过程中起作用的快慢，如会谈的次数与治疗效果的比例，它有时也涉及治疗的耗费问题，如成本一效益

---

① Haynes, B. (1999). Can it work? Does it work? Is it worth it ? *BMJ*, 319: 652–653.

比（cost-benefit）、成本—实效比（cost-effectiveness）等。此外，值得注意的是，在循证心理治疗中“实效”还通常与“临床效用”（clinical utility，一般用于指南；而effectiveness一般用于研究）混用，其含义基本一致。

4.4.1.2 治疗指南评价标准

美国心理学会没有出版官方的治疗指南，但却为评价治疗研究及指南提供了标准，并形成一个文件《治疗指南评价标准》。该标准认为判断一个研究是否是最佳证据的主要标准有两个：疗效（efficacy）与临床效用（clinical utility，相当于effectiveness）。所谓疗效是指“在得到控制的临床环境中，在与没有治疗或其他治疗对比的情况下，对特定治疗效果的有效性审查。它要回答的问题是这个治疗方案的可靠程度”①。临床效用是评价治疗指南的第二个维度，这一维度主要包括治疗跨情境的可推广性（generalizability）、治疗在多种情境中针对各个不同病人可执行的程度（即可行性，feasibility）及有关治疗费用考虑。“可推广性”是指一个治疗方案在不同环境中可复制的程度，相关的影响因素包括病人的特征、治疗者的特征、跨情境的变量以及它们之间的交互作用。“可行性”指一个治疗方案能被实际环境中的病人接受的程度，或者说治疗在实际环境中能被执行的难易程度。可行性评估主要包括以下因素：病人对治疗的接受程度、病人配合治疗的能力及意愿、治疗传播的容易程度以及治疗管理的难度②。下面将《治疗指南评价标准》中所列的两个标准简要列举如下（表4.1）。

---

① American Psychological Association. Criteria for evaluating treatment guidelines. *American Psychologist*. 2002, 57(12): 1052–1059.

② American Psychological Association. Criteria for evaluating treatment guidelines. *American Psychologist*. 2002, 57(12): 1052–1059.

表 4.1 指南的评价标准

治疗的疗效

标准 1.0 指南应该建立在对相关经验文献进行广泛而细致考察的基础之上

标准 2.0 在推荐具体的治疗方案时，应该考虑支持这种治疗方案的研究所采用方法的严格程度及临床实用程度

标准 2.1 指南要考虑来自同一领域公认的、持不同观点的专家的临床意见、观察及所获得的共识

标准 2.2 在评价治疗的疗效时，系统化的临床观察比未经系统化的观察更为重要

标准 2.3 在评价治疗的疗效时，要特别强调来自完备的经验方法的证据，这些方法包括准实验、随机对照实验或它们的逻辑等价物

标准 3.0 在推荐具体的治疗时，应该考虑与其进行对照比较的治疗的治疗条件

标准 3.1 指南应该考虑治疗是否比不进行任何处理的结局更好

标准 3.2 指南应该考虑治疗是否比其他的简易处理更能给病人带来帮助

标准 3.3 指南要考虑治疗是否比其他治疗的结局更好

标准 4.0 指南应该考虑关于病人一治疗匹配的有效证据

标准 5.0 指南应该说明治疗将产生的结局，并提供每种结局可能产生的证据

临床效用（可推广性）

标准 6.0 指南应该反映出可能影响治疗临床效用的病人的所有变量

标准 6.1 指南应该考虑病人的临床表现(包括严重程度、综合征及外部压力)的复杂性与特性

标准 6.2 指南应该考虑与文化相关联的研究及专业技能

标准 6.3 指南应该考虑病人的性别（生理特征）及其性取向（社会特征）

标准 6.4 指南应该考虑在关于病人的年龄与发展阶段的研究及临床共识

标准 6.5 指南应该考虑与病人其他特征相关的研究及临床共识

标准 7.0 指南应该考虑治疗者之间的差异影响治疗疗效的数据

标准 7.1 指南应该考虑治疗者在治疗结局的方面的训练、技能相关经验

标准 7.2 指南应该考虑病人及治疗者的特征（包括但不仅仅包括：各自的语言、民族、背景、性别、性取向等）关于治疗结局

标准 8.0 指南应该考虑提供治疗环境方面的信息

标准 9.0 指南应该考虑疗效持久性(robustness)方面的数据

临床效用（可行性）

标准 10.0 指南应该考虑将要接受治疗的病人对治疗方案的接受水平

标准 10.1 指南要为病人提供可供选择的各种治疗方案的信息

标准 10.2 指南要考虑病人接受所推荐治疗的愿望和能力

标准 11.0 指南应该明确陈述并评估治疗所带来的正面及负面效应

标准 12.0 指南应该说明治疗者为提供治疗所需进行的准备

临床效用（费用考虑）

标准 13.0 当指南包括费用考虑时，应该与治疗的实效考虑分开报道

标准 14.0 当指南包括费用考虑时，应该将治疗的直接、间接、短期、长期的治疗费用(或终止治疗的费用)告知病人、治疗者及相关的医疗系统

［资料来源：American Psychological Association. Criteria for evaluating treatment guidelines. *American Psychologist*. 2002, 57(12): 1052–1059.］

4.4.2 证据如何分级

对于循证心理治疗来说，各种研究证据并没有孰优孰劣的问题，研究设计要服从于回答问题的种类。APA“既不规定哪种收集数据的方法是形成证据的基础，也不给某种具体的证据以特权。……一些方法比另一些更适合某种目标”[①]。

但是，循证心理治疗毕竟是一个可操作的治疗框架，它类似于循证医学，对所有的证据进行了分级，级别最高的证据就是指导循证心理治疗的最佳证据。APA 临床心理学分会按治疗疗效将治疗方案分为三等：制定完善治疗、可能有效治疗及实验治疗。表 4.2 就是临床心理学分会关于制定完善治疗及可能有效治疗的判断标准[②]。

表 4.2 EST 级别判定标准

“制定完善治疗”的判断标准
Ⅰ. 至少有两个良好的、证明具高疗效的组间设计实验，符合下列标准中的一条或两条：
A. 比药物治疗、安慰剂或其他治疗更好（达到统计显著水平）；
B. 相当于一个已有的、样本容量足够大的实验所证实了的治疗效果。
或者
Ⅱ. 一系列已经证明具有高疗效的单一个案设计实验（n ≥ 9），这些实验必须同时符合下面两个条件：
A. 使用良好的实验设计；
B. 比药物治疗、安慰剂或其他治疗更好（达到统计显著水平）。
Ⅰ与Ⅱ都必须遵循的更进一步的标准：
Ⅲ. 实验必须按照治疗手册实施；
Ⅳ. 样本病人的特征必须明确地进行列举；
Ⅴ. 至少有两个不同的研究者或团队证明其研究结论有效。

① Wampold, B. E., Goodheart, C. D., & Levant, R. F. (2007). Clarification and elaboration on Evidence-based practice in psychology. *American Psychologist*, 62, 616–618.

② Chambless, D. L., Baker, M. J., Baucom, D. H., et al. (1998). Update on empirically validated therapies, II. *The Clinical Psychologist*, 51(1), 3–16.

续表

“可能有效治疗”的判断标准
I. 两个实验表明治疗组比候疗（waiting-list）控制组疗效要好，并达到统计学上的显著差异； 或者 II. 一个或多个实验，符合“制定完善治疗”标准的 IA 或 IB、III 及 IV，但不符合 V； 或者 III. 一个小的单一个案设计实验（N ≥ 3），并且符合“制定完善治疗”的标准 II、III 与 IV。

［资料来源：Chambless, D. L., Baker, M. J., Baucom, D. H., Beutler, L. E., Calhoun, K. S., Crits-Christoph, P., et al. （1998）. Update on empirically validated therapies, II. *The Clinical Psychologist*, 51（1）, 3-16.］

从表 4.2 中可以看出，循证心理治疗本质上还是像循证医学一样，是按研究方法的严格程度来进行证据分级的。元分析、RCT、单一个案设计研究所获得的证据级别最高，质化研究、个案研究、相关研究等获得的证据级别次之，而治疗者经验、专家意见、心理治疗理论流派的知识以及心理治疗教科书等获得的证据级别最低。遵循这一基本精神，APA 临床心理学分会最终共计指定了 16 个“制定完善治疗”与 55 个“可能有效治疗”［附录 2 是钱布利等（Chambless et al.，1998）所收录的 EST 的所有清单样例］。它们作为治疗的最佳证据，得到学校、培训机构、管理医疗公司等组织的认可，在心理治疗界得到了广泛的传播。

4.5 学者的争议及共识

4.5.1 证据与研究证据

循证心理治疗的基本理念之一就是“遵循证据进行心理治疗”，那么什么是证据？它与研究证据之间是什么关系？循证心理治疗的支持者们虽然都同意研究证据是证据最重要的来源之一，但有一部分人把证据等同于研究证据，而另一部分人则认为证据不只来源于研究，还有其他的来源。

4.5.1.1 证据就是研究证据

将证据等同于研究证据，是很多早期循证心理治疗的支持者所持的一种基本信念。这与循证医学的基本理念有关，即使是到了今天，循证医学仍然把证据主要局限于科学研究的范畴，这从各种证据分级标准就可窥一斑。1993年，面对管理医疗与药物治疗的挑战，临床心理学分会仿效FDA的模式对心理治疗的疗效进行证明，其采取的方式当然只能是相对迎合大众及医学的所谓“医学模式”。在文件《培训与传播实证有效的心理治疗》中，它也曾提到“研究证据是否能够充分地保证治疗执行的问题与当前的环境尤其相关，在这样的环境中，职业群体或其他人正在基于研究文献进行临床推荐（比如精神病学协会正在大力推广它的一些实践指南。——作者注）”。它对“研究证据是否能够充分地保证治疗执行的问题”虽然没有作出很明显的回复，但综观全文，尤其是从它提出的“某种程度上具有专断性”的判定标准来看，它的回答是肯定的。它不只依靠科学研究来证明自己的疗效，还选出其中较好的符合“制定完善的治疗”标准的治疗方案展开对学生与实习生的培训，向大众与第三方机构进行传播。

这种思想一直延续下来。很多循证心理治疗的支持者们几乎不假思索地把证据当成研究证据，认为“基于科学的最佳研究证据进行心理治疗”就是循证心理治疗。比如，“在临床实践中的变化仅有两种解释：要么是治疗者不知道怎样在临床实践中使用研究结论，要么就是没有证据支持他们的治疗方案”[①]。2006年，基尔斯壮（Kihlstrom）以自问自答的方式再次具有代表性地确证了这一点：“它（指循证医学）与什么是对立的呢？难道以前的医学没有遵循

① Kendall P.C. (1998) Empirically supported psychological therapies. *Journal of Consulting and Clinical Psychology*, 66, 3–6.

证据吗？”“对于这一问题，一种简单而直接的回答是：‘是’”[①]。因为在他看来，证据只是关于治疗有效性的科学研究。虽然医学与心理治疗长期宣称自己是基于科学的，但即使到了最近，他们也没有针对具体的病症提供多少有效的研究证据。因此，心理治疗应该完全建立在科学研究证据的基础之上，为心理治疗提供高疗效与高实效的研究证据，已经成为很多循证心理治疗支持者（尤其是EST支持者）的共识。

4.5.1.2 证据不只是研究证据

古德哈特、卡茨丁和斯坦伯格（Goodheart，Kazdin，& Sternberg，2006）指出，进行有效的心理治疗需要许多正确的、不同类型的证据。实践者需要异质的、特殊的资源，而不是人工分层的研究证据。“病例越复杂，治疗者就应该利用越多的资源。”她具体地指出，许多研究证据，如RCT、实效研究、过程－结局研究、元分析研究等，是证据的重要来源，但证据并不只是研究证据。各种心理学文献、真实情境中关于治疗实效的数据、临床会谈或临床观察、病人对治疗的回应等均是证据[②]。

万普德、古德哈特和利万特（Wampold，Goodheart，& Levant，2007）针对其他作者对《心理学中的循证实践》所作的评论进行了回应，明确地谈到他们对证据的看法。“证据不是一个意义明确的词，且通常也未被定义，但它存在于一定情境中，具有特殊的意义。证据不是数据，也不是真理。”[③]他们认为证据可以看作是对数据进行的推论。这些数据来源于观察，可以有多种类型。这些观察是广泛意义上的，既包括用机器对人脑处理信息的记录，也包括来自自我观察的感觉经验。只有当这些数据与正在研究的现象、

① Kihlstrom, J. F. (2006). Scientific research. In Norcross, J. C., Beutler, L. E., & Levant, R. F. (Eds.). *Evidence-based practices in mental health: Debate and dialogue on the fundamental questions*. Washington, DC: American Psychological Association, 2005, p.24.

② Goodheart, C. D., Kazdin, A. E., & Sternberg, R. G. (2006). *Evidence-based psychotherapy: Where practice and research meet*. Washington, DC: American Psychological Association, pp.43–48.

③ Wampold B.E, Goodheart C.D, Levant R F. Clarification and elaboration on Evidence-based practice in psychology. *American Psychologist*, 2007, 62(6): 616–618.

用以产生数据的模型、预先所使用的知识理论与方法论，以及人类行为等因素关联起来的时候，数据才会转变为证据。在这篇文章中，他们认为APA没有对研究采取级别标准，只提到了RCT的作用，但它更相信研究证据对一个疾病只有适合与不适合的问题。只要能有效地进行治疗，不管是否是研究证据，都可以作为循证心理治疗的最佳证据。

4.5.2 疗效与实效

虽然当前有学者认为循证心理治疗的证据可以不是研究证据，但绝大多数学者都认为研究证据是最佳证据的主要来源。在他们看来，只有研究证据才具有较强的"科学性"，才能按"科学性"的程度来进行分级，以鉴别出什么是"最佳"的证据。尤其在有关治疗（这里的"治疗"是指整个心理治疗的一个阶段，与预防、预后、诊断是平行的概念）的证据方面，有关治疗结局的疗效研究与实效研究成为了整个心理治疗研究证据的主要来源。那么，面对特定的病人，治疗者在选择治疗方案时，到底应该选择高疗效的研究证据，还是高实效的研究证据？这在心理治疗史上曾掀起过一场大的争论。

如前文所述，疗效研究是关于某一治疗方案对某一病症是否有效的研究；实效研究是关于某一治疗方案在真实情境中对病人是否有效、是否容易实施等问题的研究。它们的目标是不一样的。"疗效研究的最终目标是决定某个治疗能否引起积极的治疗改变，其直接的目标是将治疗效应从其他类型的变量中分离出来。同样地，实效研究的最终目标是决定一个能够引起积极治疗改变的治疗能否在更具外部效度的条件下（如真实情境）实施。"①

疗效研究是为了达成研究目标，在方法论上一般选择RCT。它将两组同一病症的病人随机分成两组，对实验组进行治疗，而对控制组则采取不治疗（wait-list， 候诊组）、安慰剂治疗或常规治疗

① Steele, R. G., Elkin, T. D., & Roberts, M. C. (Eds.). (2008). *Handbook of evidence-based therapies for children and adolescents*. New York: Springer, p.26.

（treatment as usual, TAU）。由于实验组与控制组在其他方面都相同，有效地控制了其他可能对病症改善产生影响的变量，因此实验组与控制组之间的差异可以认为是实验组的治疗所引起的。RCT 符合疗效研究的要求，所以很快就成为了疗效研究的“金标准”，催生了大量的疗效研究。从 20 世纪 50 年代艾森克的研究开始，到 EST，再到循证心理治疗，疗效研究占据了绝大部分有关心理治疗的结局研究。

相反地，实效研究涉及的因素比疗效研究更为复杂，没有像 RCT 一样合适的、成熟的方法论。因此，这类研究比疗效研究要少得多。迄今为止，最为著名的实效研究也许当数 1995 年 11 月美国《消费者报告》所作的一个“心理健康：治疗有帮助吗？”的大型调查[①]。下面先以这个报告为例，介绍实效研究所使用的方法及呈现出来的特征。

1994 年，《消费者报告》作了一个年度问卷调查，向它的 18 万名读者发放了一个关于心理健康问题的问卷。要求他们回答近 3 年来本人及其亲友是否遭遇心理健康的问题，如果遇到过，是怎样处理的，效果如何等。结果回收有效答卷 7 000 余份，其中约 3 000 人谈到他们在遭遇心理问题时仅仅咨询亲戚、朋友或牧师等；2 900 人表示他们寻求过精神科医生、婚姻咨询者等专业人员的帮助；1 300 人表示自己加入了一些自助团体，约 1 000 人谈到自己看了家庭医生。通过对这些数据进行分析，《消费者报告》得出如下结论：①心理治疗确实有效，426 个原本感觉“非常差”的人中，87% 感到有明显改善；786 个感觉“比较差”的受访者中，认为治疗后感觉“非常好”、“好”或“还算好”的人的比例高达 92%；②心理治疗的时间持续越长，帮助越大；③单纯的心理治疗与心理治疗加药物治疗一样有效；④在所有的病例中，心理学家、精神科医生及社区服务者的疗效一样，但均比婚姻咨询者要好；⑤家庭医生在短期内能与心理健康工作者一样有效，但长期的效果要差；⑥

---

① *Consumer Reports*. (1995, November). Mental health: Does therapy help? pp.734–739.

没有一种具体的心理治疗方案比其他更好，疗效的差别不大，呈现渡渡鸟效应。

《消费者报告》用问卷调查的形式对心理治疗的整体效果进行了研究，体现出实效研究的一些优点：①样本较多，且不是预先指定的；②治疗期限未固定；③没有手册规定，可以自我调节；④这些病人可能是多种病症并存的；⑤促进了病人的一般机能；⑥有着临床的显著性，而不是强调高的内部效度；⑦无偏倚，各个年龄段、各个种族的样本病人都存在。总体而言，这一研究的优点就是其真实性，它在真实情境中进行调查，基本上反映了心理治疗的实效。但是，它也存在较为突出的缺点：①样本是读者，而回复答卷者可能存在一定的共同点，得出的结论不一定具有代表性；②没有控制组；③问卷的回答是自我报告的，可能不够客观；④没有做到双盲，甚至单盲，可能有实验效应；⑤对结局的测量不够精确；⑥这些调查是回顾式的，可能存在记忆差距；⑦对长期参与治疗的病人可能会“治疗成瘾”，导致结果偏倚；⑧研究并没有采取随机设计[①]。

实效研究的优点恰恰反映出疗效研究的不足。塞利格曼（Seligman，1995）对疗效研究存在的缺陷进行了分析：①心理治疗没有固定的期限，一般来说，要么是病人显著改善，要么是病人退出，不会刚好是某一时间长度；②心理治疗的过程是自我矫正的，会针对不同的情况改变治疗的策略，不能完全按照手册，以其规定的少量的治疗技术来完成治疗；③病人像一个主动的顾客，他会按照自己的想法选择特定的治疗者。但在控制研究中，病人被动地被分配给一定的治疗者，必须接受随机碰上的治疗者的治疗；④病人一般有多种病症或共病，心理治疗一般要针对所有的问题采取相应的决策，但在疗效研究中，病人一般只能是一种单纯的病症，对研究的病人有着一长串的纳入或排除的标准；⑤现实的心理治疗既要考虑病人病症的缓解或消除，同时也要考虑促进病人的一般的机能，

---

① Seligman, M. E. P. (1995). The effectiveness of psychotherapy: The Consumer Reports study. *American Psychologist*, 50, 965–974.

但疗效研究只关心特定病症的症状是否减轻或消除[①]。

斯蒂尔、艾尔肯和罗伯斯（Steele，Elkin，& Roberts，2008）对疗效研究与实效研究的特点进行了对比，指出两者在以下方面存在分歧甚至对立[②]：

1．被试纳入标准不同。疗效研究的被试纳入标准相当严格，一般要求病人只有一种典型病症（即没有共病），而且病症的严重程度要大体一致；实效研究的被试纳入标准相对较为宽松，它的被试可以存在共病，有时甚至是基于社区的研究。

2．对治疗者的要求不同。疗效研究要求治疗者经历过相应的严格培训，能熟练地根据详细的治疗手册进行治疗；实效研究对治疗者的要求相对宽松，可以是现实中的各个不同理论取向的治疗者。但两者都假定治疗者能正确、有效地使用研究所要考察的治疗方案，即均具有较高的治疗执行率。

3．对治疗结局的评估手段不同。疗效研究一般根据症状改善的程度来判定结局，即根据治疗后符合 DSM 诊断标准的项目是否减少、症状的严重程度是否降低来判定结局；实效研究一般采取更为宽泛、动态的结局评估标准，不只看病人的症状是否改善，还要看在其他环境（如学校、家庭、社区）中适应功能是否改善，亲人、朋友对病人改变所持态度，以及这些改变是否持久。

4．对治疗效应的测量不同。在对治疗效应测量的统计学方法与判定指标方面，疗效研究更多地使用对比研究，以统计显著性来判定治疗效应（因此只要样本足够大，很少的治疗改变也能导致统计学上显著的治疗效应）；实效研究主要强调病人的临床改变，考察的是治疗的临床显著性。

5．对可能降低结局改善因素的控制不同。疗效研究一般会控制（或不纳入考察范围）病人的一些可能减小疗效的因素，如病人

---

① Seligman, M. E. P. (1995). The effectiveness of psychotherapy: The Consumer Reports study. *American Psychologist*, 50, 965–974.

② Steele, R. G., Elkin, T. D., & Roberts, M. C. (Eds.). (2008). *Handbook of evidence-based therapies for children and adolescents*. New York: Springer, pp.26–34.

的民族、文化等因素通常被排除在疗效研究之外；实效研究则更为强调治疗对各类不同文化、特征（含年龄、性别、性取向、是否残疾等）的病人起作用的程度。

6. 对病人及治疗者主观价值观持不同态度。疗效研究只关心治疗是否起作用，对病人是否满意、经济上能否承担及能否让治疗者轻松地接受等问题不太关注；实效研究更关心治疗在真实世界中被病人、病人家属及治疗者接受的程度。

那么，在选择某种治疗方案时，到底要选择高疗效的研究证据，还是高实效的研究证据？哪一种研究证据才是最佳证据？在实证支持治疗阶段，由于疗效研究多采取 RCT 设计，符合一般的证据分级标准，所以最佳证据的来源大多是疗效研究。到了循证实践阶段，它对最佳证据采取了更为宽松、包容的标准，质化研究、单一个案设计研究等获得的证据逐渐得到重视，因此实效研究也逐渐受到越来越多的重视。

事实上，即使在变量因素相对要少得多的循证医学领域，RCT 作为最佳研究“金标准”的论断也被广为诟病。李幼平等对最近有关证据的讨论作了回顾，总结出循证医学中高质量证据的 6 个特征：①科学与真实；②系统与量化；③动态与更新；④共享与实用；⑤分类与分级；⑥肯定、否定与不确定[①]。也就是说，医学的最佳证据不再是僵死的、被方法所决定的、预先就确定的研究证据，它将随着时间、地域、文化及具体病症的不同而动态地更新，真正高质量的研究证据是内部真实性与外部真实性的统一。这一观点反映到循证心理治疗领域就导致了一种折衷的实用主义态度：疗效与实效不是二者择一的对立选项，针对不同情境中的病人，应该将两者结合起来进行考虑，尽量在方法论上探索能同时保证内部效度与外部效度的方法，在应用的过程中同时注意疗效与实效两方面的研究。

---

① 李幼平，王莉，文进，杨晓妍，陈耀龙．注重证据，循证决策．中国循证医学杂志，2008, 8(1): 1–3.

4.5.3 治疗手册与手册化治疗

治疗手册出现后，对心理治疗的标准化及循证心理治疗的推进都产生了重大影响。但不同的人对它持不同的态度，一些人认为治疗的技术最重要，应主要遵循手册治疗；而另一些人认为治疗关系等共同因素最重要，治疗时应强调治疗者的灵活性与创造性，这些人分成两个阵营，引起了一定的争议[①]。

曼斯菲尔德和阿迪斯（Mansfield & Addis，2001）对治疗手册持认同的态度：①遵循手册治疗为确保病人接受研究证明的治疗提供了一条现实可行的途径。②手册的结构化与详细的时程限制使心理治疗的监管与传播更为容易。③从治疗者的角度说，手册的出现使不同理论取向的治疗者均能使用同一治疗方案，在本质上鼓励了技术折衷主义（technical eclecticism）的发展。④使用手册进行治疗可以使治疗者注意到那些对治疗技术没有反应的病人，并集中力量解决这些病人的问题。⑤遵循手册进行治疗可以使治疗者更为自信与乐观地面对特别难以治疗的病人。阿迪斯和卡德米尔（Addis & Cardemil，2006）认为人们存在着“手册是僵化的程序”的刻板印象，误以为手册会阻碍治疗者的技术、创造性与临床判断等优点。其实手册的长处是主要的，它能很好地界定治疗的概念与结构，帮助循证心理治疗的执行与传播，协助治疗者监管自己的治疗过程与治疗方案[②]。邓肯和米勒（Duncan & Miller，2006）也承认治疗手册的确有很高的内部效度，治疗者可以重复，可以系统地教育与培训治疗者，并且能程序化地监管治疗者的相关治疗[③]。

但是，邓肯和米勒（Duncan & Miller，2006）认为手册的作用

---

① Addis, M. E., Hatgis, C., Soysa, C., Zaslavsky, I., & Bourne, L. S. (1999). The dialectics of manual-based psychotherapy. *The Behavior Therapist*, 22, 130–132.

② Norcross, J. C., Beutler, L. E., & Levant, R. F. (Eds.). (2005). *Evidence-based practices in mental health: Debate and dialogue on the fundamental questions*. Washington, DC: American Psychological Association, pp.139–140.

③ Norcross, J. C., Beutler, L. E., & Levant, R. F. (Eds.). (2005). *Evidence-based practices in mental health: Debate and dialogue on the fundamental questions*. Washington, DC: American Psychological Association, p.141.

有限，难以改变治疗的结局。首先，手册是基于治疗特殊因素理论的，即认为针对某一具体的病症有着具体的治疗技术可以使之治愈。但特殊的治疗技术对改变治疗结局并没有太大的作用，“渡渡鸟效应”已经说明不同的治疗方案的治疗效果差别不大，兰伯特（Lambert，1992）的元分析也说明特殊的因素只占结局改善总体变量的15%[①]，各种有关治疗的成分研究也发现具体的治疗技术并没有特殊的治疗成分。因此，基于特殊因素理论的手册事实上很难改变治疗的结局。其次，从临床实践的角度看，很少有证据证明手册治疗比不用手册治疗（即常规治疗）效果要好。相反地，有多个研究证明两者之间并没有差异，沙迪什、玛特、诺沃特尼和菲利普斯（Shadish, Matt, Navarro, & Phillips, 2000）通过对90个研究的元分析表明，不用手册治疗与用手册治疗的效果没有显著差异[②]。

尽管治疗手册争议很大，但借着循证心理治疗的东风，它不断地拓展，在心理治疗中的重要性也越来越大。一部分治疗者对治疗手册的作用进行了过度的解读，将治疗手册这一帮助治疗者进行治疗的工具，当成了规定治疗过程的“铁律”。他们强调治疗者严格地按照手册进行治疗，发展出“手册化治疗”（manual-based treatment）的概念。所谓手册化治疗就是严格地“基于”手册的治疗，它要求治疗者遵循高度结构化的、一步一步描述得非常详细的手册所进行的治疗，治疗者在一定程度上变成了执行治疗手册所规定程序的机器[③]。

这种手册化治疗的概念出现后，加剧了人们对治疗手册的争议与分歧。曼斯菲尔德和阿迪斯（Mansfield & Addis, 2001）指出了手

---

① Lambert, M. J. (1992). Psychotherapy outcome research: Implications for integrative and eclectic therapists. In J. C. Norcross & M. R. Goldfried (Eds.), *Handbook of psychotherapy integration* (pp.94–129). New York: Basic Books.

② Shadish, W. R., Matt, G. E., Navarro, A. M., & Phillips, G. (2000). The effects of psychological therapies under clinically representative conditions: A naeta-analysis. *Psychological Bulletin*, 126, 512–529.

③ Norcross, J. C., Beutler, L. E., & Levant, R. F. (Eds.). (2005). *Evidence-based practices in mental health: Debate and dialogue on the fundamental questions*. Washington, DC: American Psychological Association, pp.131–135.

册化治疗在实践过程中存在的一些问题：①很少有治疗者接受过良好的专业训练，难以真正按治疗手册进行治疗。阿迪斯和克拉斯诺（Addis & Krasnow，2000）对心理学治疗者的一项调查显示，听说过手册化治疗的只有77%，声称从来没有按手册进行过治疗的就有47%[①]。②有些治疗者对手册化治疗方式存在负向态度。他们认为手册是严格的、没有生气的，会限制治疗者的创造性，难以形成良好的治疗关系。③在临床心理学工作者的培养计划中，手册化治疗的教育还有待加强。许多学生在毕业前并没有接受相关的治疗训练，在毕业后也时常觉得研究与实践之间存在着鸿沟，难以在现实工作中很好地结合起来。④即使学生接受了手册化治疗的相关训练，在后续的具体实践过程中，它还需要不断的继续教育与即时的督导与监管[②]。

但是，在循证心理治疗发展的时代环境中，治疗的标准化已经成为不可逆转的潮流。治疗手册符合这一时代精神。许多批评治疗手册的理由其实并不成立，只是反映了科学时代部分心理学家对心理治疗"艺术性"维度进行保护的一种欲望。卡茨丁（Kazdin，2000）对治疗手册作出了堪称经典的辩护："在这个时代，没有什么能替代治疗的手册化。它只是为那些反对在临床应用中过于严格地使用治疗手册，或认为治疗手册忽略了病人（治疗者）的个体差异的人，树立了一个方便的假想敌。但实际上这些说法都是没有实际根据的。"[③]

4.6 未来如何发展

尽管学者们在什么是证据、怎样判定最佳证据、怎样将最佳证

① Addis, M. E., & Krasnow, A. D. (2000). A national survey of practicing psychologists' attitudes towards psychotherapy treatment manuals. *Journal of Consulting and Clinical Psychology*, 68, 331–339.

② Mansfield, A. K. & Addis, M. E. Manual-based psychotherapies in clinical practice Part 1: assets, liabilities, and obstacles to dissemination. *Evidence-based Mental Health*. 2001, 4: 68–69.

③ Kazdin, A. E. (2000). *Psychotherapy for children and adolescents: Directions for research and practice*. New York: Oxford University Press.

据标准化等问题上持有不同的态度，有时甚至呈现出重大争议。但是，心理治疗需要证据、治疗者应遵循最佳证据进行心理治疗等循证心理治疗所宣扬的观念已经深入人心。人们开始将循证心理治疗当作一种伦理学上的“应该”，不再像早期那样经常反思“为什么要进行循证心理治疗”（或循证心理治疗的存在价值是什么）这样的问题，转而关注怎样积极推动和促进循证心理治疗的健康发展。因此，当前的诸多争议使循证心理治疗矛盾丛生，看起来很不成熟，倒像是装满火药的火药桶。但事实上，这些争议对于一个正处在发展上升时期的新生事物来说是必要的、有益的，体现了循证心理治疗颇高的关注度及无穷的活力，是循证心理治疗健康发展的必要阶段。

文献计量学的奠基人之一普莱士（Price, D. S.）曾提出了科技文献增长四阶段理论，即：第一阶段学科刚刚诞生，绝对论文数量少，呈不稳定增长。第二阶段学科进入大发展时期，理论迅速发展，论文数量急剧增加，较严格地服从指数增长。第三阶段理论日趋成熟，论文数量增长减缓，演变为线性增长。第四阶段随着理论的完备，文献日趋减少，曲线逐渐平行于横坐标，或出现不规则的各类振荡[①]。据此看来，循证心理治疗目前正处在第二阶段的“大发展时期”向“理论日趋成熟”的第三阶段过渡的阶段。

循证心理治疗已经取得了一些基础共识，但还在不断修正的过程中。在APA 2005年的文件中，众多来自不同领域的专业工作组成员最终达成共识，认为在研究证据方面，循证心理治疗应对以下类型的研究项目采取更为支持的态度以及更高优先级别的财政支持：①创建与药物治疗结合（或作为药物治疗替代治疗）的高疗效心理治疗方案；②在控制情境条件下，高疗效心理治疗的可推广性与可迁移性研究；③病人 × 治疗的交互作用研究；④对代表性不足的病人群体进行治疗的疗效及实效研究；⑤对不同发展阶段的儿童与青少年进行心理治疗的疗效及实效研究；⑥对老年人心理治

① 能昌华，赵山明，丰锐．文献计量学方法对国内心理治疗发展水平及研究概况分析．中国心理卫生杂志，1998, 12 (4): 244–246.

疗的疗效及实效研究；⑦区分作为心理治疗改变机制的共同因素与特殊因素；⑧对治疗结局起积极作用的治疗者特征、行为及医患治疗关系研究；⑨对当前还不太容易进行控制研究，但已经广泛地应用于实践的、基于不同理论取向（或整合取向）的治疗进行的实效研究；⑩通过对经常获得最积极治疗结局的治疗者的实践进行观察与鉴定，发展相关的治疗模式；⑪中断治疗的标准；⑫心理学服务的可接受性与实效研究；⑬心理治疗的成本－实效与成本－效益研究；⑭实践研究网络（practice research networks， PRN）的测试与发展；⑮对治疗者或病人治疗过程中反馈影响的研究；⑯基于最佳证据，在治疗者之间达成关于不受信任的心理治疗（psychological treatments that are considered discredited）的广泛共识；⑰心理疾病与危险行为的预防研究[①]。

① APA Presidential Task Force on Evidence-based Practice. (2006). Evidence-based practice in psychology. *American Psychologist*, 61, 271-285.

循证心理治疗

第5章 治疗者及其临床技能

Evidence-Based Psychotherapy

在心理治疗过程中，遵循研究证据是重要的，但使用这些研究证据的治疗者也同样重要。研究证据有时很混乱，甚至相互对立。比如，1989年，多布森（Dobson）对28个研究进行了元分析，发现认知疗法比其他治疗方法更能有效地治疗抑郁症[①]。但10年后，卢巴斯基等（Luborsky et al., 1999）对29个有关抑郁症的对比研究进行了元分析，发现这些研究报告中提及的治疗差异有三分之二是由研究者对各自理论取向的忠诚度（theoretical allegiance）所引起的[②]。认知疗法的治疗者偏爱认知疗法，精神分析的治疗者偏爱精神分析，药物治疗的治疗者则偏爱药物治疗。那么，到底哪种疗法治疗抑郁症最为有效？如果研究证据与治疗者之间的意见不一致，该倾听哪一个方面的意见？举例来说，帮自己罹患抑郁症的母亲作出治疗选择时，该听信RCT证明的研究结论，还是该倾听已经成功治疗了100位抑郁症病人的老资质治疗者的建议？

当然，在研究证据与治疗者及其临床技能中作任何的单项选择都是不明智的。它们是两个不同领域的问题，研究证据由研究者提供，而提供治疗的是具体的治疗者。在真实的治疗情境中，治疗者本身是改变治疗结局的重要变量。而且，正确地检索与使用研究证据，本身就是治疗者临床技能的基本问题[③]。本章主要探讨循证心理治疗“三极”中的另一“极”——治疗者及其临床技能，研究治

① Dobson, K. S. (1989). A meta-analysis of the efficacy of cognitive therapy for depression. *Journal of Consulting and Clinical Psychology*, 57, 414–419.

② Luborsky, L., Diguer, L., Seligman, D. A., et al. (1999). The researcher's own therapy allegiances: A "wild card" in comparisons of treatment efficacy. *Clinical Psychology: Science and Practice*, 6, 95–106.

③ Wampold, B. E., Goodheart, C. D., & Levant, R. F. (2007). Clarification and elaboration on Evidence-based practice in psychology. *American Psychologist*, 62, 616–618.

疗者变量对治疗结局的影响，探讨临床技能的含义、内容，介绍循证心理治疗的实施步骤及有关循证心理治疗者的培养等问题。

5.1 临床技能：无他，唯手熟尔

5.1.1 什么是临床技能

在循证医学中，萨基特、鲁森伯格、格雷、哈伊斯和理查德森（Sackett，Rosenberg，Gray，Haynes，& Richardson，1996）认为临床技能是个体治疗者在临床经验与临床实践中获得的与治疗相关的熟练程度及判断技能（proficiency and judgement）。它包括很多方面，但主要体现在治疗者能更加正确、有效的诊断，以及在进行治疗决策时，能更熟练地识别并共情地考虑病人的困境、权利与偏好。美国医学研究所（IOM）在 2001 年将临床技能定义为治疗者所具有的这样一种能力：他 / 她能利用临床技术及过去经验，迅速地识别每一个病人独特的健康状态，进行正确的诊断，计算治疗可能产生的风险与收益，并了解病人的价值观与期望[①]。

在循证心理治疗中，临床技能也是治疗者所具有的处理临床问题的能力。其经典文献《心理学中的循证实践》是这样对它进行定义的：临床技能是治疗者所必须具备的，在临床过程中进行诊断、评估、干预、决策、预后等实践时所运用的能力。它可以通过教育、训练及治疗者结合自身实践经验而获得，目标是在综合考虑病人特征与偏好等因素的基础上，将最好的研究证据与临床数据整合起来，以达到最佳的治疗效果[②]。

杰弗里·里德（Geoffrey M. Reed）在诺克罗斯、博伊特勒和利万特（Norcross，Beutler，& Levant，2005）的著作中曾对临床技能

---

① Institute of Medicine. (2001). Crossing the quality chasm: A new health system for the 21st century. Washington, DC: National Academies Press, p.147.Retrieved November 10, 2009, from http://www. nap.edu/openbook. php?record id=10027&page=147.

② APA Presidential Task Force on Evidence-based Practice. (2006). Evidence-based practice in psychology. *American Psychologist*, 61, 271-285.

的内容进行了详细界定，认为临床技能是治疗者在不确定、模糊并不断变动的情境中所具有的一种将知识、经验、技巧、批判性反思、预测、决策及自我评估等因素整合在一起的能力。它要求：①治疗者评估并把握病人的临床状态与优先的治疗需要，与病人形成良好的治疗关系，选择正确的治疗方案，评估治疗对病人造成的潜在风险与收益，熟练地应用治疗方案，监控病情的发展以及适时地针对情况调整治疗方式；②治疗者与病人及其亲属进行有效沟通，了解他们在治疗过程中的目标、价值观、选择与愿望；③治疗者应正确地考虑病人的一些其他因素，如有针对性地考虑病人的年龄、发展阶段、文化、语言、社会阶层、人格、行为因素（健康风险行为与遵循复杂治疗的能力）以及相关的系统因素（如家庭与学校）对治疗有可能产生的影响[①]。

综上所述，临床技能包括很多方面，以至于很多人（甚至包括部分研究者与治疗者）都认为它非常神秘，几乎无所不包。考虑到这一情况，诺克罗斯在他主编的另一本书中，刻意对有关临床技能可能产生的几种误解进行了澄清：①临床技能不是治疗者中的精英阶层（占治疗者总数的2%）所具备的能力，所有的治疗者通过良好的教育与训练均能获得；②临床技能不同于临床经验，丰富的临床经验能够提升临床技能，但是临床技能比临床经验更加复杂，包含着更多内容；③临床技能不是具体的理论取向，治疗者必须遵循某种理论取向来解释、改变病人的行为，但是临床技能又超越了简单理论的桎梏，包括大量具体的、超越了一般理论取向的技术[②]。

---

① Norcross, J. C., Beutler, L. E., & Levant, R. F. (Eds.). *Evidence-based practices in mental health: Debate and dialogue on the fundamental questions*. Washington, DC: American Psychological Association, 2005.23.

② Norcross, J. C., Hogan, T. P., & Koocher, G. P. (2007). *Clinician's guide to evidence-based practices: Mental health and the addictions*. New York: Oxford University Press, pp.212–213.

5.1.2 临床技能的八大成分

临床技能所包含的内容非常丰富，囊括了治疗者一系列改善治疗结局的病理、诊断、预防、治疗、预后的能力。《心理学中的循证实践》曾列出了临床技能的8个主要成分，下文基于这一文件的论述，结合作者自己的理解进行详细阐述：

(1) 评估、诊断、系统的案例解析（case formulation）及治疗计划（treatment planning）。治疗者应能依据自己的理论倾向进行个案概念化（case conceptualization），针对病人的问题获取所需要的信息并加以综合，再利用这些信息进行临床预测和假设，形成关于病人病症的诊断以及处理策略[①]。此外，治疗者还应能随着治疗的进展，寻找正反两方面的证据，不断修正自己的个案概念化，以形成新的治疗计划[②]。在考虑到独特的病人文化、相关病症的本质、可能的预后措施、可预期的治疗收益及可能有效的证据资源等因素的基础上，对治疗目标、任务及相应程序进行设定，在治疗者进行治疗前就考虑到所有的工作。

(2) 临床决策、治疗实施及对病情进展的监控。治疗者应能根据病人独特的病史资料与价值观、偏好，选择相关的研究证据支持的治疗方案，作出正确的治疗决策。此后，治疗者要根据病人的即时反馈，明智、及时、循序渐进地实施治疗。在治疗过程中，要特别注意不断监控病人病情的进展，掌握病人在治疗期间是否有重大变故（如是否失业、是否失去亲人、是否移民等），关注治疗是否对病人有效。如果存在久治不愈的情况，治疗者应能及时调整治疗方案，向其他人咨询，考虑其他替代治疗或进行合适的转介。

(3) 人际交往技能。临床技能的核心是人际交往技能。追根溯源，心理治疗的过程是治疗者与病人之间进行人际互动的过程，主要表现在以下几个方面：①形成治疗关系；②编码或解码言语或非

---

① 安芹．个案概念化在心理咨询中的应用．中国心理卫生杂志，2006, 2: 133–135.

② 所谓治疗计划，是治疗者根据病人及其家属的价值观与社会文化环境，制定相应的治疗目标，选择有研究证据支持并与病人相匹配的治疗方案的过程。

言语反应；③建立符合事实的期待；④对病人若隐若现的经验及内心深处所关注的问题作出共情与反馈。治疗者的人际交往技能非常重要，直接影响到与病人的治疗关系，并最终影响治疗结局。当前，人们已经能够通过计算机技术，使病人与治疗者不必面对面直接会谈，但病人与治疗者之间的主动、积极的人际交流仍然非常重要。这也能在某种程度上解释为什么计算机能拥有比治疗者更多的知识，但它却永远也不可能代替现实的治疗者进行复杂的心理治疗的原因。

(4) 持续的自我反省与技能获得。临床技能既需要治疗者对自己的经验、知识、假设、推论、情绪及行为具有反思的能力，也需要治疗者能够利用这些反思来指导自己的治疗实践。在临床实践中，治疗者可能会持有许多偏见，使治疗者拒绝改变自己的个案概念化，延续无效的治疗方案。因此，临床技能也应该包括采取一系列有效的行动来降低这些偏见，具体说来，主要有以下方法：①注意经验研究；②认识并注意克服诸如性别、民族、残疾、社会阶层等因素引发的文化偏见；③描述病人的优点，并且不过度强调他的缺点；④在预测暴力、自杀等困难的任务时，应持谨慎的态度；⑤在会谈时注意系统、广泛地收集信息；⑥使用心理测验或行为评估方法；⑦使用去偏见的认知策略，如考虑同行诊断、将行为的发生归结为内部之外的因素（如环境因素等）、不过分依赖于自己的记忆、对观察数据与病情进展进行记录，等等；⑧遵循伦理与法制的原则；⑨遵循科学标准；⑩运用相应的分类与诊断标准帮助临床决策[①]。此外，治疗者还应该不断学习，通过以下一些途径来增加自己的知识技能，如：①相关的研究或理论；②系统的临床观察、受过训练的调查以及假设检验实验；③自我反省与其他资源的反馈（如导师、朋辈、病人等）；④病人结局的监管；⑤继续教育或其他学习机会。

(5) 评价与使用研究证据。良好的科研素养是临床技能的重要方面，也是临床心理学治疗者教育与培训的重要优势之一。治疗者

---

① Goodheart, C. D., Kazdin, A. E., & Sternberg, R. G. (2006). *Evidence-based psychotherapy: Where practice and research meet*. Washington, DC: American Psychological Association, pp. 53–54.

应了解进行科学研究的方法，能够批判性地评估研究证据的内部效度与外部效度，了解研究证据有效的范围，能将实验室研究应用到现实的治疗情境中。而且，临床技能还包括治疗者对待临床治疗的科学态度，比如对数据及临床假设的产生与检验持开放态度，使用理论来指导治疗但又不使自己信奉的理论观点凌驾于研究数据之上。因此，在循证心理治疗看来，寻找、评价并使用研究证据的能力只是治疗者临床技能的一部分，那种认为在研究证据与临床技能中只能“二选一”的极端观点是立不住脚的。

(6) 了解在治疗过程中个体、文化及情境差异对治疗的影响。针对不同的病人采取适合病人的治疗方案是临床技能的又一重要方面。治疗者应该能根据病人的病症，综合考虑病人的年龄、发展阶段、民族、文化、性别、性取向、宗教信仰、经济状况、家庭结构等因素，选择合适的研究证据。一般而言，最后的治疗方案应该是研究证据、治疗者与病人三者之间平衡、协作的结果。

(7) 按照需要寻求其他可用的资源，如咨询其他心理学家、转介或使用其他替代的治疗方案。一个治疗者不可能单独治疗所有的心理障碍，在必要的时候，适当地寻求其他途径的帮助也是临床技能的一种。比如，当一个病人在长时间里并未出现预期的结局改善，在检查、反思自己可能存在偏见的同时，还应及时地寻找其他的研究证据、向他人求助或在适当的时机进行转介。

(8) 为临床干预策略或治疗计划寻找有说服力的理由或证据。尽管现在很多治疗方案都是折衷或整合的，而且结局的改善也并非全是由特殊的治疗方案所引起的（治疗关系等共同因素也非常重要），但治疗者正确地进行治疗计划及选择正确的干预策略，仍然是其临床技能的一个非常重要的方面。这些临床技能的获得又特别依赖于清晰的案例解析、相关的研究证据，以及由心理治疗理论或临床经验所提供的改善结局的知识。一些病人的病症较为常见，且已经具有良好的治疗方案，可以直接应用这些治疗方案。但在很多情况下，相关的证据还是很少，这要求治疗者能根据病情进展，寻找有说服力的理论基础或研究证据。

5.2 八大治疗者变量：疗法重要，人同样重要

熊卫、蔺桂瑞、周建南（2002）指出，心理治疗之所以能取得疗效的一个重要机制是病人以治疗者为认同对象，在治疗者的引导下逐渐修正自己，并最终成长起来。换句话说，心理治疗的过程就是治疗者潜移默化地影响病人的过程[①]。治疗者本身就是导致心理治疗结局改变的一个重要变量，不同的治疗者即使使用同一方法治疗同一病人，也可能会有不同的结局。万普德（Wampold，2001）指出："直觉上，一些治疗者的个性特征比其他治疗者更吸引人，得到他们治疗的病人结局也更好。在这方面，治疗者与其他职业的从业者相似，比如一些律师会比另一些律师赢得更多的官司，一些艺术家会比另一些艺术家雕琢出更值得纪念、更富创造性的雕塑，一些老师会比另一些老师教育出取得更多成就的学生。"[②]

治疗者变量是心理治疗结局变量的重要来源。但在过去的20多年中，"手册化治疗、RCT及疗效与实效研究之间的争议，已经使人们很少注意到诸如治疗者的人格、信仰、文化及人口统计学特征等因素，因为它们不能直接通过训练来进行培养。"[③]比如，在心理治疗的疗效研究中，人们主要关注如何使治疗技术的效果最大化，总是尽量将治疗技术之外的所有因素加以控制，用治疗手册使患有同一病症的病人得到相同的治疗。因此，疗效研究一般很少注意到可能导致疗效变化的治疗者因素。与此同时，在心理治疗的实效研究中，人们通常将治疗方案视为独立于治疗者的实体，将治疗者变量当作影响研究结果的变量进行控制，对特定治疗方案能否推广到真实情境中更为关心，同样忽视了治疗者变量对治疗结局的影响。

但是，不重视治疗者变量，并不代表它不对心理治疗结局产生影响。博伊特勒、马查多和诺伊费尔德（Beutler，Machado，

---

① 熊卫，蔺桂瑞，周建南．治疗师的价值观对治疗关系及治疗过程的影响．中国心理卫生杂志，2002, 16(6): 434–438.

② Wampold, B. E. (2001). *The great psychotherapy debate: Models, methods, and ndings. Mahwah*, NJ: Erlbaum, p.184.

③ Lambert, M. J. (2004). (Eds.). *Bergin and Garfield Handbook of Psychotherapy and Behavior Change*. (5th). New York: Wiley.

& Neufeld，1994）[①]将影响治疗结局的治疗者变量专列一章进行了讨论，把它分为二个维度、四个类别（图 5.1）。这两个维度是：①治疗者的客观特征（objective characteristics）一主观特征（subjective characteristics）；②治疗者跨情境的特质（cross-situational traits）一与治疗相关的特殊状态（therapy-specific states）。比如治疗者的年龄、性别、民族都是客观存在的事实，而且在不同治疗环境中都是一样的，所以都属于“客观一跨情境”象限；而治疗者与病人的治疗关系或治疗的理论取向，既是高度主观的个人特质，又与具体治疗情况高度相关，所以属于“主观一特殊状态”象限。

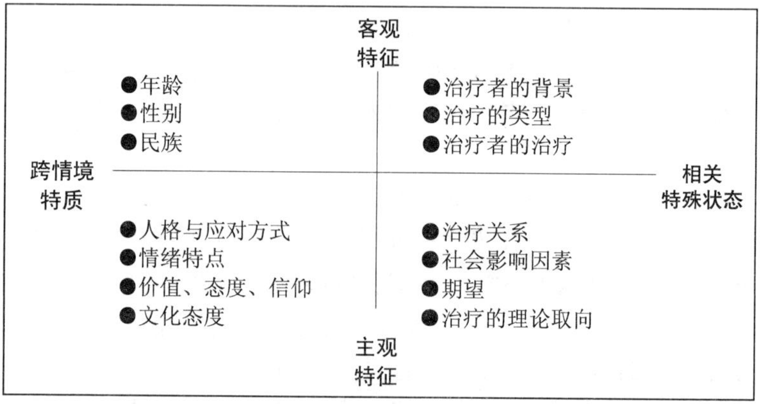

图 5.1　治疗者变量的分类

［资料来源：Beutler，L. E.，Machado，P.，& Neufeld，S.（1994）. Therapist Variables, in Bergin，A. E.，& Garfield，S. L.（Eds.），*Handbook of Psychotherapy and Behavior Change*.（4th）. New York：Wiley，p.231.］

下面主要参考兰伯特（Lambert，2004）的著作，对治疗者变量的内容及对治疗结局的影响进行简要说明：

①治疗者的性别。在心理治疗历史上，从事心理治疗的一般是男性，到现在女性从事心理治疗的比例正在增加。可能有人会认

① Beutler, L. E., Machado, P., & Neufeld, S. (1994). Therapist Variables, in Bergin, A. E. & Garfield, S. L. (Eds.), *Handbook of Psychotherapy and Behavior Change*. New York: Wiley, p.231.

为男性（或女性）治疗者更适合作心理治疗，也可能有人会认为治疗者治疗与自己性别不同的病人时疗效会更好。但事实上，研究证据并不支持这一观点。兰伯特（Lambert，2004）对1990年后的10个有关治疗者性别与治疗结局的相关研究进行了回顾分析，结果发现只有一个研究中性别与结局有着显著相关，而且“治疗者－病人”的性别一致性对治疗结局没有显著影响。

②治疗者的年龄。当前，很少有研究探讨治疗者年龄与治疗结局之间的关系。巴特和明兹（Barber & Muenz，1996）发现治疗者的年龄与治疗结局之间并不存在相关[①]。但是柏克（Beck，1988）对250个治疗者及1 500个病人进行了研究，结果发现那些比病人年轻10岁以上的治疗者的治疗效果，比那些与病人年龄相差不大的治疗者的治疗效果要差，且达到显著水平[②]。

③治疗者所属的种族 / 民族。一般认为治疗者与病人同属一个种族 / 民族，其治疗效果要优于治疗者与病人分属于两个不同民族 / 种族。兰伯特（Lambert，2004）对发表于1990年至2000年的11篇论文进行了分析，结果发现治疗者与病人之间民族一致时（尤其是当两者同是亚裔美国人或墨西哥裔美国人时），其治疗结局要比两者民族不一致要好，且具有显著性差异。

④治疗者所接受专业训练的类型与数量。这是过去关于治疗者变量中研究得相对较多的一种。很多的经典研究，如史密斯、格拉斯和米勒的研究（Smith，Glass，& Miller，1980）[③]及《消费者报告》（1995）[④]等，都发现治疗者专业训练的类型、数量与治疗结局并不存在显著相关。

---

① Barber, J. P., & Muenz, L. R. (1996). The role of avoidance and obsessiveness in matching patients to cognitive and interpersonal psychotherapy: empirical findings from the Treatment of Depression Collaborative Research Program. *Journal of Consulting and Clinical Psychology*, 64(5), 951–958.

② Beck, D. F. (1988). Counselor characteristics: *How they affect outcomes*. Milwaukee, WI: Family Service of America.

③ Smith, M. L., Glass, G. V., Miller, T. I. (1980). *The benefits of psychology*. Baltimore: The Johns Hopkins University Press.

④ *Consumer Reports*. (1995, November). Mental health: Does therapy help? (pp.734–739).

⑤治疗者的职业经验。一般而言，治疗者的职业经验与治疗结局之间存在着显著的正相关，治疗者的职业经验越丰富，治疗效果越好。但一些研究发现治疗者的职业经验并不总会导致更好的治疗结局。职业经验也分成不同的部分，其中一部分仅仅与某些特定类型病症的治疗结局相关，而另一部分则与所有类型病症的治疗结局都存在正相关。而且，总体说来，治疗者的职业经验主要与病人一般性的临床接触相关，而与治疗者的特殊技能发展并不相关。

⑥治疗者的干预类别。这里说的干预（intervention）一般指由相应心理治疗理论发展而来的，导致心理治疗结局改变的程序或技术。对一个病人综合地应用多种干预，就构成了整个治疗。已有研究发现，特殊的干预效应与整个治疗的结局并不存在显著相关。比如，雅各布（Jacobson，1996）将整个认知治疗与缺少某种认知分析技术（一种特定干预）的同一认知治疗进行对比研究，结果发现两者之间没有显著差异，表明这种认知分析技术对结局并没有产生显著影响。他们分析可能是治疗整体理论倾向的作用超越了单个特殊技术的应用[1]。单个技术对治疗结局没有显著影响的现象，使后续研究者假设这些不同的技术是可以相互交换的。也就是说，不是单个的特殊干预技术，而是一系列相关的“技术簇”（cluster）或“技术家族”（family）对结局起作用，一种理论倾向的干预技术也可以在其他理论倾向的治疗中使用。

⑦治疗者的人格。治疗者的人格是影响治疗结局的重要因素，其多种人格特征（或维度）对病人都有潜在影响。但由于这些人格特征（或维度）并不是根据测定心理治疗结局的需要来划分的，加上这些维度之间往往相互重叠，无疑增加了研究的难度。安东努乔、卢因森、斯坦梅茨（Antonuccio， Lewinsohn， Steinmetz，1982）将100多个抑郁症病人随机分配给使用同一治疗方案但不同人格的治

① Jacobson, N. S., & Christensen, A. (1996). Studying the effectiveness of psychotherapy: How well can clinical trials do the job? *American Psychologist*, 51, 1031–1039.

疗者，结果发现没有哪一人格特征与治疗结局之间存在显著相关[①]。伯利和希普斯（Berry & Sipps，1991）研究了治疗者与病人之间人格的一致性与治疗结局的关系，结果发现两者人格差异越大，治疗的结局越积极[②]。但赫曼（Herman，1998）的研究却得出了相反的结论，认为治疗者与病人人格的一致性与治疗结局之间存在显著相关，两者的人格越一致，治疗结局越积极[③]。当前还缺少其他研究对这种分歧进行澄清，但治疗者的人格对治疗结局会产生潜在影响，已经非常确定。

⑧治疗者的价值观、态度与信仰。许多研究者都认为治疗者的价值观与态度是治疗成功的一个重要因素。弗兰克和弗兰克（Frank & Frank，1991）认为心理治疗是一个人际间的劝说过程，在这一过程当中，治疗者的价值观、信仰及乐观主义倾向对克服病人的消沉情绪、重燃希望及帮助病人建构生命意义都有很重要的帮助[④]。在某种意义上，治疗者与病人所进行的治疗是一种价值观的沟通。治疗者希望病人成为怎样的人，以及认为人生应发挥哪些健康的功能，这些其实都是在传播他们自己的价值观[⑤]。

5.3 如何实施循证心理治疗：抽丝剥茧“三A结”

在循证医学背景部分，作者已经提及循证医学的实施有着相对固定的步骤，一般分为五个步骤：①治疗者发现与建构病人的特殊问题；②尽可能地发现能回答这些问题的最佳证据；③评价这些证

① Antonuccio, D. O., Lewinsohn, P.M., & Steinmetz, J. L. (1982). Identification of therapist differences in a group treatment for depression. *Journal of Consulting and Clinical Psychology*, 50, 433–435.

② Berry, W. G., & Sipps, G. J. (1991). Interactive counselor–client similarity and client self- termination type and number of sessions. *Journal of Couseling Psychology*, 38, 120–125.

③ Herman, S. M. (1998). The relationship between therapist–client modality similarity and psychotherapy outcome. *Journal of Psychotherapy Practice and Research*, 7, 56–64.

④ Frank, J. D., & Frank, J. B. (1991). *Persuasion and Healing*, (3ed.), Baltimore: The Johns Hopkins University Press.

⑤ 熊卫，蔺桂瑞，周建南．治疗师的价值观对治疗关系及治疗过程的影响．中国心理卫生杂志，2002, 16(6): 434–438.

据的效度与有用性；④将研究结论应用于病人或病人团体；⑤对治疗的结局进行评估①。循证心理治疗借鉴了循证医学相对成熟的实践模式，只作了小幅改动。作者参考佩奇和斯特里津（Page & Stritzke，2006, p.4）的著作，作了一个循证心理治疗的实践过程图（具体实施步骤亦可参考图1.2）②。

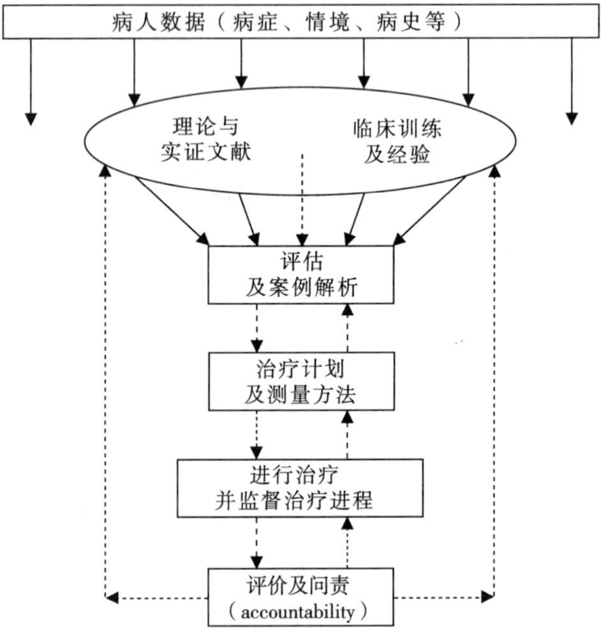

图 5.2 循证心理治疗的实践过程

［资料来源：Page，A. C. & Stritzke，W. G. K.（2006）. *Clinical psychology for trainees*： *Foundations of science-informed practice*. Cambridge： Cambridge University Press， p.4.］

诺克罗斯在2007年主编了一本面向一线治疗者、类似于教材与手册的《循证实践的临床指南》，该书通俗易懂，用整本书的篇

① Trinder, L., & Reynolds, S. (2000). *Evidence-based practice: A critical appraisal*. New York: Wiley-Blackwell Publishing, pp.22-23.

② Page, A. C. & Stritzke, W. G. K. (2006). *Clinical psychology for trainees: Foundations of science-informed practice*. Cambridge: Cambridge University Press.

幅详细介绍了循证心理治疗的实施过程。它将循证心理治疗实施步骤分为六步，并将每一个步骤中心词的首字母组织起来成为了一个“三A结”（AAA TIE），即：① Asking：提出正确、具体的临床问题；② Accessing：获取可能的最佳研究证据；③ Appraising：批判地评价检索到的研究证据；④ Translating：“翻译”并遵循研究证据治疗具体的病人；⑤ Integrating：将研究证据与治疗者的临床技能、病人的特征、文化、偏好整合起来；⑥ Evaluating：评估整个治疗过程的有效性。

5.3.1 提出问题

提出正确而合适的问题是实施循证心理治疗的第一步。但是，并不是所有的研究都是为了回答临床问题，也不是所有病人的问题都能通过研究来回答。“一个治疗者每面对10个病人，大约会有0.7 － 18.5个问题。而且，治疗者对其中大约2/3的问题没有去寻找证据或根本就找不到证据。”[①]。但是，如果改善提出问题的方式，可能很多此前找不到证据的问题，将能在数据库中检索到相关的答案，并最终解决该问题。

因此，要提出一个好的问题就像创作一幅优美的画卷，能否提出好的问题也往往反映出治疗者临床技能的高低。循证心理治疗中提出的问题一般分为背景问题（background question）与前台问题（foreground question）两种。背景问题关心的是病症、诊断、治疗等情境的一般知识，一般用谁（who）、什么（what）、哪里（where）、怎么样（how）、为什么（why）等进行提问，如：针对抑郁症病人，有什么有效的治疗方案？抑郁症与人格相关吗？什么是认知－行为疗法？ DSM － IV － TR有关抑郁症的诊断标准是什么？等等。前台问题关心的是当前病人所面对的即时的、具体的问题，考虑的是怎样用适合检索的方式，查找关于某一病症诊断、治疗及预防的最

① Huang, X., Lin, J., & Demmer-Fushman, D. (2006). PICO as knowledge representation for clinical questions. Retrieved November 10, 2009, from http://www.umiacs. umd. edu/~jimmylin/publications/Huang_etal_AMIA2006.pdf.

好知识，以解决病人的具体问题。

为了检索的方便，循证心理治疗与循证医学一样，在提出前台问题时也有着专门的格式，即PICO格式。PICO是英文中病人（patient）、干预（intervent）、对照（comparison）及结局（outcome）四个单词的首字母，即根据病人存在的具体问题（P），打算采取哪种具体的干预（I），使它与其他的干预措施进行对比（C），最终达到所希望出现的治疗结局（O）。比如，某治疗者在进行精神分裂症的治疗时，提出了如下问题："对于成年的精神分裂症病人（P），采用认知一行为治疗与常规治疗相结合的方法（I），是否比单一进行常规治疗（C）更能阻止其病情复发（O）？"

下面再举一个具体的实例来进行说明。有一个父母亲经常吵架的8岁男孩，他在日常生活中同时表现出注意力缺损多动障碍（ADHD）及对立违抗性障碍（ODD）两种行为障碍。治疗者觉得对这一男孩既可以采取家庭治疗，也可以只针对男孩进行个体治疗。但是，治疗者本身并不清楚这两种治疗方式中哪一种更好、更能改善男孩的ADHD、ODD症状。因此，治疗者开始按照PICO格式进行提问，具体的过程如表5.1。

表5.1　PICO格式化提问

	问治疗者本人……	可能包括在你的问题中的信息	举例
病人（P）	病人是谁？ 病人的关注点是什么？	病人的主要病症、性别、年龄、种族、病史（任何可能影响检索的因素都要收集）	8岁的男孩，注意力缺损多动障碍（ADHD），对立违抗性障碍（ODD），家庭不和谐
干预（I）	你计划怎样对病人进行治疗？	你计划评估或处理的具体情况（你打算采取的治疗方案）	家庭治疗
对照（C）	有其他的替代疗法吗？（有时没有对照）	替代疗法（如果有的话）	个体治疗
结局（O）	进行处理后会出现什么结局？	你所希望的或假设将会获得的结局	改善ADHD、ODD及家庭功能

［资料来源：Norcross，J. C. Hogan，T. P. & Koocher，G. P.（2007）. *Clinician's guide to evidence-based practices: Mental health and the addictions*. New York: Oxford University Press，pp.22-24.］

除了PICO格式，治疗者还应向病人详细询问一些补充问题，以增加对病人问题的理解。如：①你更喜欢哪些治疗方案？②你对哪些服务比较反感？③你对治疗者的专业、性别、民族、语言、宗教信仰或性取向有特别偏好吗？④过去你试过对你似乎有帮助的什么方法吗？⑤过去你试过什么无效的方法吗？⑥对于本次服务的收费状况，你的保险状况及经济承受能力如何？⑦治疗的时间与你的工作、家庭作息时间表有冲突吗？⑧你的家庭或社会能在哪些方面支持你？⑨还有其他专家在同时解决你的健康问题吗？⑩当我们协作制定治疗计划时，还有什么情况要告诉我吗？[①]

5.3.2 获取研究

获取研究证据的信息源头主要有三种：背景信息（background information）、过滤信息（filtered information）与未过滤信息（unfiltered information）。

5.3.2.1 背景信息

背景信息是指与病症相关的一般理论知识，或相关研究证据的综述。这类信息一般不能直接提供治疗者有关治疗的最佳证据，但它能为治疗者提供以下帮助：①熟悉病人所存在问题的背景知识；②识别指称病人问题的具体词汇；③了解这一领域卓有成就的研究者；④熟悉这一领域的文献资料；⑤为进一步检索证据提供更为准确的信息。

背景信息的来源很多，主要有以下几种：①与主题相关的教科书或在线的电子文本，如美国医学国家图书馆免费电子书网（www.ncbi.nlm.nih.gov/entrez/query.fcgi?db=Books），在这里可以免费阅览它所收录书籍的目录及部分书籍的全文；②由美国医生协会创建的每月更新的“医生信息与教育资源网”（Physicians’ Information and Education Resource，ACP PIER，网址为：pier.acponline.

① Norcross, J. C., Hogan, T. P., & Koocher, G. P. (2007). *Clinician’s guide to evidence-based practices: Mental health and the addictions*. New York: Oxford University Press, p.25.

org/index.html）；③一些与心理健康相关的网站，如美国物质滥用与心理健康服务协会（SAMHSA，www.samhsa.gov），及其所属的国家循证项目与实践注册中心（National Registry of Evidence-based Programs and Practices， NREPP，www.nrepp.samhsa.gov/find.asp）；④其他提供一般性知识的网站，如搜索引擎 Google（www.google.com）及中文的百度（www.baidu.com）。对于这类网站，一般应注意它所提供信息的更新日期、这些网站是否由权威机构主管、是否有营利目的、其引用的参考文献是否为学术文献、提供的数据是否值得信任等问题，不能不加批判思考就盲目听从这些信息。

5.3.2.2 未过滤信息

未过滤信息是一些原始的、传统的信息资源。它主要是个体发表的研究证据，为过滤信息的证据提供“原材料”，是其他类型证据的来源及基础。它的缺点是这些信息没有得到评估，数量众多且质量良莠不齐，检索费力，治疗者难以从浩大的信息库中找到真正需要的研究证据。

未过滤信息包括各个与心理治疗或心理健康相关的数据库，主要有如下最常用的几个来源：① Medline，（www.ncbi.nlm.nih.gov/pubmed）； ② CINAHL，（www.cinahl.com/library/library.htm）；③ PsycINFO，美国心理学会创建的有关心理与行为研究信息的数据库，包括文章、书籍及相关的研究报告；④ Google 学术搜索上获得的相关研究论文、书籍章节、研究组织或机构的政策申明，等等。

5.3.2.3 过滤信息

过滤信息是指通过专家的专业分析，对同类成百上千的个体研究进行系统综述，以减轻治疗者阅读负担为目标的信息。它将大量的、多个数据库（包括会议甚至是未公开发表的信息）的研究证据综合起来考察，给出定量的研究结论，节省了治疗者的检索时间，是循证心理治疗绝大多数治疗者使用频率最高的信息来源。它的缺陷是创建符合条件的证据比较困难，因此目前还有很多问题检索不到合适的研究证据。

循证心理治疗过滤信息的来源主要有以下几个：①考科蓝

协作网（www.cochrane.org）。它是世界上最大的循证医学证据数据库，在众多的系统综述中，存在着心理健康方面的部分研究证据，可供循证心理治疗的治疗者使用。②坎贝尔协作网（Campbell Collaboration Reviews）。成立于2000年，它主要对教育、社会公平及犯罪学方面的研究证据进行系统综述与元分析，提供相关的行为科学证据。它与考科蓝协作网一样，提供了超过11 000条记录，供全世界的用户免费使用。③BMJ临床证据（BMJ Clinical Evidence）。④循证医学杂志。如《循证心理健康杂志》（ebmh.bmj.com），以及其他心理学杂志的一些专栏，如《美国精神病学杂志》（ajp.psychiatryonline.org）每月出版的“精神病的新治疗”栏目。

5.3.3 批判评价

从第二步搜集到的研究中，如果已经有权威的、经过其他专业研究者批判评价的过滤信息，或存在着相关的治疗指南，那就可以直接跳过此步进行治疗。但是，由于当前循证心理治疗开展的时间不长，过滤信息远远不够，在很多情况下，治疗者在第二步中搜集到的是未过滤的、大量的单个研究（individual research）。这些研究与检索主题有近有远，质量有高有低，而且各个研究之间的结论并不总是一致，有时甚至会截然相反。在这种情况下，有必要将检索到的研究证据进行批判评价，以确定最能指导治疗实践的最佳证据。

批判评价一般分为两个阶段。第一阶段，对搜集到的单个研究进行评价。这种评价主要是从研究的设计入手。虽然针对不同的问题应该采取不同的研究设计，但一般而言，大样本、多中心、随机、双盲、有对照组的RCT是应该得到优先考虑的“金标准”。如果单个研究的设计出现了明显的问题，如：样本取样有偏差、没有对样本特征进行详细说明、统计方法存在明显缺陷、对研究结论作过度的推论，等等，这些研究就应该被马上剔除，不再纳入下一阶段的分析。第二阶段，对经过评价后的单个研究进行元分析。面对大量的单个研究，传统的陈述性综述（narrative review）用分类、描述性的语言对多种研究进行综合，既难以得出定量的结论，也容易混入综述者的主观偏见。所以，批判评价者一般运用元分析进行定量分析，将多个单个研究的结论综合起来，形成一个定量的研究结论，供治疗者使用。

5.3.4 迁移证据

所谓迁移证据，是在前述三个步骤所获得的最佳研究证据的基础上，评估这个最佳证据能否“翻译”、“迁移”到具体情境中。循证心理治疗很重视这一个步骤，借用 CONSORT 声明来综合评价这些证据是否能进行合适的推广与迁移。所谓 CONSORT 声明，是在 20 世纪 90 年代中期由一批临床实验学家、统计学家、流行病学家和生物医学编辑所组成的国际小组（合称为“测验报告之联合标准小组”，即 Consolidated Standards of Reporting Trials， CONSORT）所起草的一个声明，这个声明提供了一个 RCT 的执行流程图及一个 RCT 的项目核对表，旨在提高报告 RCT 的质量，便于读者了解实验的实施，以及评价其结果的有效性[①]。这一声明经过修订后，精选了 22 个项目，涵盖了实验文题、摘要、引言、方法、结果和讨论等所有的部分。经验证据表明，如果不报告这些信息，RCT 会对疗效产生错误估计。而且，声明中提到的这些信息还常常被用来判断实验结果的可靠性和相关性。比如：怎样纳入被试？如何及何时实施干预？基于什么科学背景或原理？怎样进行随机分组？是否使用双盲设计？统计方法是否合理？实验结果的可推广性如何？等等。

在 CONSORT 声明所列出的选项中，其中有一项明确地提到了实验结果的“可推广性”，它为治疗者判定研究证据是否可以进行迁移提供了具体标准。此外，除了 CONSORT 声明外，治疗者还应考虑如下问题：①是否存在潜在的伤害。一般的治疗都会有副作用，会对病人造成伤害。“治疗是正确的，但病人却死了”这样的事情

---

① CONSORT 小组 . CONSORT 声明：提高平行随机实验报告质量的修订建议 . 江谋岳译 . Retrieved November 10, 2009, from http://www. consort-statement. org/index. aspx?o=1437, 2009.

也不少见。研究发现，大约有5%－10%的病人会在接受心理治疗的时候病情恶化。因此，在决定将研究证据应用于治疗实践中之前，有必要考虑治疗可能带来的潜在伤害。要特别规避一些公认的有害的治疗方案，比如用天使疗法来治疗心理障碍，用电击头部的方法来治疗酒精依赖，用Luscher颜色测验（Luscher Color Test， LCT）进行人格评估等，这些均是专家一致认为最不值得信任的方法[①]。②进行成本－效益分析与风险－效益分析。在日常实践中，并非疗效最好的治疗方案才是最好的，治疗者还应针对病人的支付能力、是否有保险等情况进行成本－效益分析。一个好的治疗方案如果过于昂贵，病人根本支付不起，也就不是一个好的方案。此外，即使是一些有效的心理治疗，也还要注意考虑是否存在风险。比如，一些生物医学治疗，如应用电击、深度脑刺激等技术时，应该考虑是否会对病人造成永久性伤害，要进行综合的风险－效益评估。

表5.2 CONSORT声明

论文部分主题	项目	描述	报告页码
文题摘要	1	如何把参加者分配到干预组（如：“随机分配”、“随机化”、“随机指定”）	
引言背景	2	科学背景和原理的解释方法	
被试	3	参加者的合格标准；资料收集的环境和地点	
干预	4	各组干预的准确详情；如何及何时实施了这些干预	
目的	5	特定的目的和假设	
结局	6	清楚地界定主要和次要结局指标，可能的话，描述任何用于增强测量质量的方法（如：多重观察、培训评估者）	
样本量	7	样本量是如何确定的；可能的话解释中期分析情况和终止实验的规则	

① Norcross, J. C., Koocher, G. P., & Garofalo, A. (2006). Discredited psychological treatments and tests: A Delphi poll. *Professional Psychology: Research & Practice*, 37, 515–522.

续表

随机化顺序产生	8	产生随机分配顺序的方法，包括任何限制措施（如：模块化、分层）	
随机化分配隐蔽	9	实施随机分配顺序的方法（如：编号的容器或中心的电话），明确在实施干预前顺序是否封存	
随机化实施	10	谁产生的分配顺序；谁登记的参加者；谁将参加者分配到各组中	
盲法（掩蔽）	11	参加者、实施干预者和那些评估结局者是否对分组情况一无所知	
统计学方法	12	比较各组主要结局的统计学方法；额外分析如亚组分析和调整分析的方法	
结果被试流动	13	各阶段被试的流动（极力推荐一种流程图）。报告各组随机分配、接受治疗、参加者在不同阶段的流动情况（强烈推荐图示），特别是就各组而言，报告随机指定的参加者、接受预期的治疗、完成研究草案和分析主要结局的人数；描述与计划的研究草案的差别，及其原因	
招募	14	用日期来明确招募和随访时间	
基底资料	15	各组的基线人口统计学资料和临床特征	
分析的人数	16	每次分析各组的参加者人数（分母），分析是否是“意向处理法”；可行的话，用绝对数描述结果（如：10/20，而非 50%）	
结局和评估	17	总结各组的主要和次要结局结果，评估的效应大小及其精度（如：95% CI）	
辅助分析	18	报告任何其他的分析结果来解决结果的多样性问题，包括亚组分析和调整分析，指出哪些是有待详细说明的，哪些是探索性的	
不良事件	19	每个干预组的任何重要不良事件和副反应	
讨论解释	20	综合考虑研究假设、潜在偏倚或不精确的来源和分析及结局的多样性的危险，解释结果	
可推广性	21	实验结果的可推广性（外部有效性）	
总的证据	22	在现有证据的背景下，全面解释结果	

［资料来源：CONSORT 声明：提高平行随机实验报告质量的修订建议 . 江谋岳译 . Retrieved November 10， 2009， from http：//www.consort-statement.org/index.aspx?o=1437.］

总体说来，只有考虑到了实验证据与真实情境的不同，确定这些不同不会对真实的治疗造成很大的影响时，才可以确定将最佳证据“迁移”到具体情境中，开始第五步的整合治疗。

5.3.5 整合治疗

从第一步到第四步，治疗者检索、评价并选择了所需要的研究证据，对其是否可以迁移到现实情境中进行了批判分析。现在是开始治疗的时候了。但是，前面所谈到的所有步骤，都只是在搜集、评价最佳证据。具体到真实的治疗情境中，只根据研究证据是难以进行有效的心理治疗的。循证心理治疗是一种整合的治疗，它要求治疗者针对具体的病人，出色地运用自己的临床技能，正确地将检索到的研究证据应用于现实的情境。在真正开始治疗时，病人、临床技能与研究三个方面，都应纳入治疗者考虑的范围，缺一不可。

因此，在具体的治疗过程中，要很好地将治疗者的临床技能，研究证据及病人的特征、偏好与价值观等三个方面整合起来。①如果研究证据与病人的特征相匹配，病人本身也有使用这种治疗证据的愿望，但治疗者本身不具备执行这种治疗的临床技能，那么这种治疗不是循证心理治疗。如恐惧症病人倾向于经研究证明有效的行为主义治疗方案，但如果治疗者主要是精神分析取向的，没有这方面的能力，这样的治疗将是不成功的。②如果研究证据与治疗者都认为某种方案适合治疗病人，但病人却不喜欢这种治疗方式，那么这种治疗也不是循证心理治疗。如治疗者与研究证据均认为用行为疗法治疗恐惧症病人较好，但病人不喜欢这种“冰冷”的治疗方式，执意选择人本疗法，这也不是循证心理治疗。③如果病人与治疗者都倾向于使用同一种治疗方式，但当前研究证据并不支持这种疗法（或最佳证据是支持另一种疗法），那么这种治疗也不是循证心理治疗。比如，在治疗焦虑时，治疗者与病人都倾向于使用人际疗法，但研究证据却表明最合适的治疗方法是认知－行为疗法，则这种治疗也不是循证心理治疗。

因此，面对前面探索到的研究证据，具体的临床决策还有三种可能：接受它，改造它或放弃它（adopt it，adapt it，or abandon it）。如果研究证据契合当前的情境，治疗者有信心使用它，且病人也有积极的意愿，那么临床决策时就应接受它。如果研究证据有效，但相对于具体的病人、病症及情境而言，证据还不够充分，治疗者应考虑对其进行修正或补充，加以改造后再使用。如果研究证据有效，但它不能应用到当前的情境中，或在治疗过程中病人出现病情恶化的现象，则应果断终止并放弃这种治疗。

5.3.6 评估结局

单次治疗的结束并不意味着整个循证心理治疗的结束。治疗者在单次治疗结束后还应该进行总体评估，总结其中的经验教训，不断完善、修正、发展自己进行循证治疗的能力。这种评估是全面的，主要包括三个方面：①对治疗者自身的表现进行评估；②对治疗方案的有效性进行评估；③对治疗进行卫生经济学、伦理学评估。

首先，对治疗者自身的表现进行客观的评估。如果治疗者仅仅根据在治疗过程中接受的混乱的感觉信息或事后零散的记忆来进行评估，便一定会存在主观的偏见，导致治疗评估出现偏差。“尽管治疗者相信自己能够作出精确的判断，但事实上他们在评估病人的改善或自己对病人的共情经历时表现很糟糕。”[①]特赖恩等对多个研究进行了元分析，结果发现治疗者与病人对他们之间的治疗关系的质量进行等级评定时，相关系数较低，只有0.33[②]。治疗者通常会存在一些自己难以意识到的偏见，高估病人改善的程度及病人对自己的满意度。这些偏见包括：①通常只寻找对自己有利的证据，忽略对自己不利的证据；②夸大自己的信念，将小样本得出的结论

---

① Hannan, C., Lambert, M. J., Harmon, C., Nielsen, S.L., Smart, D.W., Shimokawa, K., et al. (2005). A lab test and algorithms for identifying clients at risk for treatment failure. *Journal of Clinical Psychology*: In Session, 61, 155–163.

② Tryon, G. S., & Winograd, G. (2002). Goal consensus and collaboration. In J. C. Norcross (Eds), *Psychotherapy relationships that work* (pp.109–125). New York: Oxford University Press.

作无限制的推广；③无意识地认为自己比其他治疗者的平均水平表现要好；④如果病人没有出现预期的改善，不是治疗出了问题，而是病人没有遵循自己的建议；⑤以记忆中某次治疗成功的突出事件来取代正常的推理。

因此，治疗者通常要对自己的行为持慎重的反省态度，去除这些偏见。比如：①主动地考虑治疗是否还可能有其他的结局，降低自己的过度自信；②注意那些通常可能被忽略的数据，如有关治疗有效性的概率数据；③不要过分地相信自己的记忆，做好充分的记录；④在寻找支持自己结论的证据时，也要尽量注意那些不支持该结论的证据；⑤尽量减少全或无的决策方式，学会基于概率数据进行决策（如诊断时，不是说病人符合条件 A、B、C，所以他是抑郁症患者，而是说他患抑郁症的概率有多大）。

其次，对治疗的有效性进行评估。单次治疗结束后，对其有效性的评估不仅要看它是否达到了当初制定的治疗目标，还应注意该治疗的疗效是否得以保持，考察它与其他的替代方案相比是不是更为有效。具体说来，包括以下三个方面：①对病人进行回访。治疗结局的好坏，不只反映在当前的疗效方面，还包括治疗效果能否持久、会不会复发、复发的间距时间有多长等问题；②与相关循证心理治疗的指南进行对比；③与已经建立的与同类病人结局相关的基准点进行对照。

最后，进行卫生经济学、伦理学评估。在很多情况下，治疗的成本－效益及风险－效益情况要在治疗完成后才能得出最后的结论。因此，治疗者要特别注意收集并评估这些资料，为以后的治疗服务。而且，关于治疗过程的伦理学评估也必不可少，而且通常是被忽略的一个部分。治疗者应该参照相应的伦理学原则、规范或标准（如 APA 制定的伦理学规范），如果发现存在伦理问题，应及时修正或终止该治疗方案。

5.4 培养治疗者：从 Boulder 模式到 EBP 模式[①]

早期的临床心理学家通常是“直观的实践者”（intuitive practitioner），忽视研究证据，往往根据自己的经验、老师的教导及发表在杂志上的个案进行实践[②]。1949 年，博尔德会议提出了著名的“科学家—实践者”（scientist-practitioner）模式，正式将科学研究的训练列为临床心理学毕业生培养计划的一部分。该模式影响很大，但并没能成为临床心理学唯一的培养模式。临床心理学始终处在不断的流动、演进的过程中，临床心理学家也一直没有固定的形象，对其进行培养的模式也在不断变化[③]。在这里，作者选择了四种富有代表性的临床心理学家的培养模式，介绍了 60 年来美国临床心理学培养模式的演进轨迹，并在此基础上重点阐述了循证心理治疗者的培养问题。

5.4.1 四种经典的培养模式

5.4.1.1 “科学家—实践者”模式

1949 年 8 — 9 月，73 名心理学家在美国科罗拉多州的博尔德举行了为期 15 天的会议，就 70 个问题的解决方案达成了一致，其中最为著名的一项成果就是提出了一种新的临床心理学培养模式，史称“科学家—实践者”模式或“Boulder 模式”[④]。该模式认为社会对临床心理学的需求主要包括心理学实践与科学研究两个方面[⑤]。其核心目标是将毕业生培养成既能从事科学研究，又具有临

---

① 本节内容主要基于作者已经发表的一篇文献，具体参见：杨文登，叶浩生．美国临床心理学培养模式的演进及展望．心理科学进展，2010, 28(5): 741–751.

② Barker, C., Pistrang, N., Elliott, R. J. (Eds.). (2002). *Research Methods in Clinical Psychology: An Introduction for Students and Practitioners*. (2nd). Chichester: John Wiley & Sons, pp.20–21.

③ Wiens, A. N. (1969). Scientist–professional: The appropriate training model for the mainstream of clinical psychology. *Professional Psychology*, 1(1), 38–42.

④ Baker, D, B., Benjamin, L. T. (2000). The affirmation of the scientist–practitioner: A look back at Boulder. *American Psychologist*, 55, 241–247.

⑤ Raimy, V. C. (Eds.). (1950). *Training in clinical psychology*. New York: Prentice Hall, pp.20–21.

床技能的“科学家－实践者”。它主要有以下特征：①基于科学原理对病人进行心理测验、评估与干预；②治疗决策应整合科学研究的成果；③利用科学研究改善心理治疗的疗效；④毕业生首先被训练成为心理学工作者，然后是临床治疗者；⑤最高学历是博士学位，毕业时应呈交有创新贡献的学位论文。

“科学家－实践者”模式一直是临床心理学培养的经典模式，在历史上具有里程碑的意义[①]，深刻地影响了后世临床心理学家培养的理念与实践：①它首次将临床心理学的研究技能与实践技能区别对待。在此前的教育中，虽然有些机构更倾向于教授研究技能，而另一些更倾向于教授实践技能，但并没将研究与实践严格分离开来。“科学家－实践者”模式的出现，以“科学家”、“实践者”的方式来界定临床心理学家的形象，以非常直观的形式将研究与实践进行了分离。②强调科学研究的作用。临床心理学毕业生（尤其是博士生）的培养应该像其他学术性专业一样，教授他们科学研究的方法，训练其运用已有的科学结论，以科学的方法、工具及技术来治疗病人，并在治疗过程中同时进行“基于实践的研究”（practice-based research）。因此，按这种模式培养出来的博士一般被授予哲学博士学位（PhD）。直到今天，大部分临床心理学博士还在接受这种学位。③强调临床心理学毕业生的培养必须有专门的、独立的机构。该模式认为主要的培养机构应是属于大学的具有资质的心理学系，有着专门的培养计划与相应的教学人员、设备配置。其他机构，如医学院或独立的研究机构不具有培养资格。

“科学家－实践者”模式的出现引发了巨大争议，其争论一直持续到今天。它富于理想主义色彩，试图培养全能的临床心理学家。但在现实的操作过程中，并非所有人都希望同时具备研究与实践两种技能，他们具有不同的偏好。对那些只想学习实践技能的人来说，严格的科学训练是枯燥、乏味的经历，甚至只是一种时间的浪费。事实上，这种模式的发展的确与其初衷相悖，培养出来的首先是科

① Shapiro, D. (2002). Renewing the scientist-practitioner model. *The Psychologist*, 15, 232-234.

学家（研究的生产者），然后才是实践者（研究的消费者）。大部分毕业生倾向于寻求研究的岗位，继续从事科学研究，其中部分人甚至终生不再从事治疗实践。

5.4.1.2 “实践者—学者”模式

当“科学家—实践者”模式在美国盛行时，英国临床心理学界采取了另外一种不同的培养方式。蒙特·夏皮罗（Monte Shapiro, 英国临床心理学的创造者之一）认为临床心理学应更多地培养“应用科学家”（applied scientist），主要训练学生“使用”而非“生产”科学研究[①]。在他看来，临床心理学家需要重视科学知识，但不一定要亲自动手去作研究。他们应重点发展应用科学研究的能力：①将普通心理学的研究发现应用于临床心理学领域；②使用已经被科学证明有效的评估方法；③以科学的态度进行临床实践，形成关于病人病症的本质及决定因素的假设，并收集研究数据以检验这些假设[②]。

在英国培养模式的影响下，美国心理学界开始反思“科学家—实践者”模式相对忽视实践的弊端。1973 年，在科罗拉多州的另一个城市韦尔召开了“心理学职业培养水平与模式”的会议，在会上提出了一种新的、更偏向于培养实践者而不是科学家的教育模式，史称“实践者—学者”（practitioner-scholar）模式或“Vail 模式”。它主要有以下特征：①降低研究训练的比重，强调临床实践技能的培养。将毕业生首先培养成能应用科学知识来解决病人具体问题的“实践者”，然后才是懂得研究并“消费”研究的“学者”。②拓展了临床心理学培养机构的范围。它直接导致了面向应用的心理学博士学位（PsyD）的出现，除了大学心理学系外，大学附属的职业学院甚至某些具有资质的、独立的临床心理学私营培训机构都可以授予这种博士学位。2009 年，APA 认可的心理学博士学位授予机

---

① Shapiro, M. B. (1967). Clinical psychology as an applied science. *British Journal of Psychiatry*, 113, 1039–1042.

② Barker, C., Pistrang, N., & Elliott, R. J. (Eds.). (2002). *Research Methods in Clinical Psychology: An Introduction for Students and Practitioners*. (2nd). Chichester: John Wiley & Sons, p.22.

构已经发展到59家。③它的入学门槛比“科学家—实践者”模式要低，但一般要求学生具有更多的实践经历。④课程设置更偏重于实习与实践。

“实践者—学者”模式与“科学家—实践者”模式从“实践者”在连词中位置的不同就可大致看出两者的区别。前者的毕业生更多成为了有执照的临床工作者，他们大多认可自己是实践者而非教育家或研究员；后者的毕业生一般继续从事学术研究，成为了研究者或教师。两者各有所长，但都同时受到了批评[①]。“科学家—实践者”模式的毕业生在理论上应能同时胜任科学研究与治疗实践，但实践情况并非如此。一般经历6－7年才获得哲学博士学位的毕业生确实知晓不少的理论知识，但相对缺乏实践与动手的能力。他们到了实习地点还不知道如何实施与解释心理测验，对于病人缺乏同情式理解，不懂得案例解析，甚至不能开口进行简单的心理咨询。“实践者—学者”模式急于求成，大批量地生产心理学博士，其毕业生一般拥有较好的实践技能，但其中一些人不能完成一个简单的治疗研究，甚至难以看懂相关的研究报告。

“实践者—学者”模式与“科学家—实践者”模式看似对立，但并非只能“二中选一”。事实上，它们各有千秋、相辅相成，满足了学生的不同兴趣。前者使毕业生不会忘记自己职业的主要目标，用心理学的知识去帮助需要帮助的人[②]；后者使毕业生不只是简单、被动地使用研究知识或变成“从心理学贩子买进技术的人”[③]。

5.4.1.3 “临床心理科学家”模式

“实践者—学者”模式培养机构的拓展，降低了临床心理学招生的准入门槛。自主经营的职业学校为了获取更多的利润，大批量地生产毕业生。但是，这些培养机构的经费、师资、实习资源等均

---

① Trull, T. J., & Phares, E. J. 临床心理学：概念、方法与职业．丛中，张伯全译．北京：中国轻工业出版社，2005: 49–51.

② Norcross, J. C., & Castle, P.A. Appreciating the PsyD: The facts. Eye on Psi Chi, 2002, 7: 22–26.

③ Trull, T. J., & Phares, E. J. 临床心理学：概念、方法与职业．丛中，张伯全译．北京：中国轻工业出版社，2005: 50.

不够稳定，其毕业生质量不平衡，整体质量呈下降的趋势。

1990年，麦克福尔就任APA临床心理学分会的第三分支（Section III）的主席，在其发表的就职演说中，批判了前面提到的两种模式，高调地宣示了临床心理学的科学性，认为临床心理学培养毕业生的目标应该是“临床心理科学家”①。在这篇引起广泛争议的演说中，麦克福尔用强硬的措辞及绝对的语气表达了自己的立场（其后发表的文章题目就是《临床心理科学宣言》），提出了有关临床心理科学的一条基本原理及两条推论：

基本原理：科学的临床心理学是唯一合法并可接受的临床心理学形式。

推论1：在未达到如下四个标准之前，除非是严格地控制了实验条件，否则不应该向公众提供心理学服务：①必须清晰地描述服务的本质；②必须清晰地阐述服务所应获得的利益；③这些利益应该经科学证明确实有效；④必须实证地消除可能出现的弊大于利的负面效应。

推论2：临床心理学的博士培养项目主要的和压倒一切的目标必须是尽可能培养出能胜任工作的临床科学家。

在“推论2”中，麦克福尔对“科学家－实践者”模式进行了质疑与批判，认为该模式的培养目标是自相矛盾的。从语义上说，如果科学家与实践者是同义词，那么中间的连接符号就没有必要；如果两者具有不同的意义与目标，是相互竞争的“二选一”或相互补充的“独立成分”，那么要培养有“两个头”的临床心理学家就很困难，甚至是不可能的。他认为“科学家－实践者”模式实际上预设了一种二元论立场，即把临床心理学划分为两个对立领域：要么是临床科学，要么是临床实践。但是，研究生培养毕竟不同于中专或职业学校对技术工人的培养，科学的培养模式不应只关注学生特殊领域实践技能的培养。好的培养模式应是严格的、独立的、学术的，有着灵活的批判性思考，并能成功地解决问题。而且，良好

① McFall, R. M. (1991). Manifesto for a science of clinical psychology. *Clinical Psychologist*, 44, 75–88.

的临床实践技能是临床心理科学家培养的题中应有之义。

麦克福尔（Mcfall）提出的“临床心理科学家”模式（clinical psychological scientist）产生了重大反响。1991年，由他所领导的第三分支正式更名为“临床心理科学协会”。1994年，25名著名的临床心理学家在美国印第安纳州立大学召开了主题为“21世纪的临床科学”的会议，成立了临床心理科学研究院（Academy of Psychological Clinical Science， APCS）。这个组织隶属于美国心理协会（APS），设有多个研究生培养项目，是临床心理学研究生与住院医生重要的培训机构。它的使命是发展临床科学，训练毕业生科学研究与临床实践相结合的方法，提高人类的适应功能，对人类行为、情感、认知及健康方面的问题进行评估、理解、改善及预防，在多方面应用与科学证据一致的知识。其主要的目标是：①培养既能促进科学又能运用科学知识的毕业生；②促进临床研究、理论与其他相关学科的整合；③提高临床科学在培训、研究、经济赞助和就业等方面获得更多资源的机会；④以灵活、创新的方式运用临床科学，治疗人类的疾患或障碍；⑤促进临床心理科学在决策者、实践者及消费者群体中传播[①]。

5.4.1.4 “当下的临床科学家”模式

“临床心理科学家”模式再次强调了科学研究的重要意义，认为毕业生应更多地是一个面向临床问题的科学家。“这种劳动分工听起来是符合逻辑的，但它存在着许多潜在的缺点”[②]：①临床科学家可能太过远离实践，不能作出对实践者有意义的研究；②实践者可能被迫沦为研究的消费者或纯粹的技术工；③知识的创新往往来源于临床实践，而非来自于研究；④抽象的研究与具体的实践存在着距离，研究的执行不能代替实践的开展。

斯特里克和特里尔韦勒（Stricker & Trierweiler，1995）提出了

---

① Trull, T. J., & Phares, E. J. 临床心理学：概念、方法与职业 . 丛中 , 张伯全译 . 北京：中国轻工业出版社 , 2005: 52.

② Barker, C., Pistrang, N., Elliott, R. J. (Eds.). (2002). *Research Methods in Clinical Psychology: An Introduction for Students and Practitioners*. (2nd). Chichester: John Wiley & Sons, p.24.

一种名叫“当下的临床科学家”（local clinical scientist）的培养模式。这种模式并不主张所有毕业生都进行科学研究，转而强调毕业生应该以科学家从事研究的态度投入到治疗实践中。它强调将治疗场所当作科学研究的实验室，针对“当下的”（local）病人进行细致的观察，对具体问题进行具体分析[①②]。所谓“当下的”一词，主要有四个方面的含义：①指普遍的科学知识在具体情境中的应用，普遍的、抽象的科学知识与具体的、鲜活的治疗实践之间，存在着一定的鸿沟（research-practice gap）。要在治疗中应用科学知识，就必须解决科学研究的“可推广性”问题，而这又有赖于掌握着科学知识的治疗者，让他们针对当时当地的情境，进行合适的治疗；②指有关特定群体（尤指某一文化或亚文化群体）的知识；③指有关临床研究的特殊的、具体的研究方法（如质化研究中，研究者本人在治疗过程中进行的研究）；④指当下的“时一空”概念，即指当时当地具体的治疗者、病人及治疗环境。

“当下的临床科学家”模式鼓励科学的批判性思考，主张在具体的临床情境中应用科学知识，但它并不反对生产科学知识，“这种态度并不能表述为唯一地、严格地使用经实验证明有效的方法”[③]。临床心理学家同样有义务进行科学研究，但这些研究并不局限于随机、控制的研究，其他的许多研究，如质化研究、单一个案研究等均是科学研究的方法。总之，这种模式最核心的思想是将治疗者与病人的每一次互动都当作一个科学研究的课题，治疗者要从研究文献中获得证据，尽最大努力去应用它，并将其与自己在具体情境中的直觉经验结合起来进行治疗，观察治疗效果，总结经验以应用于下一位病人。

---

① Stricker, G., & Trierweiler, S. J. (1995). The local clinical scientist: A bridge between science and practice. *American Psychologist*, 50, 995–1002.

② Trierweiler, S. J., & Strieker, G. (1998). *The scientific practice of professional psychology*. New York: Plenum.

③ Stricker,G. (2000). The scientist-practitioner model: Gandhi was right again. *American Psychologist*, 55, 253–254.

5.4.2 四种模式发展的历史逻辑

上文在阐述四种模式的演进时，只关注了临床心理学内部的发展因素，并未完整地说明这些模式演进的背景及原因。下文将结合与临床心理学发展相关的社会、组织因素，从更广泛的时代背景下来审视促进这些培养模式进行更替的动力因素。

众所周知，美国心理学界一直存在着分歧甚至分裂。心理学是一门科学还是一门职业？心理学家是科学家还是职业家？是知识的生产者还是消费者？心理学科的资源应向科学还是应用倾斜？这些问题一直在困扰着心理学家们，在组织机构、成员的价值观及行事风格等方面，均存在着类似于斯诺所说的“两种文化”。这“两种文化”的争斗，在某种程度上形成了“时代精神”，反过来又影响着临床心理学对下一代的培养与教育。

1892 年 APA 刚成立时，霍尔通知的 26 名成员中绝大部分是心理科学家，APA 也更多地是一个“知识分子协会”。此后，以铁钦纳等人为代表的学院派认为心理学应该是一门纯科学，以商业性营利为目标的应用心理学是不可容忍、不能登堂入室的。从事临床、应用的心理学家在学会中地位较低，很少被选入领导岗位[①]。1917 年，临床心理学家不堪忍受，退出 APA，组建了“美国临床心理学家学会”。APA 为了保持组织的完整，修改了自己的章程，成立了临床心理学分会，接纳出走的临床心理学家，使这一危机暂时消解。但到了 1938 年，分歧再度恶化，部分临床与咨询心理学家再次宣布退出 APA，成立了“美国应用心理学学会”，与 APA 分庭抗礼长达 4 年。直到第二次世界大战爆发，为共同应对国家危机，两个组织才再次合二为一。在这样一段时间里，“心理学是一门科学，首先应该培养科学家”的理念始终占据上风。临床心理学家虽然一直处于劣势，但其试图证明自己地位的呼声也从未被淹没。所以，在 1949 年博尔德会议上提出的“科学家－实践者”模式实质上是双方角力的结果，其势力的对比从“科学家”与“实践者”在连接

① 叶浩生 . 西方心理学的历史与体系 . 北京：人民教育出版社 , 1998: 630–635.

词中的顺序就可窥一斑。

二战结束后，情况发生了重大变化。在战争中受到心理创伤的人们数以万计，这大幅增加了社会对临床心理学家的需求。美国联邦政府及国防部加大了对临床心理学的投资力度。心理学要能马上、直接地解决实际问题，学院派的心理学家在巨大的社会需求面前开始趋于劣势。双方的势力此消彼长，越来越多的临床心理学家掌控了各个 APA 要位，APA 代表大会讨论的议题绝大部分与应用、临床心理学有关，从事科学研究的学院派心理学家受到排斥。1988 年，学院派的科学家们终于忍无可忍，包括班杜拉等人在内的部分科学家为了保护自己的利益，宣布从 APA 分裂出来，另建了美国心理协会（APS），其成员在半年内就超过了 5 000 人，直到今天仍与 APA 并存。在临床心理学占据上风的时代氛围中，出现了以直接面向临床的治疗者为主要培养目标的“实践者—学者”模式，并将“实践者”放在连接号的前面也就可以理解了。

但几乎就在韦尔会议召开的同时，美国面向老年人的联邦医疗保险（Medicare）与面向穷人与低收入者的医疗补助制度（Medi-caid）正在深入发展。美国的医疗费用迅速增长，人均医疗费用在全世界名列前茅，但国民的健康情况仍不容乐观。即使到了 21 世纪，世界卫生组织的报告指出，美国的人均医疗费用支出比其他工业化国家都高，但其国民健康情况却没有比其他国家更好[①]。1973 年，为了应对日益增长的医疗费用，同时又不至于损害到国民健康的利益，美国健康维持组织（HMO）通过了一个法案条例（Act of 1973），强制改变原有的医疗体系，对医院进行了大幅改革，以缩减医疗开支、提高医疗效率。一场声势浩大的“管理医疗”（managed care）运动开始兴起。

管理医疗主要采取以下途径来达到自己的目标：①在管理上拉近医生与病人的距离，节省中间的管理费用；②将保险的部分资金用于预防而不是治疗疾病；③严格监管医疗进程，要求治疗者使用

① World Health Organization. (2001). The World Health Report 2000: Health systems: Improving performance. Geneva, Switzerland: Author.

经科学证明最为有效的治疗方式，以尽可能低的成本达到最好的治疗效果。最后一点是“管理医疗”的核心理念，对临床心理学产生了重大影响。此后，随着越来越多的精神疾病被纳入管理医疗的投保范围，临床心理学家不再按提供服务的时间直接向病人收费，转而开始与保险公司等第三方付款机构进行接触。

管理医疗使临床心理学的培养模式再一次发生了戏剧性的变化。在管理医疗看来，用雇佣一个临床心理学博士的钱可以雇佣2－3个其他的社会工作者，如果博士能做的事其他人也能做，那为什么要多花几倍的钱？所以，临床心理学家必须证明自己存在的价值，证明付款机构所付的钱是值得的。那该怎么证明呢？唯一的办法就是充分利用手中所持有的“心理科学”。现实的压力迫使临床心理学家们重新回归到科学的行列，运用科学的方法，不仅证明自己所采取的治疗最为有效，还得证明其服务的成本－效益最为“划算”。美国临床心理学界为了培养能够适应这一发展趋势的毕业生，麦克福尔发表措辞强烈的宣言、“临床心理科学家”模式以及隶属于APS的临床科学研究院的出现也就不足为奇了。但是，严格的科学并不能解决所有具体的临床问题。因此，作为“临床心理科学家”模式的一种继承与修正，“当下的临床科学家”模式的出现也就在情理之中。

5.4.3 EBP模式的异军突起

5.4.3.1 上述四种培养模式存在的问题

上述临床心理学的四种培养模式符合当时社会发展的趋势，侧重点各有不同，但它们有一个共同点：都承认临床心理学毕业生应同时具有科学研究与临床实践的能力。这在本质上并没有跳出1949年博尔德会议所提出的框架，只不过其中一些模式更强调科学研究训练与科学知识的生产，而另一些模式则更强调临床实践及对科学知识的消费。贝拉（Belar，2000）在纪念“科学家－实践者”模式确立50周年的一篇文章中所指出的“科学家－实践者”模式至今仍然是具有诱惑力的临床心理学培养的基础模式[1]。斯特里克也曾坦诚地宣称自己提出的“当下的临床科学家”模式并没有超越“科学家—实践者”模式，只是使其更可操作，为这种模式提供了一个实例[2]。

的确，可能没有其他模式可以完全替代“科学家—实践者”模式，但并不代表着它不可以被超越。上述包括“科学家—实践者”模式在内的四种培养模式实际上都存在着同一个问题，那就是它们均奉行个体主义，认为面对病人的那个“治疗者”就是解决问题的全部力量，而没有意识到这个“治疗者”在某种意义上仅仅是利用临床心理学成果的一个“翻译工具”，他/她的背后有着整个临床心理学作为支撑。在当代人类疾病谱不断变化、科学研究不断积累的情况下，单个人已经不可能穷尽所有知识，很难成为研究与实践俱佳的“全人”。将整个临床心理学家当作一个集团，在集团内进行一定的分工合作已是大势所趋。这些模式试图培养单个的临床心理学家去解决面对的所有问题，而不是培养所有的临床心理学家共同来解决所面对的问题。它们没有考虑到时代正在发生的变化，没有将整个临床心理学事业的发展当作“一盘棋”，已经不能很好地适应时代的发展。“循证心理治疗者”培养模式在这种情势下应运而生。它特别强调临床心理学家分工合作、集团作战，将从事基础研究、临床研究、临床实践的人分离开来，让他们在管理者的协调下共同解决所有的问题。

5.4.3.2 “循证心理治疗者”模式的形成及核心理念

循证心理治疗的兴起不可避免地对临床心理学的培养模式产生了重大影响。2007年1月，由索恩（Thorn, B. E.）主持召开了大学临床心理学负责人会议（Council of University Directors of Clinical Psychology，CUDCP），CUDCP包括美国与加拿大173个基于大学

① Belar, C. D. (2000). Scientist-practitioner ≠ science + practice: Boulder is bolder. *American Psychologist*, 55, 249-250.

② Stricker, G. (2003). Evidence-based practice: the wave of the past. *The Counseling Psychologist*, 31(5), 546-554.

的临床心理学博士培养项目。该次会议针对2005年APA通过的心理学中的循证实践政策申明，进一步加强了临床心理学“科学家－实践者”（scientist-practitioner）训练模式。大会邀请了NIH成员、曾连任三年循证行为医学委员会主席的斯佩林（Spring，B.）等人作了大会报告，并在会后将精选的7篇有关的发言稿作为一个专题发表在《临床心理学杂志》（*Journal of Clinical Psychology*）2007年第7期上。这次会议后，循证心理治疗对临床心理学治疗者培养的影响日益增大，一种可称之为“循证心理治疗者”的临床治疗者培养模式开始形成[①]。与前面的培养模式相比，它主要有以下几个特征（注意，“循证心理治疗者”模式中的“实践者”包括从事临床心理学实践的所有人，主要包括临床研究者与治疗者）：

第一，将临床心理学看作一个整体，将研究者、治疗者、管理者分开来进行有倾向性的重点培养，让其各司其职、集团作战。研究者应关注实践领域的问题，为治疗者提供高质量的研究证据；治疗者应学会检索、评价相应的研究证据，结合自己的临床经验，在综合病人主观意愿的基础上作出临床决策；管理者应具备“循证管理”的能力，协调各方运作，使其发挥“整体大于部分之和”的效果。

第二，将临床研究从基础研究中分离出来，主要培养研究者进行临床研究的技能。心理学的基础研究也很重要，但有生理心理学、认知心理学等领域的心理学科在进行研究。临床心理学家应更多地应用这些知识，并在这些知识的基础上发展新的临床研究方法，获得可供治疗者直接使用的研究结论。

第三，培养具有“循证管理”能力的管理者。传统的管理者大都基于自己的理论倾向，在相关经验的基础上进行行政决策，因此管理效果不佳。“循证心理治疗者”模式培养的管理者相信研究证据的作用，更多遵循相关的研究证据进行决策。他们组织专家评价已有的研究、建立研究证据的数据库，制订指南、手册或标准，将

① Barker, C., Pistrang, N., Elliott, R. J. (Eds.). (2002). *Research Methods in Clinical Psychology: An Introduction for Students and Practitioners*. (2nd). Chichester: John Wiley & Sons, p.24.

晦涩难懂的研究结论翻译、分发给治疗者；利用财政资助、课题申请、著作出版、论文发表等杠杆，"迫使"研究者关注急需研究的问题；教育病人及第三方付款机构，协调、平衡各方的利益，促进临床心理学的整体运作。

第四，特别强调"病人中心"理念。心理学的循证实践将病人的主观特征、偏好与价值观看作其概念的"三极"之一，在培养模式中强调病人不同文化、民族/种族、性别、性取向、宗教信仰及社会阶层等对治疗过程的影响，主张临床心理学家与病人在最佳证据的基础上，共同作出治疗决策。这样，病人在治疗之前就了解治疗可能的结果，因而提高了参与治疗的主动性与积极性。

5.4.3.3 "循证心理治疗者"的培养过程

诺克罗斯、哈根和库车（Norcross, Hogan, & Koocher, 2007）建议将"循证心理治疗者"的培养主要分为三个步骤。这些步骤之间有一定的重叠，但还是有着明显的界限。

第一步，传播循证心理治疗理念。已有实证研究证明被动地传播循证心理治疗的材料（如治疗手册、指南等），并不必然导致治疗者行为的改变，也不能改善治疗的结局[①]。只有缺乏经验的治疗者才相信治疗研究能改善他们的治疗实践，熟练的治疗者一般对传播的材料持不信任的态度，通常弃而不用。因此，有必要在教育、培训的过程中，广泛传播循证心理治疗理念。这比单一传播治疗手册或指南要更为有效。一般而言，接受过循证心理治疗教育的治疗者更倾向于在自己的治疗实践中进行循证心理治疗。

第二步，教授循证心理治疗技术。在培养过程中，应该让治疗者学会提出问题、检索问题、批判评价研究报告、将研究应用于具体实践、评估整个治疗进程的有效性等技术。通过对这些技术的学习与掌握，扫除学生进行循证心理治疗的障碍，让他们在治疗实践中自觉地进行循证心理治疗。

第三步，实施循证心理治疗。不要试图通过一次培训就使治疗

---

① National Implementation Research Network. (2005). Implementation research: A synthesis of the literature, Retrieved November 10, 2009, from http://nirn.fmhi.usf.edu.

者在所有的治疗实践中都能进行循证心理治疗。事实上，长期、系统、多层次、多维度地对学生进行培养与教育，才是改变治疗者行为方式的最重要手段。要掌握学生接受“循证心理治疗者”模式的过程，让学生在经历探索、接受、初步实施、自觉实施、维持、革新等阶段后，最终成为循证心理治疗的忠实拥护者。

5.4.4 EBP模式的意义：敢叫日月换新天

回顾美国临床心理学的五种培养模式，其中最具革新意义的当属“科学家－实践者”及“循证心理治疗者”两种模式。前者敏锐地把握到临床心理学中科学研究与临床实践两个方面，强调培养同时具有研究及实践能力的临床心理学家。这是对临床心理学家形象的一次细化，后世所有的培养模式在这一点上都没有跳出它所规定的框架。后者从概念框架及具体操作方面将整个临床心理学当作一盘棋，强调分工合作，将以前由单个的“科学家－实践者”，分化成“科学家”与“实践者”两个集团，让所有临床心理学家共同来应对现实的挑战。这是对临床心理学家培养过程中个体主义倾向的一次修正，代表着当代临床心理学培养模式的发展方向。

有必要说明的是，“循证心理治疗者”模式主张研究者与实践者各司其职、各行其责，但并非对两者进行了人为的割裂。事实上，其概念本身就注重研究者与实践者的统一，是对前面诸多模式的整合与超越。研究者并非不懂实践，只是更多地从事实践方面的研究，更类似于“临床心理科学家”；实践者并非不作研究，他们也可能在实践过程中从事研究，并以研究者的态度从事实践，更类似于“实践者－学者”或“当下的临床科学家”。而且，该模式还强调管理者作为“润滑剂”及“催化剂”进行协调，强调临床心理学家必须结合病人的主观意愿及价值观进行临床决策。这一切都充分说明“循证心理治疗者”模式不是对之前模式的简单重复，而是创新的、具有里程碑意义的一种临床心理学培养模式。

但是，“循证心理治疗者”模式也绝非完美无缺，它还存在着众多的问题。①“循证心理治疗者”模式的具体培养计划、步骤、考评标准等尚在不断发展的过程中，本身有待“循证”。“具有讽刺意味的是，尽管大伙都试图跟上循证实践的潮流，许多培训项目与课程并没有为他们教授与执行循证心理治疗提供任何研究证据。”[①]沙普利斯和巴博（Sharpless & Barber，2009）也提出，在循证实践的时代里，有关职业心理学家的培训与考试（如职业心理学家执业考试 Examination for Professional Practice in Psychology，EPPP）应该纳入经验证据，确立更可预测的标准，以增加考试的效度[②]。②该模式的执行理念还有待进一步普及。当前，大多数实践者仍在基于传统的信息资源（如临床经验、专家意见及教科书等）进行实践，在遇到问题时较少查看实践指南、考科蓝数据库（The Cochrane Collaboration）及其他的循证心理治疗资源。一般而言，较高的职业倦怠感、较大的年龄、较短的直接接触病人的时间、对治疗研究持负向态度、手头缺少相关的循证心理治疗资源以及缺少必要的循证心理治疗训练等因素，都会成为人们接受与推行“循证心理治疗者”模式的“障碍物”。③当前大部分临床心理学研究证据都是针对白人中产阶级的，对不同文化的病人不“敏感”。因此，在增加能够“文化胜任”的研究证据的同时，还要注意培养处在不同文化中的临床心理学家关注文化变量，将研究很好地翻译、迁移到现实情境中。

---

① Norcross, J. C., Hogan, T. P., & Koocher, G. P. (2007). *Clinician's guide to evidence-based practices: Mental health and the addictions*. New York: Oxford University Press, p.271.

② Sharpless, B., & Barber, J. (2009). The Examination for Professional Practice in Psychology (EPPP) in the era of evidence-based practice. *Professional Psychology: Research and Practice*, 40(4), 333–340.

5.5 学者的争议及共识

5.5.1 主观经验与研究证据

一般而言，接受循证心理治疗理念，也就接受了有关证据的分层理论。在证据的分级标准中，治疗者的主观经验（包括专家意见）只是证据金字塔的最底层。这种贬低治疗者临床技能的方式遭到了治疗者的强烈反对，很多治疗者认为自己的权利受到了严重的伤害。处处机械地遵循严格的研究证据，不仅束缚了治疗者的手脚，使他们不能选择自己所擅长的、并由经验已经证明具有良好疗效的治疗方法，还使治疗者不得不接受管理医疗的监督，被第三方付款机构（如保险公司等）所控制。如果没有遵循研究证据或EST清单进行治疗，就可能得不到相应的医疗服务工资，还可能被“好惹事的”病人告上法庭。因此，在管理医疗时代，治疗者从原先主宰治疗进程的强势角色，逐渐转变为处处受制于人的弱势群体。他们开始怀念过去的时光，开始对循证心理治疗的缺点进行披露与抨击，主张“重建心理治疗的主观性”[1]。

首先，部分批评者从哲学层面对单纯遵循经验证据的治疗进行了批判。文特和斯利夫（Wendt & Slife，2007）认为循证心理治疗实质上是基于经验主义哲学，相信只有经验支持的随机、控制研究才能生产出治疗某一具体疾病的真正知识[2]。可经验观察、感官实证的客观的研究才是接近治疗疾病真相的唯一途径，也只有这样的研究才是解决病人病症的“透明窗口”。在这样一种哲学认识论与方法论的指导下，循证心理治疗强调客观的RCT研究，将治疗者的主观经验、专家的意见及质化研究的结论当成“二等公民”，被排斥于最佳证据之外，以看似“科学”的方式强行压制了治疗者的

① Hunsberger, P.H. (2007). Reestablishing clinical psychology’s subjective core. *American Psychologist*, 62, 614–615.

② Wendt, D. C., & Slife, B. D. (2007). Is Evidence-based practice diverse enough? Philosophy of science considerations. *American Psychologist*, 62, 613–614.

主观性。

其次，有学者认为循证心理治疗片面地追求科学化，忽视了治疗者的声音，更多地从管理者与研究者的角度出发，很少站在治疗者的角度看问题。汉斯伯格（Hunsberger，2007）认为从1949年的博尔德会议开始，临床心理学就开始堕入一种“医学治疗模式”[①]。这种模式将病人简化为可分类的病症，针对病症开展一系列量化、客观的研究，像治疗躯体疾病一样治疗心理障碍。这使人们开始将心理治疗“医学化”，处处充斥着“心理健康”、“心理疾病”、“精神病人”等名词。人们似乎已经忘记了，心理问题在100年前还被广泛地看作心灵或宗教议题，而不是一个健康或医学议题。心理治疗“医学化”的最直接的后果就是人们开始以医学的方式来治疗心理障碍，对病症进行诊断、评估所需要的丰富经验，对病人与治疗者之间建立的真诚、积极的医患关系，等等，均被认为是主观的、不稳定的，因此也是次要的。在这样一种治疗模式中，关于疾病的知识是最重要的，治疗者只是运用医疗知识或技术的工具，可以大批量地生产，甚至可以被计算机等人工智能机器所取代。

再次，有学者认为如果说治疗者的主观经验不够客观，不能被完全信任，那研究证据的客观性也并非毫无缺憾。卢巴斯基等（Luborsky et al.，1999）对29例治疗抑郁症的对比研究进行元分析发现，研究者的理论忠诚度影响着研究报告的客观性，认知疗法的研究者倾向于报告认知疗法更好，精神分析疗法的研究者倾向于报告精神分析疗法更佳，心理药物治疗的研究者倾向于报告药物治疗最好[②]。各个不同的研究基于自己不同的立场，容易在研究中对结论进行“自我实现”，导致针对同一问题的不同研究得出截然不同，甚至针锋相对的研究结论。这使得治疗者在面对形形色色的研究证据时无所适从，不知该选择哪一种治疗方式来治疗自己的病人。

---

① Hunsberger, P.H. (2007). Reestablishing clinical psychology’s subjective core. *American Psychologist*, 62, 614–615.

② Luborsky, L., Diguer, L., Seligman, D. A., Rosenthal, R., Krause, E. D., Johnson, S., et al. (1999). The researcher’s own therapy allegiances: A “wild card” in comparisons of treatment efficacy. *Clinical Psychology: Science and Practice*, 6, 95–106.

美国食品与药物管理局（FDA）2004年在青少年使用的抗抑郁药上贴上了“黑盒子”标签——一种最高等级的安全警示，认为抗抑郁药的使用可能增加青少年与儿童的自杀率。2007年，又将安全警示的年龄范围增加到24岁以下的成年人[1]。而此前很长一段时间，甚至在当前，还有很多的青少年正在服用各种抗抑郁药物。面对研究证据相互“打架”的局面，我们该如何选择治疗方案？治疗者的主观经验是否真的比研究证据更不可靠？

应该说，在某种程度上，治疗者的抱怨是可以理解的，无论是从治疗的效果还是从治疗者权益出发，循证心理治疗都应该关注治疗者的主观意愿及经验。但是，这并不代表治疗者的抱怨是完全正确的，不少学者并不反对给予治疗者一定的自由，但问题是这种自由不能给得过多，对其主观经验不能不加批判地全盘接受。具体说来，主要有以下观点：

首先，对治疗者主观经验进行限制是出于管理的需要。当治疗者掌握了专业知识以后，其权力逐渐失去制衡，作为专家的治疗者成了“大一统的、普遍意义上的‘权威’的源头”[2]。他们凭着手中的专业知识，几乎没有监督地操纵着整个治疗进程。加上心理治疗本质上很难确定结束的时间，为了获得更多的利润，治疗者们可能会提供更多的，甚至是不必要的服务。部分治疗者出于自身的利益使整个心理治疗界的名声变坏。对治疗者进行有效监督，保证病人的利益不受伤害，已经是时代必须解决的问题。在这个意义上，避免治疗者毫无顾忌地使用自己的权力，将监控力量引入到治疗过程中，逐渐缩小治疗者控制治疗进程的能力，平衡治疗者、管理者、病人之间的权益，确是在情理之中。

其次，适度限制治疗者主观经验的地位有助于提高心理治疗的疗效。不管治疗者经验多么丰富，他的精力与时间毕竟有限，不可

---

① Rudd, M., Cordero, L., & Bryan, C. (2009). What every psychologist should know about the Food and Drug Administration’s black box warning label for antidepressants. *Professional Psychology: Research and Practice*, 40(4), 321–326.

② 贝克，吉登斯，拉什. 自反性现代化：现代社会秩序中的政治、传统与美学. 赵文书译，北京：商务印书馆，2001: 110.

能治疗过所有典型的病例或疾病。传统的治疗者除了从教科书或通过师徒相授获得知识经验外，很难有大面积的协作，基本上是单兵作战。但是，作为科学的研究领域，研究者所面对的知识是可积累并可持续发展的。一个研究者能够站在前人的肩膀上，利用前人的研究成果开展自己的研究，而无须事事亲力亲为，通过亲身体验来获得治疗的经验。因此，科学研究作为一个事业，其知识是不断积累、更新的，研究者不是一个人在奋斗，而是体现为集中所有人的智慧，进行集团作战。一个心理治疗的研究可能集成了许多前人的相关研究成果，其疗效一般而言比单个治疗者所获得的经验更为可靠，可应用性更强，效果也更好。因此，让治疗者放弃零散的、未经严格检验的治疗方案，转而采取经过严格的科学研究检验过的治疗方案，应该更能提高心理治疗的疗效。

最后，主观经验经常具有欺骗性，容易误导治疗。历史上颇为著名的放血疗法事件，就在某种程度上说明主观经验的不可靠性。作为美国《独立宣言》署名者中唯一的医生，本杰明曾被称为“宾夕法尼亚的希波克拉底”，据说当时全美 75% 的医生都是他的学生。在 1794 年到 1797 年费城流行黄热病时，本杰明利用放血疗法使得医院的后院成为了血海。当时有记者怀疑他利用放血疗法使得病人的死亡率大为增高，很快这名记者就因为得罪了这一权威而被法院判为诽谤罪。1799 年美国总统华盛顿生病，被几个医生一天内放掉了体内约一半的血，结果死于失血性休克。但这在当时还没有引起人们的警觉，因为它符合人们的主观经验：“如果病人好了，那是放血疗法的功效；如果病人死了，那是因为病人的病情太重，已经无药可救了。”直到 10 年后，苏格兰军医汉密尔顿（Alexander Hamilton）将 366 名患病的士兵平均分成 3 组，对其中一组实行放血治疗，结果发现不放血的两组分别只有 2 个和 4 个病人死亡，而接受放血疗法的组竟死了 35 人。在这样的研究证据的基础上，人们才开始反思主观经验的错误，最终的结果是持续了上千年的放血疗法终于在铁的事实面前销声匿迹了。这虽然是一则医学事例，但在心理治疗中也不乏例证。主观经验并不可靠，在有严格的科学证据的情况下，主观经验服从于科学证据，并不算对治疗者权力的僭越。

那么，循证心理治疗是否真的限制了治疗者的自由，降低了其主观经验的地位呢？这一争议虽然还在继续，但从中我们可以发现一些已然取得的共识。首先，治疗者的权力亟须规范。病人的意愿与其他监督力量无法进入治疗进程、治疗者主宰整个治疗已成为历史。也就是说，治疗不再是治疗者单个个体的事，它应该平衡治疗者、病人、管理者之间的权益。其次，搜索与运用科学证据是治疗者主观经验的一种。并非只有私有的、亲身经历获得的治疗经验（如对病症的诊断、评估、与病人建立良好的治疗关系等）才是主观经验，检索科学证据并据之进行治疗也是主观经验的一种。再次，主观经验也很重要，尤其是没有科学证据或证据不充分的情况下，主观经验更是弥足珍贵。最后，治疗者应用科学证据，在某种程度上还起着保护治疗者权益的作用。在当今医患纠纷层出不穷的情况下，治疗者也经常面临病人的无理诉讼，其权益受到一定影响。有了科学研究证据作为支撑，如果病人出现正常的病情恶化甚至死亡，能够保护治疗者免于各种不必要的医患纠纷。

5.5.2 治疗者与研究者

在心理治疗史上，虽然有不少治疗者同时也是研究者，但治疗者与研究者更多是分属于两种不同文化的阵营，两者之间存在着一定的分歧与对立。古德哈特、卡茨丁和斯廷伯格（Goodheart，Kazdin，& Sternberg，2006）指出：“研究者埋怨实践者在接受他们严格控制的科学条件下所取得的高质量治疗方案方面进展缓慢，而实践者则抱怨这些基于特定诊断类型的随机对照实验所获得的治疗方案，对一般实践过程中不同的病人及病症作用有限。”[①]。循证心理治疗的出现为解决研究（者）与治疗（者）之间的矛盾提供了具体的方法，但同时也正是因为这一点，两者之间的矛盾前所未

① Goodheart, C. D., Kazdin, A. E., & Sternberg, R. G. (2006). *Evidence-based psychotherapy: Where practice and research meet*. Washington, DC: American Psychological Association, p.37.

有地清晰——他们开始从概念上的抱怨与攻击，转变成现实操作中地位高低与利益的冲突。

首先，在价值观上，研究者主要信奉医学模式（medical model），而治疗者主要信奉情境模式（contextual model）。万普德（Wampold，2001）在《心理治疗大讨论：模式、方法与发现》一书中，将心理治疗划分为医学模式与情境模式，“这两种模式的争论在心理治疗起源之初就存在着，尽管有时使用不同的词语（如‘共同因素’与‘特殊成分’）”[①]。医学模式关注治疗的特殊性，认为病人之所以出现病症是因为心理的某个地方出现了问题，治疗应该针对这个具体的问题进行处理（就像缺少维生素导致了生理疾病一样，治疗的方法就是直接服用这种维生素）。因此，心理问题是由治疗中特殊的活性成分起作用而治愈的。情境模式也认为治疗中包括特殊的治疗成分，但认为它不是治疗效果的主要原因。它更强调治疗中的共同因素，强调治疗的情境及治疗者与病人之间的治疗关系，认为正是因为病人与治疗者之间进行了良性互动，治疗者告知病人所患病症的可能原因及相应的治疗程序，病人愿意同治疗者讨论生命中最私密的问题，治疗才在独特情境中取得成功。

研究者主要信奉医学模式。他们认为病人的问题可以由高疗效研究所规定的治疗方法进行治疗。因此，进行正确的疗效研究，发展合适的治疗手册与实践指南，是心理治疗最重要、最关键的部分。在这样一种模式中，治疗者是同质的，只是执行治疗手册的工具。只要他们有能力按照治疗手册或指南进行治疗，不管是新手还是专家，均能达到同样的效果。循证心理治疗（尤其是在EST阶段）特别强调研究证据的作用，在某种程度上接受了医学模式，提高了研究者的地位。

治疗者主要信奉情境模式。他们认为病人问题的根源是多方面的，同一症状有着完全不同的原因。治疗者必须时刻根据病人的特征，激发病人的期望，与病人结成良好的治疗关系，根据情境的变

---

① Wampold, B. E. (2001). *The great psychotherapy debate: Models, methods, and fndings*. Mahwah, NJ: Erlbaum, p.xii.

化而实时、动态地改变自己的治疗计划与干预策略。循证心理治疗虽然强调治疗者变量及临床技能，但现存的证据一般是对治疗实践的控制与简化。尤其是经过管理医疗的塑造，治疗者只能按照这些证据所规定的方案进行治疗，其自由及主观价值受到忽视。治疗者的治疗过程不得不接受第三方机构的评估与监督，其地位开始下降。因此，在这种情况下，治疗者信奉情境模式，实质上是强调治疗情境的特殊性、强调治疗关系及治疗者变量的重要性，同时也是强调治疗者自身的重要性。梅瑟（Messer，2004）用两个短句概括了这两种模式对治疗者要求的不同，医学模式要求“寻找一个拥有那些已证明能够解决病人问题的能力与技术的治疗者”，而情境模式则建议“寻找一个能在人际关系上胜任的、能够使用与病人世界观一致的治疗方案的治疗者”[①]。

其次，在具体的角色要求方面，研究者与实践者也存在不同。①研究者必须证明治疗方案在具体条件下起作用，治疗者必须尽力解决手头的问题；②研究者主要关注有着高疗效、高内部效度、高信度的临床实验，治疗者主要为所面对的病人寻找高实效、高外部效度、高实用性的资源；③研究者重视基于控制条件下“假设—检验”实验获得的知识，治疗者不仅重视这些知识，还重视观察获得的知识，并在实时的临床治疗中给予后面的知识更为优先的地位；④研究者通常将治疗技术与结局联系起来，治疗者通常将治疗情境与结局联系在一起。

循证心理治疗将研究者与治疗者前所未有地联系在一起。在此前的心理治疗中，一般是研究者创造知识，治疗者应用这些知识。研究者更关心知识的增长而不是知识的应用，治疗者更关心知识的应用、自身经验的积累及相关技能的培养。两者各自有着自己的文化与话语，研究者不太涉及治疗领域，治疗者也不太涉足研究领域，更多时候两者是互不干涉、“井水不犯河水”的关系。但是，循证心理治疗出现后，研究者与治疗者被整合到同一框架中，研究者要

① Messer, S. B. (2004). Evidence-based practice: Beyond empirically supported treatments. *Professional Psychology: Research and Practice*, 35(6), 580-588.

提供临床相关的研究证据，治疗者必须寻找并根据最佳的研究证据进行治疗。整体而言，研究者的重要性得到提高，而治疗者的自由受到了限制。因此，部分治疗者对循证心理治疗发起了攻击，而研究者对它则大都持支持态度。

但是，心理治疗既是科学，又是艺术；既有科学传统，又有人文关怀；既有丰富的理论取向，又有多样的治疗技术。经过短暂的、偏激进的 EST 后，循证心理治疗开始变得更为包容与开放。它开始相信研究与实践原本是统一的，研究指导实践，但同时，“最佳实践往往赶在研究的前面”①。“研究与实践始终是相辅相成、辩证统一的关系。研究者可以在研究中关注实践领域，在研究中从事实践；实践者可以在实践中关注研究成果，在实践过程中进行研究。……在可以预见的将来，研究与实践的界限将愈加模糊，相互促进，互为所用。”②

5.5.3 未来如何发展

当前，已经存在一些关于临床技能的研究。比如，韦斯滕和温伯格（Westen & weinberger，2005）③通过对案例解析与疾病诊断进行研究发现，临床推论、诊断、案例解析等按序组织起来后具有良好的效度与信度，能使临床技能的效用最大化。哈伯特等（Huppert et al.，2001）发现在进行治疗干预的管理时采取敏感而灵活的方式比机械地应用治疗手册或原理具有更好的疗效④。加布（Garb，1998）回顾了临床决策时存在偏见及启动效应的多个研究，给出了

---

① Peterson, D. R. (1991). Connection and disconnection of research and practice in the education of professional psychologists. *American Psychologist*, 46, 422–429.

② 杨文登 . 质化研究与循证实践：心理学中研究与实践的关联及互动 . 南京师大学报 (社会科学版), 2008, 54(4): 97–102.

③ Westen, D., & Weinberger, J. (2004). When clinical description becomes statistical prediction. *American Psychologist*, 59, 595–613.

④ Huppert, J. D., Bufka, L. F., Barlow, D. H., et al. (2001). Therapists, therapist variables, and cognitive–behavioral therapy outcome in a multicenter trial for panic disorder. *Journal of Consulting and Clinical Psychology*, 69, 747–755.

治疗者可以用来减小临床决策偏见的步骤与方法[①]。但总体而言，有关临床技能的研究要远远少于对心理障碍的治疗研究，加强临床技能的研究是必需而迫切的任务。

2005年APA关于循证心理治疗的文件中指出了有关临床心理学未来的研究方向，兹列如下：①研究这些治疗者的实践，他们在真实的社区环境中，在一般性的治疗及针对某些特定类型的病人或病症的治疗中都能获得的最佳结局；②甄别专家治疗者所使用的技术，这些技术在心理治疗的处理中已经证明有效；③提高诊断及案例解析的信度、效度及临床效用；④研究能使临床技能发挥最大效用的条件，而不是集中关注怎样限制临床技能；⑤确定文献中所提及的错误与偏见阻碍治疗结局改善的程度，并研究怎样纠正或减少这类错误；⑥发展一系列规范的测量工具，以便治疗者能量化地进行治疗诊断，并在治疗过程中进行实时测量与评估；⑦将在大多数治疗中共享的、与共同因素相联系的临床技能，以及与具体治疗方法相联系的特殊临床技能区分开来；⑧为治疗者提供治疗基准进程的病人的实时反馈（real-time patient feedback to benchmark progress in treatment），并为其提供矫正治疗所需要的临床支持工具[②]。

① Garb, H. N. (1998). Clinical judgment, In H. N. Garb (Eds.), *Studying the clinician: Judgment research and psychological assessment* (pp.173-206). Washington, DC: American Psychological Association.

② APA Presidential Task Force on Evidence-based Practice. (2006). Evidence-based practice in psychology. *American Psychologist*, 61, 271-285.

第6章 病人及其特征、文化与偏好

也许，心理治疗与医学的最大不同在于它们所面对病人病症的性质及复杂程度不一样。在医学中，病人的病症虽然也与心理、社会因素相关联，但主要是生理方面的病变，进行治疗时不同的病人之间差别不大。心理治疗所面对的是病人的心理障碍，既有生理方面的原因，也有心理、社会方面的原因。有着同一病症表现，但年龄、性别、民族、文化、语言、宗教信仰、性取向、职业种类、社会地位或经济状况不同的病人，必须有不同的治疗方法。因此，萨基特在1996年循证医学的经典文献《循证医学之是与不是》一文中，虽然也提到循证医学要考虑研究证据、临床技能与个体病人三个方面，但只详细描述了前面两者，对医生怎样考虑个体病人的意愿与价值观方面只字未提[①]。2001年，美国医学研究所在萨基特定义的基础上，正式提出将最佳证据、临床技能与病人价值三者整合起来，并明确地对病人的价值观进行了界定。认为循证医学要考虑“每个病人看医生时所具备的独特的偏好、关注点与期望，这些都是进行临床决策时必须加以整合的因素”[②]。但是，纵观IOM这一定义，它还主要是强调在治疗病人时要考虑病人对治疗方案的主观偏好及经济承担能力，并没有说明要针对不同文化或价值观的病人采取不同的治疗方案，也没有将病人的主观变量纳入治疗决策的考虑范围。

对比APA关于循证心理治疗的定义与IOM关于循证医学的定义，可以发现它们关于研究证据与临床技能的表述完全相同，只是

① Sackett, D. L., Rosenberg, W. M. C., Gray, J. A. M., Haynes, R. B., & Richardson, W. S. (1996). Evidence based medicine: What it is and what it isn’t. *British Medical Journal*, 312, 71–72.

② Institute of Medicine. (2001). *Crossing the quality chasm: A new health system for the 21st century*. Washington, DC: National Academies Press. P.147.Retrieved November 10, 2009, from http://www. nap.edu/openbook. php?record id=10027&page=147.

在对病人方面进行表述时，循证心理治疗特别提到了要考虑病人的特征、文化与偏好。这看似只添加了寥寥数字，但其含义却颇为丰富，反映了两者重大的差异。循证心理治疗不仅要考虑病人对治疗方案的偏好（或经济承受能力），还要将病人的特征、文化与价值观等作为影响治疗结局的变量，整合到治疗决策的“三极”之中。在充分尊重与保证病人权利的同时，有力地提高心理治疗的效果。

6.1 “主动”的病人：我不想好，就没人能治好我

与医学治疗相比，心理治疗过程中的病人更加“主动”。这里所说的“主动”，主要有两层含义：①病人是主动参与治疗的病人。这是大多数治疗者所强调的，病人应积极参与到治疗过程中，协助治疗者，在治疗者的指导下消除自己的疾病。②病人是自愈者。病人有能力主动地建构自己的生活，通过自我调整或自己主动消化治疗者提供的治疗方案，治愈自己的心理疾病。第一层含义的主动是低层次的，主要强调在治疗者主宰治疗进程的情境中病人“主动参与治疗”；第二层含义的主动是高层次的，强调病人“主动治愈自己”，治疗者只是病人自愈的工具。

6.1.1 病人主动参与治疗

在心理治疗的历史长河中，虽然也出现过基于人道主义，努力为病人争取权利的著名人物及治疗方法，但总体而言，罹患心理疾病的病人基本上是没有任何权力的。早年的精神病人处境凶险，其头发被剃成十字架，整个人被绑在教堂的墙上，被动接受所谓的驱魔仪式。有些病人的头顶被凿出大洞，或被吊在置满毒蛇的坑上饱受惊吓，还有些病人甚至被活活烧死，仅仅是为了惩罚病人以前“可能”犯下的错误或避免“恶魔”进行传播。在这样的年代里，病人可以说毫无权利，只能任由“正常人”或巫婆的摆布。

这一情况随着人们对心理疾病了解的增加而逐渐好转。18 世纪中叶盛行的道德疗法（moral therapy）鼓励为住院的病人提供正

常社会交往的环境，对病人适当的言行进行强化。医院还经常地举行各种有趣的讨论，几乎不存在对病人的限制或隔离措施，住在医院里的病人不再像待在阴暗潮湿的“集中营”或“监狱”里，基本权利受到了一定的尊重。此后，随着弗洛伊德精神分析理论的出现，人们开始相信心理疾病的根源在于个体童年经历所造成的心理阴影，它与躯体疾病没什么不同，只不过它是一种心理方面的障碍。这为心理疾病的“去污名化”提供了良好的契机，人们不再相信心理疾病是“恶魔附体”或做过错事而遭受的“报应”，他们只不过是得了一种“心灵感冒”而已。引申而言，病人与正常人并无不同，他们也应该拥有与正常人一样的权利，在某些方面甚至还应得到更好的照顾。

罗杰斯人本主义疗法的兴起，在尊重与争取病人权利方面又迈进了一大步。人本主义心理学相信每个人都有自我实现的潜能，心理障碍只是实现自我潜能过程中受到的一些困扰，因此治疗者应以“来访者”为中心，相信病人拥有自我成长的力量，协助而不是强行治疗病人。治疗者改变了以前一直拥有的强势地位，对病人进行无条件的积极关注，完全接受病人的情感与行为，让病人无拘无束地表达自己，帮助病人坦率、诚实地面对自己，发现自己的潜能，逐步成长并最终克服心理障碍。

但是，即使是罗杰斯的人本主义心理咨询与治疗，也没有完整地考虑到病人的权利。病人来到治疗室，就意味着他不得不接受人本主义的治疗方法，接受这套治疗方法背后的理论预设，意味着他们并没有选择其他治疗方法的权利，也不能很好地体现出自己的治疗偏好或价值观。循证心理治疗在这一点上再向前迈进了一步。它正式宣称病人的价值观、偏好、个体特征等因素是心理治疗决策的“三极”之一，病人应该而且也可以合适地参与治疗决策，积极地参与到治疗过程中。病人可以考虑到自己的治疗偏好，在治疗者的建议下，综合平衡治疗方法的疗效及成本－效益、风险－效益情况，按自己的喜欢选择相应的治疗方式（甚至选择自己喜欢的治疗者）。这样，病人及其家人不再是治疗者完全主宰的“猎物”或供其实验、摆弄的“木偶”，他们在治疗之先就可以预见到治疗的一般结局，因此会积极配合治疗者，与治疗者一起治疗自己的疾病。

而且，在循证心理治疗框架中，心理治疗的伦理准则比以前显得更为重要，病人的权利也得到了比先前更多的保证。任何治疗决策都应该是基于病人的知情同意（informed consent），即治疗者应该为病人提供足够的医疗信息，由病人作出最终的治疗决策（同意或拒绝）。循证心理治疗认为知情同意是病人的一项基本权利，病人在作出自主抉择之前，有权了解以下问题：谁将为其治疗？治疗者有心理治疗师的资格吗？有没有督导？为什么要来进行首次会谈？治疗的实质、范围及可能的后果是什么？还有其他治疗方案吗？保险情况怎样？治疗费用的有关规定和程序是什么？错过治疗或取消预约也要付款吗？在特殊情况下怎样联系到心理治疗师？病人理解保密、名誉或隐私的含义吗？在何种情况下可将部分内容透露给保险公司、警察或家庭？①

6.1.2 病人主动治愈自己

在日常生活中，病人本身就是一个主动的、积极的问题解决者。反映到心理治疗中，病人也是一个主动的、能解决自我问题的人。这种“主动”主要体现在以下方面：①将自己积极地卷入治疗进程；②主动地试用某种治疗，通过与治疗者交流，在治疗过程中进行学习；③创造性地进行辩证思考，作出合理的推论，适当地获取意义；④使用自己的逻辑思维能力；⑤创造性地“误解”治疗者的干预（即对治疗者给出的治疗方案进行创造性的理解，有时甚至能作出治疗者没有要求的举动，使自己更快地康复）；⑥将治疗者的干预当作自己痊愈的一种工具；⑦从治疗中学习方法，并主动地应用于现实生活；⑧主动经历治疗，并从治疗过程中获取知识；⑨将治疗过程

① 季建林，赵静波．心理咨询和心理治疗的伦理学问题．上海：复旦大学出版社，2006: 66-67.

中所学到的东西积极地应用到现实生活中[1]。

在传统的心理治疗中，治疗者主宰了治疗进程，病人只是被动地服从。一般说来，传统心理治疗的治疗者们相信治疗之所以起作用，关键在于他们所使用的治疗技术。掌握着治疗技术的治疗者是专家，病人只是门外汉，他们应该绝对地服从专家的建议，促使治疗过程顺利进行。至于治疗者与病人之间的工作同盟，病人有可能遭遇的安慰剂效应，都被排除在外。“心病还须心药医”、“解铃还须系铃人”、“外因通过内因起作用”这样的名言名句似乎被放到了一边。总体说来，传统的心理治疗更加遵从一种医学模式，即“治疗者的干预→在病人身上实施→产生效果”。

尽管艾森克当年的研究存在着一定缺陷，病人也不一定真的在没有任何治疗的情况下自愈率达到72%，但至少他提出了病人是主动的，他们有着自己治疗的能力。在他之后，出现了许多新的证据。大约40% － 60% 的经历心理创伤的病人会逐渐摆脱自己的痛苦，许多酒精成瘾者能够通过自己的努力远离酒精，很多有反社会行为的个体在40岁后状况开始消退，部分精神分裂病人随着年龄的增长症状也会逐渐减轻。根据盖洛普民意调查，在1 000名受访者中，90% 的人承认自己在最近一段时间内成功地克服了至少一个明显的健康、情绪、成瘾或生活方式的问题[2]。

患心理疾病的病人与患生理疾病的病人相比，病人自身的主观立场更为重要。在治疗生理疾病的过程中，药物对身体组织的作用一般无须病人的主观认可。但在治疗心理疾病的过程中，治疗者提出的治疗方式（如认知－行为治疗方案）如果得不到病人的认可，其效果就会大打折扣。因为在心理治疗中，治疗技术并非像药物治疗生理疾病一样直接作用于患病的组织，在大部分情况下，治疗技

---

① Norcross, J. C., Beutler, L. E., & Levant, R. F. (Eds.). (2005). *Evidence-based practices in mental health: Debate and dialogue on the fundamental questions*. Washington, DC: American Psychological Association, pp.219–220.

② Norcross, J. C., Beutler, L. E., & Levant, R. F. (Eds.). (2005). *Evidence-based practices in mental health: Debate and dialogue on the fundamental questions*. Washington, DC: American Psychological Association, p.222.

术只是提供给病人解决问题的工具，病人要消化这些技术，将它化为己用，然后再疏通自己的心理障碍。因此，在心理治疗中，病人更为主动，其治疗模式更类似于："病人→接受治疗者的干预→产生效果"，它是从病人而不是从治疗者的角度出发来解决问题的。

具体说来，导致病人自愈的因素主要有哪一些呢？作者对此进行了总结，认为这些因素主要体现在以下几个方面：①病人会创造性地解释治疗者的干预。病人有时会比治疗者更清楚自身的问题所在，他们会创造性地消化、转换，甚至重新赋予治疗者的建议以更适合的意义。因此，在现实的治疗实践中，治疗者经常会发现有些病人接受了他们从未提过的建议，或将他们提过的建议进行更适合他们自身情况的解释（这些建议有时甚至根本不是治疗者的本意）。②病人将治疗环境当作他们解决自己问题、获取治疗方案的工作场所。面对着陌生的治疗者，他们可以自由地说出自己的经历与问题，并能静下心来深入地思考对策。③病人把治疗当作解决自己问题的一次机会。他们有时能够自己找到非常私密的解决问题的方法，但不会告诉治疗者，甚至治疗者本身也意识不到。④病人将治疗当作一个持续的过程，他们会将从治疗者办公室里学习到的知识应用到日常生活情境中，并作出创造性的转换与解释。⑤病人并非完全的门外汉，事实上，很多患有心理疾病的病人会进行自我学习，看各种不同的心理治疗书籍，接受不同取向的治疗者的治疗，然后具备了一种整合的解决自己心理问题的能力。⑥病人对健康的期望会加速治疗起作用的进程。在治疗过程中，如果病人积极、主动地配合治疗者，相信治疗者能有效地解决自己的问题，并且创造性地解释治疗者提出的建议，超额地完成治疗者给予的任务，那么治疗效果就会变得更为出色。已有大量的研究显示，有些病人甚至在心理治疗的第一次会谈之后，病情就有很大改善。

6.2 三大病人变量：世界上没有两个相同的病人

在循证心理治疗看来，除了研究者的研究证据与临床者的临床技能，病人的特征、文化与偏好等病人因素（在研究中被称为病人变量）对治疗结局也产生重要影响。下文分三个方面来探讨这些病人变量：①病人的个体特征。主要包括性别、性取向、发展阶段及残疾状态，这些因素基本上是生理因素，属于个体的生理差异。②病人的文化。主要包括种族/民族、社会阶层、宗教信仰、家庭结构及病人当前所面临的情境，这些因素主要属于客观的文化因素，是个体置身于内却难以加以改变的文化环境。③病人的价值观与偏好。主要包括病人的个体意愿、偏好、信仰、价值观、人格、对治疗者的期望，等等，这些因素涉及病人最主观的价值部分，也呈现出最大的个体差异。

6.2.1 个体特征

6.2.1.1 性别

心理学中性别研究的传统可以追溯到20世纪30年代关于个体差异的研究，那时研究者们把性别当作人格研究中的“性别差异”，直到20世纪80年代，研究者还一直将性别当作一种“被试变量”，要么加以控制，要么简单地进行性别差异的对比研究。80年代后，随着文化心理学、女性主义心理学、多元文化论心理学等心理学思潮的兴起，研究者才开始注意到社会文化因素的作用，将性别当作人们在社会环境中交往活动的结果，强调社会有关性别的信念或意识形态在性别的形成过程中起着重要作用，从而赋予性别一定的文化意蕴。

在心理治疗中，学者们也很早就开始意识到性别因素对治疗的影响。1972年11月，APA教育与培训委员会（Education and Training Board of APA）成立了一个关于心理学毕业生教育性别偏见问题的工作组，开始对心理学文章使用语言进行规范，以避免性别偏见，其最终文件为《无性别歧视地使用语言指南》[①]。该指南主

① APA Task Force on Issues of Sexual Bias in Graduate Education. (1975). Guidelines of non-sexist use of language. *American Psychologist*, 30, 682-684.

要有以下建议：①书写文章时应正确地使用人称代词，在指称不明性别的人们时，要使用 he/she， he or she， 或复数 they， them， 或 one， human， person 等词；②不要在没有证据的情况下作跨越性别的推论；③如果研究存在性别差异，应该对这种差异进行报道；④解释性别差异的原因；⑤研究要报告被试及实验者的性别；⑥期刊应该不论性别地选择稿件的审稿人；⑦注意倾听女权主义者的批评；⑧公正地引用女性作者的作品；⑨减少人们的性别刻板印象，如在文章的举例中用女性名字作医生，而用男性名字作为儿童照管者。此后，在 1977 年，APA 又出台了一个关于期刊中规范性别用语的指南，将以往有关性别用语的问题归为两类，一类为指称问题，要求作者使用清晰而不带偏见的名词、代词与形容词；另一类为评价问题，要求作者在书写中不带性别评价的用语，如不用“男人与妻子”，要用对等的用语“丈夫与妻子”①。

1978 年，APA 专门出台了一个治疗女性的指南。它指出治疗者在性别方面通常可能会出现如下问题：①培养病人传统的性别角色意识；②对女性有偏见或轻视女性；③有性别歧视倾向地使用精神分析的概念；④将女性当作性交对象，包括引诱女性病人②。它还针对治疗者提供了包括克服性别刻板印象、消除性别歧视、注意有关性别差异的研究、鼓励女性病人自由发展性别意识等在内的 13 条有效治疗女性心理障碍的原则。

2007 年，APA 出版了《关于女人与女孩的心理学实践指南》文件③。在该文件中，它引用了许多有关性别的研究，指出了女性病人心理障碍的一些特点。比如，女人患抑郁症的几率是男人的二倍，而女孩患抑郁症的几率更是男孩的 7 倍，而且那些自身屈从于性别歧视的女性更易患抑郁症；女人与女孩患进食障碍的可能性是

① American Psychological Association Publication Manual Task Force. (1977). Guidelines for nonsexist language in APA journals: Publication Manual change sheet 2. *American Psychologist*, 32, 487–494.

② Task Force on Sex Bias and Sex Role Stereotyping in Psychotherapeutic Practices. (1978). Guidelines for therapy with women. *American Psychologist*, 33, 1122–1123.

③ American Psychological Association. (2007). Guidelines for Psychological Practice With Girls and Women.*American Psychologist*, 62, 949–979.

男人或男孩的九倍，患焦虑障碍的可能性高2－3倍；对女性使用暴力或进行虐待可能增加诸如进食障碍、抑郁、焦虑及自杀行为等问题；对有色人种女性的歧视可能导致她们更低的自我期望，增加焦虑、抑郁及对自己的负向态度。总之，性别已经与其他的社会文化因素混合在一起，对心理治疗的开展产生了不可忽视的影响。

该指南还指出，已有的心理治疗方案在自身的理论基础、诊断、评估及测量等技术方面均难以排除性别偏见。比如，在心理疾病的诊断过程中，性别因素通常阻碍着治疗者正常的诊断。如一些有色人种的女性容易被误诊为边缘型人格、抑郁、器质性解离障碍、躯体化障碍、经前情绪障碍、广场恐怖征等心理障碍。为了避免这些情况的反复出现，《关于女人与女孩的心理学实践指南》提出了以下11条原则：①注意不同文化中社会化、刻板印象、独特生活事件对女性发展的影响；②认识并利用可能影响女性压迫感、特权意识及同一性发展的信息；③了解治疗者的偏见（歧视）对女性身心健康可能产生的影响；④进行性别敏感或文化敏感的治疗实践；⑤了解治疗者自身的社会化、态度及关于性别的知识可能对女性治疗产生的影响；⑥鼓励使用考虑到性别问题的、已经证明有效的治疗或方法；⑦与女性病人形成良好的治疗关系，促进她们的主动性，授予她们一定权力，拓展替代治疗或其他治疗选择；⑧提供正确、没有偏见的评估与诊断；⑨在女性所处的社会政治情境中考察她们所遇到的问题；⑩熟悉并使用与女性有关的心理健康、教育及社会资源；⑪了解并着手改变可能影响女性的制度性的、系统的偏见。

6.2.1.2　性取向

在漫长的中世纪，受宗教观念的影响，同性恋行为曾被认定是非道德的。许多国家甚至上升到法律层面，将同性恋行为视为犯罪行为，并加以严惩（如普鲁士在法律中曾规定同性性行为将被判处1－4年徒刑）。19世纪末20世纪初，心理治疗，尤其是精神分析逐渐盛行，人们开始认为同性恋是在先天性缺陷的基础上，逐渐被社会、家庭所建构的一种心理障碍或健康缺陷，并且认为通过良好的教养或专业的治疗即可矫正这些行为。

将同性恋从一种道德、犯罪行为转变为精神病是一种进步，但这种进步还不够。胡克（Hooker，E.）利用罗夏墨渍测验来比较同性恋与异性恋者的心理健康程度，并将测验结果交给公认的著名心理学家进行判定，结果发现心理学家并不能据此判定谁为同性恋者。1957 年，她发表了一篇著名的论文，认为同性恋与异性恋两者之间的心理健康程度并无显著差异[①]，从此开始了同性恋“去精神病化”的过程。1973 年，美国精神病学会通过决议，宣布将同性恋行为从精神病名单中删除，并将立场申明文件发表在次年的《美国精神病学杂志》上[②]。1975 年，APA 接受了有关同性恋的决议申明，同样指出：“同性恋本身并不暗示着判断、稳定性、可靠性，或一般的社会及职业能力的残损。”[③]

此后，心理学家们也开始把双性恋、变性等纳入研究视野，与同性恋一起统称为非典型性取向（gender-atypical）[④]。对于非典型性取向病人的治疗是一件迫不及待的事情。研究表明，前往寻求心理治疗的非典型性取向病人的比例比异性恋病人要高一倍甚至更多。相比较而言，非典型性取向的人更容易患焦虑、抑郁、物质滥用等心理障碍[⑤]。而且他们比异性恋者所要面对的可能导致心理障碍的问题更多。尽管在法律与学术层面，非典型性取向人群逐渐取得了与异性恋者一样的平等地位，但社会上一些人群并未停止对他们的攻击。他们会经常遭受不公正待遇，被企业解雇，不能应征入伍，饱受部分人们的偏见、歧视甚至暴力袭击。

---

① Hooker, E. (1957). The adjustment of the male over homosexual. *Journal of Projective Techniques*, 21, 18–31.

② American Psychiatric Association. (1974). Position statement on homosexuality and civil rights. *American Journal of Psychiatry*, 131, 497.

③ Conger, J. (1975). Proceedings of the American Psychological Association for the year 1974: Minutes of the annual meeting of the Council of Representatives. *American Psychologist*, 30, 620–651.

④ 在这里讨论“同性恋”、“双性恋”及“变性”等非典型性取向患者，并不是要说明循证心理治疗将怎样治疗这些病人的性取向（事实上，非典型性取向并非精神病），这里讨论的是这些人患了其他的心理障碍时所进行的治疗。

⑤ Norcross, J. C., Beutler, L. E., & Levant, R. F. (Eds.). (2005). *Evidence-based practices in mental health: Debate and dialogue on the fundamental questions*. Washington, DC: American Psychological Association, pp.346–348.

迄今为止，关于非典型性取向病人的治疗（这里有必要特别指出：不是治疗病人的非典型性取向，这本身不是心理障碍，文章强调的是这些病人的其他心理障碍）还没有多少合适的循证治疗方案。这与他们的多样性密切关联。一般而言，非典型性取向的病人并不存在典型的病人样本，他们是性取向的“少数民族”，又同样有着不同的种族/民族、社会阶层、宗教信仰、家庭结构。因此，在进行研究时，要找到几个同质的样本都比较困难，更不用说进行大量样本的随机对照实验了。

但这并不说明治疗者对他们永远只能采用与异性恋者一样的治疗方案。2000年，APA第44分会（男女同性恋、双性恋与变性问题心理学研究分会，Society for the Psychological Study of Lesbian，Gay， Bisexual， and Transgender Issues）通过了《男女同性恋及双性恋病人心理治疗指南》，标志着关于同性恋及双性恋病人的心理治疗进行到了循证心理治疗阶段。该《指南》详细地研究了非典型性取向人群的特点，分四个部分给治疗者的行为提供了指南，阐述了治疗者对待非典型性取向病人所应该采取的态度，认为在治疗过程中应考虑的非典型性取向人群的社会关系与家庭结构、年龄、种族/民族等多样性问题，以及对治疗者的教育与培训问题[①]。其主要观点如下：①了解非典型性取向本身并不是精神病；②治疗者应避免偏见，了解自己关于非典型性取向病人的知识与态度可能会影响到相应疾病的评估、治疗、咨询及转介；③了解对非典型性取向的社会污名化（如偏见、歧视与暴力）对病人的心理健康及幸福感造成威胁的方式；④了解关于非典型性取向不正确的、持有偏见的观点是怎样影响病人在治疗中的表现，以及它又是怎样影响整个治疗过程的；⑤尊重非典型性取向病人，了解他们所面对的特殊环境及挑战；⑥了解非典型性取向病人的家庭可能包括没有法律或血

① APA Division 44.Committee on lesbian, Gay, and Bisexual Concerns Joint Task Force on Guideling for Psychotherapy with Lesbian, Gay, and Bisexual Clients. (2000). Guidelines for psychotherapy with lesbian, gay, and bisexual clients. *American Psychologist*, 55, 1440–1451.

缘关系的成员，他们的非典型性取向可能对其原生家庭（family of origin）及与原生家庭的关系产生影响；⑦认识到不同种族 / 民族的非典型性取向病人，在面对多元的文化规范、价值观及信仰时可能遭遇的具体生活问题与挑战；⑧认识到非典型性取向病人的个体经验、年龄、身体或认知缺陷对他们的特殊挑战；⑨在教育治疗者时，应注意关注非典型性取向问题，通过继续教育、培训等途径加强学习，使他们熟练地掌握与治疗非典型性取向病人心理障碍相关的教育或社会资源。

6.2.1.3 发展阶段

当前，循证心理治疗的研究证据大都是针对成年病人的，专门针对其他发展阶段的儿童、青少年、老年人等的研究证据相对要少得多。但事实是，其他各发展阶段的病人并不比成年人要少。下面分儿童与青少年、老年人两个部分分别进行阐述：

1. 有关儿童与青少年的循证心理治疗问题

据 1999 年美国外科联合会（U.S. Surgeon General）关于儿童与青少年心理健康状况的调查发现，大约 20% 的美国儿童与青少年有轻微或中等程度的心理健康问题，且大约 10% 的儿童与青少年有着严重的心理问题，需要专业干预的介入。在需要接受心理治疗的青少年中，占总数 65% － 80% 的青少年并没有接受心理治疗[①]。

自从 1993 年临床心理学会开始鼓励 EST 以来，心理学家们便开始试图将 EST 应用于儿童与青少年，1998 年可以说是硕果累累的一年。就在这一年，另一个专门针对儿童与青少年实证支持治疗的工作组发表了其研究成果[②]。在《咨询与临床心理学杂志》第 1 期发表的 EST 专刊上就有专门针对儿童与青少年进行 EST 的相

---

① Steele, R. G., Elkin, T. D., & Roberts, M. C. (Eds.). (2008). *Handbook of evidence-based therapies for children and adolescents*. New York: Springer, p.3.

② Lonigan, C. J., Elbert, J. C., & Johnson, S. B. (1998). Empirically supported psychosocial interventions for children: An overview. *Journal of Clinical Child Psychology*, 27, 138–145.

关文章[①]，《儿童临床心理学杂志》第2期发表的专刊中对儿童与青少年的抑郁症、恐惧与焦虑障碍、自闭症、行为障碍（conduct disorder）、注意力缺损多动障碍（ADHD）等心理障碍进行了EST研究。英国《儿科心理学杂志》1999年也开始跟进，讨论将EST应用于儿科问题，如复发性头痛、复发性胃痛、进食障碍、肥胖症、哮喘、失眠等。

但是，当心理学家开始将EST应用于儿童与青少年时，在传播这些方案方面却做得远远不够，大量有关儿童与青少年的循证心理治疗只停留在研究领域，没有现实地指导治疗实践[②]。为此，赫舍尔、麦克尼尔（Herschell，McNeil，& McNeil，2004）提供了有关传播这些治疗方案的四种方法：①治疗手册应更加友好，对每一次会谈都应给予详细的描述；②在相关治疗者的教育中，应给予EST更多的权重；③加强对临床治疗者的继续教育；④制订有效地传播EST的培训原则与策略[③]。2008年，在2005年《心理学中的循证实践》的基础上，APA又成立了将循证实践应用于儿童与青少年的专业工作组，最终又出版了《儿童与青少年循证治疗手册》及《儿童与青少年循证治疗手册参考》二个专门的文件[④]。

韦奇、詹森·道斯和霍利（Weisz，Jensen-Doss，& Hawley，2006）对32个有关青少年的循证心理治疗与常规治疗的RCT进行了元分析，结果发现循证心理治疗的效果比常规治疗要好，未来对青少年进行心理治疗时，应该注意选择更为有效的循证治疗[⑤]。

---

① Kazdin, A. E., & Weisz, J. R. (1998). Identifying and developing empirically supported child and adolescent treatments. *Journal of Consulting and Clinical Psychology*, 66, 19–36.

② Steele, R. G., Elkin, T. D., & Roberts, M. C. (Eds.). (2008). *Handbook of evidence-based therapies for children and adolescents*. New York: Springer. 14.

③ Herschell, A. D., McNeil, C. B., & McNeil, D. W. (2004). Clinical child psychology’s progress in disseminating empirically supported treatments. *Clinical Psychology: Science and Practice*, 11, 267–288.

④ LeCroy, C. W. (Eds.). (2008). *Handbook of evidence-based treatment manuals for children and adolescents* (2nd ed.). New York: Oxford University Press, pp.3–4.

⑤ Weisz, J. R., Jensen-Doss, A., & Hawley, K. M. (2006). Evidence-based youth psychotherapies versus usual clinical care: A meta-analysis of direct comparisons. *American Psychologist*, 61, 671–689.

阿肯巴马和赖斯克勒（Achenbach & Rescorla，2006）提出了多元文化论中的两种有关儿童与青少年心理治疗的方案：自下而上的基于经验的方案（empirically based approach）与自上而下的基于诊断的方案（diagnostically based approach）。前者主要是基于多元情境中儿童与青少年的行为表现及经验调查来进行评估，自下而上地将调查得出的数据进行统计分析，将其存在的问题分类为综合征（可能是多种病症的集合）。后者的主要思想来源于疾病分类学，它是基于专家已经形成的关于儿童与青少年病症的分类标准（如DSM － IV、ICD － 10、CCMD － 3 等），自上而下地进行评估，使病人的病症符合其疾病分类标准①。这样看来，EST 是一种典型的基于诊断的方案，已经成为了治疗青少年与儿童心理障碍的重要方法。

2. 老年人的循证心理治疗

随着 1965 年美国面向老年人的美国联邦医疗保险的出现，老年人的健康问题得到了全社会更多的关注。后来，随着管理医疗的发展，心理治疗也开始纳入联邦医疗保险的保险范围，许多大型公司及更多的小型组织开始在自己的老年疗养院里提供心理治疗服务。但是，心理学家要从联邦医疗保险"分一杯羹"，就得让他们相信自己的治疗是负责并且有效的，从而进一步促进了有关老年人循证心理治疗的发展。

但现实的情况并不容乐观。在治疗者方面，许多心理学家并没有接受过与老年人心理治疗相关的正规教育，他们在治疗这些人群时也通常觉得比治疗成年人更为吃力。奎尔斯、西格尔、诺曼、尼德莱赫和加劳赫 - 汤普森（Qualls，Segal，Norman， Niederehe，& Gallagher-Thompson，2002）对 APA 心理学实践者进行调查发现，69% 的治疗者曾经常或偶尔从事一些针对老年人的心理治疗，但其中只有不到 30% 的治疗者曾专门修习过老年心理学课程，不到 20% 的治疗者表示曾接受过相关的督导或实习。在接受调查的治疗者中，58% 的人认为他们需要更进一步的学习，70% 的人表示对参

① Achenbach, T. M., & Rescorla, L. A. (2006). *Multicultural Understanding of Child and Adolescent Psychopathology*. New York: Guilford Press, pp.13–69.

加临床老年心理学的特殊培训项目感兴趣[①]。

2003年，APA通过了《老年人心理治疗指南》，发表在《美国心理学家》2004年第4期[②]。该文件试图帮助治疗者对自己有关老年人心理治疗的知识与技能储备作出评估，促使有愿望的人在恰当的时机通过教育或训练来提高相关的知识、技能及经验，为治疗者提供一个处理老年人心理障碍问题的参考框架。它主要包括20条指南，分六个方面：①对待老年人心理治疗的态度。治疗者应该具有相关的临床技能，了解他们对待老年人的态度与信念会影响到他们所患疾病的评估与治疗。②关于老年人的一般知识。治疗者应能获得老年阶段相关的理论与研究证据，注意老龄化过程中心理发展的动态性，了解老年人的文化差异并熟悉当前有关老年人生理或医学方面的知识。③临床问题。治疗者应了解老年人日常生活中常出现的问题以及有关老年人的心理病理学知识。④评估。熟悉各种关于老年人心理评估方法的理论、研究及实践，能正确使用评估工具，能应用其他年龄阶段病人的评估工具来评估老年人所存在的问题。⑤治疗、咨询或其他服务。治疗者应熟悉各种有关老年人心理治疗的理论、研究与实践，能应用当前的研究证据，发展并应用相关的具体治疗以适应老年人（及其家庭）的治疗方案。治疗者应注意治疗的具体情境，了解与老年人预防疾病、养生及咨询服务相关的知识，与相关的其他专家协作并在必要时开具转诊介绍，熟悉与老年人相关的伦理法则。⑥教育。治疗者应通过继续教育、培训、督导与咨询来获得处理老年人问题的知识与技能。

6.2.1.4 残疾状态

残疾状态主要是指在生理或心理层面，某种组织、功能、活动能力丧失或者不正常的状态，包括肢体残疾、视力残疾、听力残疾、言语残疾、智力残疾及其他类型的残疾。在美国，大约1/5的人们

---

① Qualls, S. H., Segal, D., Norman, S. Niederehe, G., & Gallagher-Thompson, D. (2002). Psychologists in practice with older adults: Current patterns, sources of training, and need for continuing education. *Professional Psychology: Research and Practice*, 33, 435–442.

② American Psychological Association. (2004). Guidelines for Psychological Practice With Older Adults. *American Psychologist*, 59, 236–260.

至少具有一种残疾，而且各个年龄层次的残疾人士的数量还在持续增加[①]。在世界其他地方，残疾人士的比例应该也不会相差太多，这必然导致了一部分需要心理治疗的残疾病人的产生。“我们没有理由相信残疾人士会比他们没有残疾的同辈们更少需要心理治疗，尽管他们拥有更少的保险或更少的获得这些治疗的私人手段。”[②]

相对于非残疾的病人（即一般意义上的正常人），残疾病人是心理治疗中的“少数民族”，通常与性别、发展阶段、文化、性取向等问题联系起来，给循证心理治疗带来了巨大的挑战。这些挑战有很多，综合起来主要有以下几点：①缺少对残疾病人心理障碍的评估手段。专门针对残疾人士的评估手段很少。大多数情况下，治疗者将非残疾人士的评估手段转而应用到残疾人士身上，这通常会导致大量的错误。②大量的群组研究将残疾人士排除在外。“残疾病人与其他人群最大的不同是，关于其他人群有着丰富的理论与临床研究，而有关他们的理论与研究都非常少。”[③]比如，一些通过纸质文本传播的调查方式，就很容易将盲人群体排除在外。③一些循证心理治疗方法难以应用于某些具体的残疾病人，比如难以使用认知疗法来治疗存在严重智力缺陷的病人。④残疾病人所面对的社会问题具有特殊性。一般而言，残疾人所面对的社会环境会远远偏离循证心理治疗的典型情境，比如他们可能比正常人更容易受到社会的偏见、歧视或污辱，在交通、职业、生理健康状态、医疗保险、娱乐场所等方面均异于常人。⑤治疗关系的形成与发展不一样。治疗者的态度、情感、经验及信仰等均会在无形中影响治疗关系的形成与发展。如果治疗者对残疾病人不能很好地共情，或对其持一种

---

① APA Council of Representatives. (2008). Resolution on the Americans with Disabilities Act. Retrieved November 10, 2009, from http://www. apa. org/pi/disability/resolution_ada. pdf.

② Norcross, J. C., Beutler, L. E., & Levant, R. F. (Eds.). (2005). *Evidence-based practices in mental health: Debate and dialogue on the fundamental questions*. Washington, DC: American Psychological Association, p.354.

③ Norcross, J. C., Beutler, L. E., & Levant, R. F. (Eds.). (2005). *Evidence-based practices in mental health: Debate and dialogue on the fundamental questions*. Washington, DC: American Psychological Association, p.366.

潜在的负向态度或情感反应，通常都难以形成良好的治疗关系。

虽然当前关于残疾病人的相关理论与研究较少，而且 APA 至今尚未出版明确的治疗指南，但这并不代表关于残疾病人的循证心理治疗没有丝毫进展。在美国 APA 的官方网站上，可以看到由 APA 分别于 1997 年、2003 年、2008 年通过三个有关残疾问题的政策申明文件（policy statement）[①]。在这些申明中，APA 提出了具体的实践观：①承诺遵守 1990 年制订的美国残疾法案（Americans with Disabilities Act， ADA）；②鼓励有关残疾人士心理障碍治疗的相关研究；③试图谨慎地寻找妥善的解决方案，改善因社会歧视而造成对残疾人士心理健康的不利影响；④通过教育与培训减少治疗者对残疾人士的歧视或污辱；⑤利用最整合、最有效、最少限制的服务、支持及环境来帮助残疾人士。

6.2.2 文化因素

“心理学的研究成果并不像原来我们认为的那样，是超越文化的普遍真理。实际的情形是，心理学的概念和定律、心理学的理论和体系都是一定文化历史条件下的产物，其研究结论不可避免地带有文化的局限性。”[②]文化对整个心理学，尤其是与文化密切联系的心理治疗影响很大。但是，文化本身是一个具有多种含义的词，在不同学科领域、不同时期有着不同的定义，心理学一门学科就曾出现过跨文化心理学、文化心理学与后现代的多元文化论心理学等，它们对文化都有着各自不同的界定。

这里先对循证心理治疗中的文化进行定义。惠利和戴维斯（Whaley & Davis，2007）将以前心理学中关于文化的定义大致归为两类。一类将文化视为一种动态的、创造性的过程，强调文化中代代相接的传统、生活方式、应对行为、价值观、规范及信仰等因素。另一类定义强调各种不同文化在全球化时代的交互作用，通过

---

① 参见：http://www.apa.org/pi/disability/policystatements.html.

② 叶浩生 . 文化模式及其对心理与行为的影响 . 心理科学 , 2004, 27(5): 1032–1036.

技术的发展，媒体、交通、贸易及各国政府机关、企业的传播，不同的群体形成了自己的文化。他们在此基础上总结了自己关于文化的定义："文化是由群体在一定的自然与社会环境中共享的、包括世界观与生活方式在内的动态过程，它代代相传，并在具体的社会、历史及政治情境中不断与其他文化交流而修正。"[①]《心理学中的循证实践》中也以脚注的形式，说明了文化的含义。它认为文化是包含共同的价值观、历史、知识、礼仪与习俗等一系列复杂现象在内的总体，同一文化群体的人们往往会有一种身份的认同感。同一种族或民族的群体可能会共享一种文化，但种族/民族等个体特征并不是决定文化的唯一因素。它是一种多维结构，不能脱离个体独特的社会、阶层与个体特征来孤立地理解。

在心理治疗中，病人的文化因素对治疗结局有着重要的影响。这些文化因素很多，除病人的种族/民族外，病人的社会阶层（是否为中产阶级，是否处在边远地区）、移民状态（是否为移民）、经济状况（储蓄水平、收入状况、承担治疗费用能力）、宗教信仰（是否信仰宗教、信仰什么宗教）、家庭结构（是否离婚、跟父母亲中哪一方生活、是否有残疾的直系亲人、是否与爷爷奶奶生活在一起），等等，均属于影响治疗结局的病人文化因素。本书仅仅选择病人所在的种族/民族这一个因素来谈谈文化对心理治疗的影响。

所谓种族/民族（race/ethnic group），是基于可感知的身体属性（如肤色）、祖先及其他因素（如地域），对人们进行大致分类的一种社会建构，它与权力、身份及机会等有着广泛的联系。在心理学文献中，用"race"的概率要少一些，因为它更强调生理为基础的分类，有时还存在种族歧视的意味；而"ethnic group"则更强调社会文化的种群差异，是学术化的用语，其间的详细差异可参考阮西湖（2004）的研究[②]。

---

① Whaley, A. L., & Davis, K. E. (2007). Cultural competence and Evidence-based practice in mental health services: A complementary perspective. *American Psychologist*, 62, 563-574.

② 阮西湖.民族，还是"族群"——释 ethnic group 一词的涵义.广西民族学院学报（哲学社会科学版），2004, 3: 108-111.

世界上几乎每一个国家都是多民族国家，在美国，白人占79.96%，黑人占12.85%，亚裔占4.43%，印第安人及阿拉斯加人占0.97%，夏威夷人及其他太平洋岛人占0.18%。在英国，英国白人占85.67%，其他地区白人占6.47%，南亚人占4.00%，黑人占2.00%，混血人占1.20%，东亚人及其他种族占0.80%。在印度，除印度斯坦族占46.3%以外，还包括泰卢固族（8.6%）、孟加拉族（7.7%）、马拉地族（7.6%）、泰米尔族（7.4%）、古吉拉特族（4.6%）等诸多民族。中国也有56个民族，汉族占总人口数的90.74%，壮、维吾尔、回、藏、苗、满、蒙古、布依、朝鲜等少数民族人口占总人口数的9.26%。但是，正如科马斯－迪亚斯（Comas-diaz，2006）所指出的，在心理治疗中很多主流的心理治疗方案均是以欧美为中心的，主要是针对西方白人中产阶级文化的病人，这些病人往往强调个体主义、未来取向及线性思考，很多强调集体主义、相互依赖、整体主义及循环思考（circular thinking）的民族被排除在外（如东方国家的病人）。霍尔（Hall，2001）指出，没有证据表明EST对种族或少数民族同样有效，它是对文化因素不敏感的治疗。因此心理治疗应该关注民族与文化因素，进行文化敏感治疗（culturally sensitive therapy， CST，有时也叫culturally sensitive psychotherapy，CSP）[1]。

首先，在循证心理治疗中，一个主要的问题是缺少与种族/民族有关的研究证据[2]。美国外科联合会（U.S. Surgeon General）2001年的一个研究报告，形象地说明了这一问题：自1986年以来，大约在10 000名被试接受了关于某种治疗有效性的RCT研究，其中约有50%的人没有种族/民族信息。此外，7%的研究只报告“非白人”，余下的被试中仅包括非常少的少数民族，而且没有一个研究分析了该治疗对其他种族/民族的有效性。这可能主要有以下原

---

① Hall, G. C. N. (2001). Psychotherapy research with ethnic minorities: Empirical, ethical, and conceptual issues. *Journal of Consulting and Clinical Psychology*, 69, 502–510.

② Norcross, J. C., Beutler, L. E., & Levant, R. F. (Eds.). (2005). *Evidence-based practices in mental health: Debate and dialogue on the fundamental questions*. Washington, DC: American Psychological Association, p.330.

因：①少数民族人数少，招募被试的难度大；②即使招募到被试，研究设计及执行也比较困难；③传统上，心理学研究比较重视对内部效度（疗效）的研究，对外部效度（实效）不太重视；④种族/民族研究通常会引来不必要的争议，因为它可能涉及不平等、种族歧视、偏见与价值观等社会政治因素。但是，如果有关种族/民族的研究都很少，我们怎么能进行循证心理治疗？怎么能将针对主流种族/民族的研究推广到其他的种族/民族？

其次，在治疗过程中，治疗者应该将种族/民族纳入考察范围，针对不同种族/民族的病人采取不同的治疗方案，以避免出现系统的，甚至是无意识的偏见。科马斯－迪亚斯等（Comas-Daiz et al., 2006）[①]举了一个在美国生活了20年的40岁的印度移民卡拉的例子，她得了社交恐惧症，去拜访一个白人女治疗者。事后，她抱怨道："这种西方的治疗对我不起作用"，"她太技术化，老是遵循她的治疗手册，对我能否适应她的概念更感兴趣"，"当我告诉她我不习惯于用那些数字量表来测量我的问题，她老叫我继续听从她的建议，称这是有效治疗的方法"。当卡拉被问及她的感受时，她说："我已经出离愤怒了，但我的文化告诉我应该遵循权威人士的意见，所以我不想表达我的愤怒。"可以预见，这样一种以主流心理疗法去要求另一种族/民族的人来机械地适应的治疗方案，会是多么地失败！结果，卡拉总结道："我再也不去那儿了。"季建林，赵静波（2006）也举了一个48岁华裔美国妇女的例子，她因抑郁症而接受治疗，总是重复说她看到与听到自己已经死去的母亲从去世的地方回来，劝导她到另外的世界中去。治疗者认为她出现了精神性症状，给她服用大剂量的抗精神病药物，但结局不见改善。后来，这位治疗者意识到文化差异，告诉她这种现象其实与中国的"托梦"有关，并逐渐减少抗抑郁药用量，结果病人反应良好，症状减轻[②]。

---

① Goodheart, C. D., Kazdin, A. E., & Sternberg, R. G. (2006). *Evidence-based psychotherapy: Where practice and research meet*. Washington, DC: American Psychological Association, p.87.

② 季建林，赵静波．心理咨询和心理治疗的伦理学问题．上海：复旦大学出版社，2006: 110-115.

最后，种族/民族差异也会影响病人对治疗者的看法。不同种族/民族的病人对治疗者的要求及期望是不一样的。比如，一个深受儒家文化影响的亚裔美国人在寻求治疗帮助时，由于适应了集体主义的价值观，希望等级制度的存在，对权威人物比较服从。当治疗者说“我将尽力帮助你”的时候，他并不会很高兴。他可能会说：“我不要你说‘将尽力’，作为我的医生，我希望你跟我说‘将治愈’我的抑郁症。”同样地，有研究指出，美国印第安人希望自己的治疗者提供富有共情、真诚、有效、尊重、温暖、一致及连通性（connectedness）的治疗；许多拉丁美洲人期待自己的治疗者成为他们家庭的一部分，或者至少成为他们外在支持网络的一部分。因此，梅瑟和万普德（Messer & Wampold，2002）为病人选择治疗者提出建议，认为病人应该选择其理论取向适合他们的种族/民族文化背景的治疗者，而不是选择那些只会进行实证支持治疗的治疗者[①]。

6.2.3 价值观与偏好

病人的价值观与偏好是病人最主观、最私密的个体特征，是病人间个体差异最大的变量。世界上没有两个病人的价值观与偏好是完全相同的，他们有着不同的对待世界、人生及他人的方式，在具体的兴趣方面更是千差万别。病人的价值观与偏好是循证心理治疗需要考虑的重要因素，它直接关涉病人是否愿意选择并积极参与心理治疗，对心理治疗结局有着重要影响。具体说来，主要包括以下三个方面：

第一，价值观与意愿。病人的“价值观和意愿”是指病人对社会和事物等所持有的观点和看法，他们据此作出相应的治疗选择[②]。

---

① Messer, S. B., & Wampold, B. E. (2002). Let’s face facts: Common factors are more potent than specific therapy ingredients. *Clinical Psychology: Science and Practice*, 9, 21–25.

② 张鸣明，刘雪梅，何林，李静．循证实践中病人的价值观及意愿初探．中国循证医学杂志，2004, 10: 707–710.

比如，在治疗抑郁症病人时，治疗者了解到其中一位病人的母亲曾患有此病，后者主要在脑科医院接受药物治疗，在服药期间副作用明显，且在擅自停药不久后自杀。尽管治疗者告知他心理治疗起作用的时间可能更长，需要更为自觉的意志努力，这位病人在接受治疗时一定会更倾向于接受心理治疗。但是，另一位病人对抑郁症一无所知，他认为应该跟治疗躯体疾病一样治疗心理疾病，一定要服药才会有效果。如果治疗者只“动动嘴”，不开具实际的处方，那他会认为治疗者只是个“江湖郎中”，根本不可能治愈他的疾病。毫无疑问，这位病人可能会更倾向于选择药物治疗。

治疗者在治疗病人的临床决策过程中，一定要注意病人的个体价值观与意愿。如果治疗者仅仅根据已有的最佳治疗方法来治疗病人，通常不一定取得最佳的效果。所谓的最佳治疗，一般是相对于大部分病人的平均价值观和意愿而言的，这种决策分析不一定会适合每一位病人。病人有权参与治疗自己疾病的治疗决策，最后的治疗决策应该是治疗者与病人价值观与意愿之间的一种平衡。有些病人非常有主见，他们只希望医生提供临床信息，最终的决策由自己来作；有些病人有很强的依从性，高度信任专业的治疗者，医生的决策就是自己的决策；还有些病人有积极参与治疗的期望，他们希望自己与医生共同参与、一起决策。因此，治疗者面对不同病人，应采取不同的态度，以病人为中心，学会正确地引导而不是强迫病人听从自己的决策，调动病人的积极性，共同应对疾病的挑战。

第二，病人对治疗的期望。兰伯特和巴利（Lambert & Barley, 2001）对相关文献进行了调查，结果发现具体的治疗技术仅能解释心理治疗结局总体变量的15%，治疗关系及不同治疗的共同因素占30%，治疗者变量及额外的治疗改变（extra therapeutic change）占40%，期望及安慰剂效应占余下的15%[①]。姑且不论这一研究是否完全真实可信，但它强调病人的期望与治疗技术一样，均占解释治

① Lambert, M. J., & Barley, D. E. (2001). Research summary on the therapeutic relationship and psychotherapy outcome. *Psychotherapy: Theory, Research, Practice, Training*, 38, 357–361.

疗改变的15%，说明病人对治疗的期望的确非常重要。事实上，有些病人在还没有进入正式治疗程序的第一次会谈之后，病情就有明显好转，这说明病人的期望确实在起作用。

病人是带着期望来进行心理治疗的，因此，治疗者的每一个细微的动作，都可能会被病人放大，并影响他们对治疗效果及治疗者的期望。比如，病人可能需要治疗者热情的眼神交流，需要治疗者问及自己的病情、疗程以及可能的患病原因；渴望了解疾病的相关信息、如何治疗及其对今后的生活质量有何影响，希望治疗者尽可能多地与自己进行交流，并最终结成良好的工作同盟；期待治疗者能多花些时间思考他们的问题，在出现紧急情况时能够得到治疗者及时的帮助。如果治疗者不符合病人的期望，或对病人的期望没有作出即时、适当的反馈，不懂得充分利用病人对治疗的期望，那么这样的心理治疗取得成功的几率就少了很多。

第三，其他的病人因素。病人当下的情境（包括是否失业，自己及对自己有重大影响的亲戚朋友是否经历降职、受伤等重大生活事件，是否有升迁或升学等重大压力，是否失恋，是否有对病人而言很重要的人物死亡），医疗保险状态（有无保险、保险支付的比率有多大），等等，这些因素都会影响到病人参与治疗的积极性及对治疗者的依从程度，从而直接影响到病人的治疗结局。

6.3 学者的争议及共识

6.3.1 样本病人与真实病人

“有关循证实践争议的核心议题之一就是从实验室治疗向真实社会中的病人进行治疗时的可推广性问题”[①]。这一问题也可以换一种表述方式，那就是在实验研究（尤其是作为“金标准”的RCT

---

① Norcross, J. C., Beutler, L. E., & Levant, R. F. (Eds.). (2005). *Evidence-based practices in mental health: Debate and dialogue on the fundamental questions*. Washington, DC: American Psychological Association, p.161.

研究）中，样本病人是否可以代表整个真实临床实践中所遇到的病人？如果样本病人可以具有足够的代表性，那么实验研究中的治疗方式对真实情境中的病人也是同样有效的。但是，如果样本病人不能代表真实情境中的病人，那么实验研究所使用的治疗方式的效果就值得怀疑。

对于样本病人的代表性问题一直存有争议，被分裂为两个阵营。以韦斯滕为代表的一派认为样本病人没有代表性，因此以实验研究为基础进行治疗的循证心理治疗的外部效度值得怀疑；以斯特里曼为代表的一派则相信实验研究所采取的方法能够使样本病人具备充分的代表性，实验的结论可以推广到真实情境中。下面依次介绍两派的不同观点。

韦斯滕、诺沃特尼和汤姆斯－布伦纳（Westen, Novotny, & Thompson-Brenner, 2004）[①]认为实验研究应该报告其样本病人的特征，以便治疗者能根据面对的病人的具体情况来选择具体的治疗方法。比如，对重度抑郁症病人的最佳治疗方法就不应推广到所有的抑郁症病人。但在已有的研究中，大部分研究报告并没有很好地认识到这一点。在研究的题目、摘要甚至正文中都没有提到有关样本病人的具体、明晰的特征。他们以 2004 年发表在国际著名期刊 *JAMA*（*Journal of the American Medical Association*， 2008 年该期刊的影响因子为 31.7）上治疗抑郁症的文章为例[②]，说明了样本病人与真实病人所存在的差距。

在这篇题为《对青少年抑郁症的氟西汀治疗、认知一行为治疗及其联合治疗：关于青少年抑郁症治疗的随机对照实验》的文章中，研究者们对比了氟西汀、认知一行为疗法及两者联合治疗与安慰剂控制组的效果，结果发现氟西汀治疗或与认知一行为治疗同时进行

---

① Westen, D., Novotny, C., & Thompson-Brenner, H. (2004). The empirical status of empirically supported therapies: Assumptions, methods, and findings. *Psychological Bulletin*, 130, 631-663.

② March, J. S., Silva, S., Petrycki, S., Curry, J., Wells, K., Fairbank, J., et al. (2004). Fluoxetine, cognitive-behavioral therapy, and their combination for adolescents with depression: Treatment for adolescents with depression study (TADS) randomized controlled trial. *Journal of the American Medical Association*, 292, 807-820.

时疗效较好，改善率分别为60%与70%，而单独用认知-行为治疗或安慰剂治疗的改善率仅为40%与35%。该研究强调其所选择的被试是重度抑郁症病人，在结论中也提到自己的研究成功地纳入了重度抑郁症所有范围的病人，因此其研究结论可以广泛地应用于临床实践中的患有重度抑郁症的青少年病人。但韦斯滕等人发现，该研究所说的“所有范围”的病人，其实排除了理应处于其研究范围之内的85%的病人！它以最典型的DSM－IV上所列的抑郁症为标准，要求大约罹患重度抑郁症40－50周的青少年，因此排除了大部分与其纳入标准不一致的病人（比如，滥用药物的青少年、有双向人格障碍的青少年、超过2月且已经有约25%的课程没有去听的青少年或来自于正在遭遇重大灾难的家庭的青少年，等等，统统被排除在研究范围之外）。而且，更有问题的是，该研究还以安全理由排除了有高自杀风险的青少年作为其研究对象，这使得该研究所谓的“所有范围”实质上只包括重度抑郁症病人中的15%。试想这样一个研究，它的外部效度又有多高呢？其治疗方案能很好地推广到真实情境中吗？

事实上，要在研究中选取真正具有代表性的病人是很困难的。因为RCT研究有一个前提预设，那就是它以DSM－IV为基础，相信特殊的治疗方法是治疗特殊病症的最主要因素。但是，抛开当前有关疗效的共同因素的研究不说，仅仅要寻找典型的符合DSM描述病症的病人就不多见。现实生活中，大部分病人往往是几种心理障碍联合在一起，在某一时期只有一种主要的心理病症。如果单纯以某一病症的治疗方法来治疗真实情境中的病人，其疗效就一定会存在问题。真实情境中的病人往往不是被研究所挑选过的、平均化的病人，韦斯滕和莫里森（Westen & Morrison，2001）的研究发现当前很多研究所纳入的样本病人只是真实情境中病人的1/3左右[1]。

---

① Westen, D., & Morrison, K. (2001). A multidimensional meta-analysis of treatments for depression, panic, and generalized anxiety disorder: An empirical examination of the status of empirically supported therapies. *Journal of Consulting and Clinical Psychology*, 69, 875-899.

在2007年的另一篇文章中，韦斯滕等曾对强迫症（OCD）、惊恐症（Panic）、广泛性焦虑症（GAD）、创伤后应激障碍（PTSD）、抑郁症（depression）及贪食症（bulimia）等六种病症的研究进行过统计（图6.1），结果发现很多研究所纳入的病人的比例只是真实情境中病人的30% － 70%左右[①]。

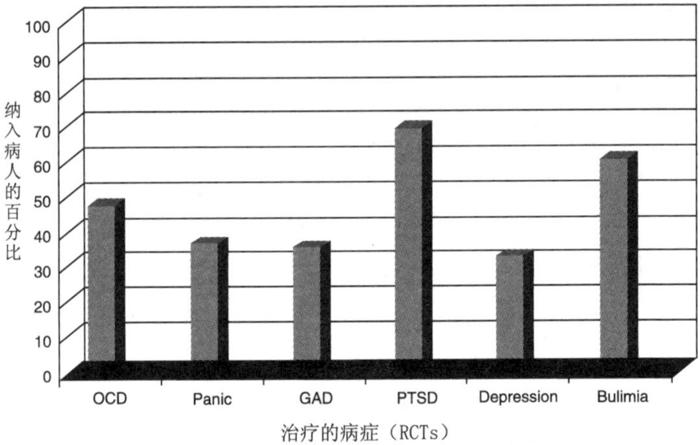

图6.1　不同病症治疗所纳入病人的百分比

［资料来源：Norcross，J. C.，Beutler，L. E.，& Levant，R. F.（Eds.）.（2005）. *Evidence-based practices in mental health: Debate and dialogue on the fundamental questions*. Washington，DC：American Psychological Association. p. 167.］

因此，韦斯滕等人建议，为了保证样本病人的代表性，应该改变实验的设计方案：①样本应该尽量从所有真实情境的病人中随机抽取；②作为对照组的病人不应该只是候诊组、安慰剂组或不进行治疗组，这样的对照组只能说明进行治疗比不进行治疗要好。为了取得良好的外部效度，使研究结论很好地推广到真实情境中，对照组应该为常规治疗组，而且治疗者必须是有着丰富经验的独立实践

① Norcross, J. C., Beutler, L. E., & Levant, R. F. (Eds.). (2005). *Evidence-based practices in mental health: Debate and dialogue on the fundamental questions*. Washington, DC: American Psychological Association, p.167.

者。如果实验研究的治疗方式比常规治疗组要好，这样的结论才真正可以进行推广。

但是，并不是所有人都同意韦斯滕等人的观点，斯特里曼认为“研究与实践之间的距离还没有达到这样一个程度，以至于不能将RCT的结论应用于真实实践中”[①]。韦斯滕等人的论述看似有理，但对部分病人进行排除非但不会减少研究的外部效度，还有可能使研究更为简洁，在提高研究内部效度的同时，实际上也提高了研究的外部效度。作者总结了斯特里曼等人有关排除病人的标准及理由：①部分病人具有共病，其症状相当复杂，在治疗时相对比较困难，难以将治疗过程手册化、标准化，为保证研究方法的纯粹性及研究过程的可操作性，将这部分病人进行排除是必要的。②一些病人症状的严重程度达不到研究样本症状的水平，对这部分病人进行排除，并无碍于研究治疗方案的推广。因为从理论上说，如果治疗方案对严重病症有效的话，那么对症状比之轻微的病症应更具疗效，至少不会比严重病症者差。如果将这部分病人进行排除的话，大约1/2的真实情境中的病人就在不影响研究结论的前提下被排除了。③有些病人虽然符合研究的纳入标准，但他们同时具有另一种更典型的病症，可以纳入其他RCT研究，那么在这次研究中就应该将其进行排除。如此看来，在进行RCT研究之前，对纳入研究的病人进行一定的技术处理，排除掉一部分病人，对提高研究的内部效度与外部效度均有益处，不能因为样本病人并不是从真实情境的病人中随机抽取而来的，就对研究的结论怀疑。

在样本病人是否具有代表性这一点上，表面上看以韦斯滕与斯特里曼为代表的两个阵营针锋相对，其实两方所关注的问题并不一样。韦斯滕等人关注的是RCT研究的治疗方案能否对所有病人的治疗有效，而斯特里曼等人关注的是RCT研究的治疗方案能否对所要治疗的病症有效。两者其实并不矛盾，同一病人可以有多种病

---

① Norcross, J. C., Beutler, L. E., & Levant, R. F. (Eds.). (2005). *Evidence-based practices in mental health: Debate and dialogue on the fundamental questions*. Washington, DC: American Psychological Association, p.171.

症，可以用多个RCT研究的治疗方案来进行治疗；同一病症可以有无数个病人，治疗好了病症，自然也就治疗好了病人。韦斯滕等人是站在实践者或病人的立场展开的批判，斯特里曼等人则是站在一个现实主义的研究者的立场上进行回应。毕竟，研究不是真实的实践，它必须去除某些不必要（甚至是有必要但无法进行研究的）的“细枝末节”，以保证研究的顺利进行。而且，随着研究技术的不断翻新、研究设计的不断完善、研究方法的不断丰富，多元的研究会对多元的病症或病人进行更好的研究，到时研究与实践的距离会越来越小，样本病人对真实病人的代表性将越来越大。

6.3.2 循证心理治疗与文化敏感治疗

霍尔（Hall，2001）认为EST与文化敏感治疗分属于两种不同的文化与世界观，并对文化敏感治疗作出了定义，认为它是将心理治疗恰当地应用于具体文化情境的过程[①]。惠利和戴维斯（Whaley & Davis，2007）进一步发展了这一观点，指出当前心理健康领域有两个主要的议题：①怎样使心理健康服务更能“文化胜任”（cultural competent）；②怎样在真实情境中进行循证实践。这两个议题在某种程度上成为了两种对立的范式[②]。反映到心理治疗领域，在面对病人时，治疗者是遵循已有的经验证据进行实证支持治疗，还是尊重病人自身的文化因素，进行文化敏感治疗，已经成为当代研究者讨论的一个热点问题。

“从一定意义上讲，传统的心理治疗和咨询在文化问题上都是‘迟钝’的。……对文化因素缺乏‘敏感’性，表现出治疗或介入策略上的‘文化迟钝’。”[③]循证心理治疗的出现，虽然强调了病

---

① Hall, G. C. N. (2001). Psychotherapy research with ethnic minorities: Empirical, ethical, and conceptual issues. *Journal of Consulting and Clinical Psychology*, 69, 502–510.

② Whaley, A. L., & Davis, K. E. (2007). Cultural competence and Evidence-based practice in mental health services: A complementary perspective. *American Psychologist*, 62, 563–574.

③ 叶浩生．试析后现代心理学影响下的心理治疗与咨询．心理科学，2003, 26(4): 578–582.

人文化的重要性，但它更强调简化、控制的研究证据，并没有着力改变传统心理治疗“文化迟钝”的状况。这一点在EST阶段尤为明显，1996年钱布利在其更新的EST清单中，49个推荐的治疗方案中有41个是行为治疗或者认知一行为治疗[①]。这些治疗方案大都是容易在控制条件中进行的RCT研究，更倾向于信奉医学模式（万普德在2001年出版的《心理治疗大讨论：模式、方法与发现》一书中将行为疗法及相关疗法列入了治疗的医学模式），对文化情境不敏感。它们制定的问卷、量表及应用的治疗方法，都是在西方主流文化中进行证明的。在其他文化中使用时，存在一定的模糊性或偏见，如果不加修正地推广到其他文化，往往不能达到预期效果，甚至会对病人产生伤害。

但是，心理治疗作为一门科学与职业，不是为某种特定的文化服务的。当前世界存在着多种不同的文化，这些文化还没有获得同等质量心理治疗的机会。许多在西方主流文化中疗效较高的心理治疗方案，其外部效度均较低。因此，要求治疗者“文化胜任”，能将文化因素纳入治疗所考虑的范围，进行文化敏感治疗，已是大势所趋。

事实上，即使是在与生理因素密切关联的医学与心理药物治疗方面，文化因素也早已开始得到重视。循证医学中已有研究发现，在治疗不同种族、地区的病人时，尤其需要注意这些病人所处的文化环境：有些疾病只有西方人才有，东方人没有；有些药物对西方人有效，而对东方人无效；有些时候东方人治疗病症所需药物的剂量比西方人要少。民族心理药理学（ethnopsychopharmacology）的研究也发现，在心理药物治疗方面，不同文化的病人也存在差异。有些实验证明有效的药物治疗，在治疗其他性别、种族、民族、年龄的病人时没有疗效，甚至产生有害的副作用。劳森（Lawson，1996）发现，患有情感障碍的非裔美国人通常得不到正确的（或剂

---

① Messer, S. B. (2004). Evidence-based practice: Beyond empirically supported treatments. *Professional Psychology: Research and Practice*, 35(6), 580–588.

量不足）抗精神病药物治疗①。雅各布森和科马斯－迪亚斯（Jacobsen & Comas–Diaz，1999）发现，拉丁美洲人通常会因为他们对药物的耐受性（drug metabolization）不同而得不到正确的治疗②。皮和格雷（Pi & Gray，2000）研究发现由于亚洲人对药物的耐受性不同，要达到同样的临床效果，他们所需的氟哌啶醇（haloperidol，强安定药）的剂量比非亚洲人的要少③。巴沙德和奥尔森（Bamshad & Olson，2003）得出结论：只有考虑不同文化病人与健康相关的基因特征时，治疗者才能提高治疗的效果并达到文化胜任④。

心理治疗与医学、心理药物治疗相比，与社会文化因素的关联更为密切。因此，心理治疗者应更能文化胜任，进行文化敏感治疗。苏（Sue，1998）认为文化胜任是"治疗者拥有的关于特定文化的知识与技能，能将有效的治疗方式传递给属于这种文化的成员"⑤。惠利和戴维斯（Whaley & Davis，2007）认为文化胜任是指治疗者所拥有的一系列解决问题的能力，包括：①认识、理解文化遗传与适应的动态交互对塑造人类行为的影响；②利用个体在应对遗传及适应挑战过程中所获得的知识，提高治疗者关于心理评估、诊断及治疗的有效性；③对这些识别、获得与使用文化动态性的过程进行内化，并将其应用于不同文化的群体⑥。

文化胜任的治疗者采取文化敏感治疗。霍尔（Hall，2001）认为来自于一种文化的病人可能需要一种与其他文化不同的治疗

---

① Lawson, W. B. (1996). Clinical issues in pharmacotherapy of African Americans. *Psychopharmacological Bulletin*, 32, 275–281.

② Jacobsen, F. M., & Comas–Diaz, L. (1999). Psychopharmacological treatment of Latinas. *Essential Psychopharmacology*, 3, 29–42.

③ Pi, E. H., & Gray, G. E. (2000). Ethnopharmacology for Asians. In P.Ruiz (Eds.), *Ethnicity and psychopharmacology* (pp.91–113). Washington, DC: American Psychiatric Press.

④ Bamshad, M. J., & Olson, S. E. (2003). *Does race exist? Scientific American*, 289(6), 78–85.

⑤ Sue, S. (1998). In search of cultural competence in psychotherapy and counseling. *American Psychologist*, 53, 440–448.

⑥ Whaley, A. L., & Davis, K. E. (2007). Cultural competence and Evidence–based practice in mental health services: A complementary perspective. *American Psychologist*, 62, 563–574.

方案，而且即使是同一种文化内部，也还要根据个体差异进行一定的修正[1]。古德哈特、卡茨丁和斯廷伯格（Goodheart，Kazdin，& Sternberg，2006）引用了众多研究，指出认知－行为疗法在治疗拉丁美洲人的抑郁症时同样适用，人际关系疗法对降低非裔美国人的抑郁症状有显著疗效。但是，尽管认知－行为疗法对降低非裔美国人的症状有效，其效果比治疗欧洲裔美国人要差。

循证心理治疗与文化敏感治疗在一定程度上存在对立，但随着前者概念的不断发展，两者逐渐出现了互补、整合的趋势。一方面，EST 实质上是关于西方主流文化的文化敏感治疗，它对主流文化是适用的，但可能对其他文化并不适用。循证心理治疗也并非不研究文化因素，只不过囿于方法论问题，对它的研究还很不够。比如，当年参与 APA 12 分会制订《培训与传播实证有效的心理治疗》文件的专业工作组成员斯坦利·苏（Stanley Sue），就指出了将 EST 原则应用于不同民族群体的严格标准：①对来自一个或更多民族群体的病人进行治疗的前－后测；②病人被随机分配，控制组要得到合适的控制；③在对比治疗结局时，要考虑治疗方案与不同民族的交互作用；④使用多样的、跨文化有效的评估工具；⑤研究要能被其他人所重复验证[2]。

另一方面，在方法论上，循证心理治疗与文化敏感治疗正在逐渐走向整合。惠利和戴维斯（Whaley & Davis，2007）提出了循证心理治疗的“文化适应”（cultural adaptation）概念，认为可以将循证心理治疗进行修正，包括：① 改变治疗执行的方法；②改变治疗关系的本质；③改变适应文化信仰、态度及目标群体行为的治疗成分。如果循证心理治疗能够修正现有的治疗，并大力发展新的文化敏感的治疗研究，两者原本具有破坏性的对立将改变成一种富于建设性的互补优势。

---

① Hall, G. C. N. (2001). Psychotherapy research with ethnic minorities: Empirical, ethical, and conceptual issues. *Journal of Consulting and Clinical Psychology*, 69, 502–510.

② Sue, S. (1998). In search of cultural competence in psychotherapy and counseling. *American Psychologist*, 53, 440–448.

6.3.3 未来如何发展

当前，循证心理治疗有关病人的特征、文化与偏好的研究正在逐渐增加，2005 年 APA 循证实践专业工作组成员在征求广泛意见的基础上，提出了几个将来需要重点突破的研究方向：①将病人特征作为自然情境中治疗反应的中介变量；②对适合病人跨诊断特征（cross-diagnostic characteristics）的治疗与关系的可预期的结局研究，包括能力 × 治疗（Aptitude×Treatment）的交互作用设计；③将在多数人群中已经得到广泛研究的治疗方案，放到其他人群中验证其有效性；④发现治疗者与病人双方所持有刻板印象的本质，研究减小这些刻板印象的激活机会及产生影响的成功干预措施；⑤研究有关文化与心理治疗的信息更能被实践者接受的途径；⑥使治疗者能针对不同病人，采取不同的认知、情绪与角色胜任；⑦甄别出一些关注病人特征的、成功的治疗决策模式[①]。

---

① APA Presidential Task Force on Evidence-based Practice. (2006). Evidence-based practice in psychology. *American Psychologist*, 61, 271–285.

拓展篇

评 价 与 超 越

第7章 循证心理治疗的功过是非

Evidence-Based Psychotherapy

循证心理治疗是当今轰轰烈烈的循证实践运动的一部分，很多基础原理与方法都借鉴自循证医学，对邻近的人文社会科学的研究与实践都产生了重大影响。要在这样一场大的运动中考察循证心理治疗并进行恰当的评价，必须有全方位、多维度、多层次的批判思考：在理论分析层面，应考虑心理学、哲学、医学、社会学、伦理学、法学等视角；在现实操作层面，要顾及研究者、治疗者、病人、管理者及第三方机构等多方人员的立场。而且，循证心理治疗本身是一个新生之物，还在不断“形塑”，其价值观、方法论、操作技术等均处在持续变化的过程中。因此，要在它没有完全“定型”之前作出中肯评价本质上是一种冒险。

本章试图从研究者、治疗者、病人及管理者四个角度，展开对循证心理治疗的评价。这些评价有一部分与前面“争议与共识”中所提及的某些学者的观点相同，但也有相当一部分评价是作者经过深入思考，从哲学、伦理学等层面所作的批判性反思。笔者认为循证心理治疗促进了合理的临床决策，保证了病人的最高利益，加强了治疗过程的循证管理，为心理治疗提供了一个可能的整合框架。但在具体的实施方面，它又存在着以“方法的真”保证“治疗的善”、普遍指导特殊、技术僭越艺术等深层次问题。要解决这些问题，必须扩展视野，用“善的真”来保证善，以特殊指导新的特殊，艺术化地运用技术。在这些评价的基础上，本章末尾探讨了循证心理治疗对中国心理治疗的几点可能的启示，希望此一“他山之石”可为国内心理治疗的发展提供一些借鉴。①

---

① 本节部分内容作者已作为论文发表，具体参见：杨文登．循证医学的哲学反思及其对人文社会科学的影响．循证医学，2010，9(1): 73–77.

7.1 有何价值与贡献

7.1.1 提供整合的治疗途径

在心理治疗的历史上，各种理论流派层出不穷，各种治疗方法亦如雨后春笋般涌现。每一个学派都有自己特定的理论取向与热衷使用的治疗技术，各家各派在百家争鸣、百花齐放的同时，也造成了心理治疗领域的分裂与对立。不同的治疗者持不同的理论取向，使用不同的方法，治疗着不同的病人。有趣的是，很早就有研究发现，这些不同的治疗方法之间，并未出现它们所宣称的疗效的差异，而是呈现出著名的“渡渡鸟效应”，折衷主义心理治疗、多元文化心理治疗及技术中立主义的声浪一波高过一波。整合各种心理治疗理论与方法，为病人提供经得起研究证明的、有效的心理治疗，已经是时代发展的要求[①]。

循证心理治疗作为西方心理治疗发展的最新方向，刚好迎合了这样一种时代要求，为心理治疗提供了一条可供选择的整合途径。具体说来，这种整合包含以下四个方面：

第一，循证心理治疗促进了各种理论取向的心理治疗流派的整合。精神分析、行为疗法、认知疗法、人本主义疗法等是当前最具代表性与影响力的几种心理治疗流派，它们均自成一派，有着各自丰富的历史渊源、理论基础、解释机制、治疗方法及评估手段。它们都是心理治疗的重要方面，都对某些特殊的心理障碍具有积极的治疗作用。此前，有很多学者试图对它们进行整合，但囿于没有合适的方法论，心理治疗领域仍旧各说各话，龙蛇混杂。循证心理治疗的出现，为解决这一问题提供了方法论与具体的实施方法。它的态度非常包容与开放，绝不囿于任何理论取向，而代之以“功利主义”的结局评估的方法。在针对某一类型的病人或病症时，如果某一理论取向的治疗方法经得起研究证明，确实是现有证据中的“最

---

① 汪新建．西方心理治疗范式的转换及其整合．天津：天津人民出版社，2003: 250–271.

佳证据”，就应使用这种治疗方法来治疗病人或病症。因此，循证心理治疗“既强调治疗方法的作用，又重视治疗关系的影响，其关于治疗方法的主张保留了认知行为治疗范式的风貌，而对于治疗关系的见解也可看到现象学治疗范式的影子”[①]。

循证心理治疗的整合方式，体现着“不管白猫黑猫，抓到老鼠就是好猫”的结局评估逻辑。但有一点值得说明，循证心理治疗并没有要求每个治疗者都经过所有理论取向与治疗方法的严格训练，它是将所有治疗者联合起来，作为一个整体，迎战所有的心理障碍。就像一个学校中，语文、数学、英语等不同科目由不同的专业教师来授课；也像一个医院中，各种不同的病症由内科、外科等不同专科的医生来进行治疗。循证心理治疗的治疗者通常被训练成对特定类型的病人及病症具有更强的应用最佳证据的能力，能对其提供最佳治疗。因此，所有治疗者联合起来，就能解决所有的问题。

第二，循证心理治疗加速了各种治疗技术的整合趋势。心理治疗的技术中立主义认为心理治疗疗效的取得并非归功于各种特殊治疗的活性成分，而是各种心理治疗之间一些共同的因素对病症产生了作用。这些共同因素包括治疗者与病人之间真诚的、积极的治疗关系，病人对治疗的期望及治疗者所使用的一些共同的治疗技术。也就是说，各种不同理论取向的治疗技术并非只能在该理论取向下才起作用，如人本主义心理治疗关于形成良好治疗关系的“真诚一致”、“无条件积极关注”及“共情”等原则（或技术）在其他类型的心理治疗中也会起作用。循证心理治疗则加速了这些治疗技术的整合，它认为只要是经过研究证明具有良好疗效的治疗技术，不管是哪些理论取向的，都可以用在同一次治疗中。它相信所有最佳的治疗技术加在一起，在恰当的时刻进行使用，必定会达到更佳的治疗效果。

第三，循证心理治疗促进了研究者、治疗者、病人及管理者等涉及心理治疗的各方的整合。在传统的心理治疗中，研究者与治疗

① 周晓璐．心理治疗循证实践研究．硕士学位论文．湖南师范大学，2009: 21.

者持两种不同的文化，在他们之间存在鸿沟，相互攻讦。但在循证心理治疗中，研究者与治疗者们前所未有地站在一起，研究者进行与临床密切相关的研究，并且一部分研究者本身就从事治疗实践；治疗者在治疗过程中应用最佳研究证据，还有一部分治疗者在自身实践的过程中进行着研究。研究者与实践者在循证心理治疗中整合在一起，共同应对病人存在的问题，从而有效地缩短了研究与实践之间的距离，为沟通研究与实践架设了一座桥梁。

与此同时，循证心理治疗也把研究者、治疗者同病人、管理者及第三方机构人员等整合在一起。病人不再是服从治疗者主宰的被动病人，他们开始自己寻求证据，选择医疗机构与治疗者，主动地参与到治疗过程中，积极配合甚至创造性地改变治疗者提供的治疗。管理者进行循证管理，协调心理治疗的各方正常运作。总之，循证心理治疗把涉及心理治疗的各方置于同一个框架体系内，遵循着同一套理论原则与操作规范，将所有人整合在一起，共同迎接疾病的挑战。

第四，循证心理治疗促进了心理治疗各个阶段或过程的整合。整个心理治疗并不只涉及治疗干预的部分，对心理障碍的诊断、评估、预防、预后等同样是整个心理治疗的重要部分。传统的心理治疗更强调对心理障碍的治疗干预，相对忽视心理障碍的诊断、预防等过程。循证心理治疗所强调的研究证据是广义的、多维的，既包括疗效的研究证据，同样包括诊断、评估、预防等其他研究证据。通过对各个不同阶段的研究证据的开发、传播与应用，各个心理治疗过程很好地整合在一个体系中，每个环节都有最佳证据，因此能保证在总体上达到最佳的治疗效果。

当然，有必要说明的是，循证心理治疗并不是心理治疗发展的终极整合框架。正如汪新建（2003）所言，这样的终极整合框架既不可能，也没必要。“假如有一天一个尽善尽美的、可以将现有的各种心理治疗范式和疗法取而代之的整合体系出现了，多样性消失了，各种不同的争论、看法亦不复存在，那么人们能做的事情就只有一件：从那个完美的体系中信手拈来现成的答案和方法，令那些摆在眼前的问题迎刃而解。果真如此，心理治疗也就走到了尽头，心理治疗领域的存在也就不会再有什么价值了。”[①]循证心理治疗是在多样化基础上的整合，它持宽容、开放的态度，将各种心理治疗的理论、方法、参与人员及内部过程组织起来，是促进心理治疗整合发展的一种可供选择的途径。

7.1.2 促进合理的临床决策

长期以来，临床决策（包括对心理障碍的诊断、治疗、预防等进行的决策）似乎只是治疗者一个人的事情。治疗者询问病人的病史、症状，基于 DSM 或 ICD 等诊断标准对病人的症状进行诊断，再根据自己的理论取向，制定治疗计划，进行治疗实践。在进行治疗决策时，治疗者主要依据自身的经验（这些经验主要来自于学校教学、培训机构的相关培训、各种参考书籍或教材、导师的教育及自身在治疗实践过程中逐渐获得的未经证实的经验）进行临床决策，往往忽视病人的主观意愿及研究者所提供的研究证据。由于缺乏外在的衡量标准，管理者与第三方机构很难对治疗者进行有效的监管，很长一段时间内，心理障碍的治疗并没有纳入保险公司的投保范围。

循证心理治疗的兴起，为临床决策提供了一个强有力的整合框架。从图 1.1 可以看出，临床决策实际上是整个循证心理治疗的核心，它是治疗者在综合临床技能、研究者的最佳证据及病人的特征、文化与价值观这“三极”的基础上作出的。

第一，循证心理治疗强调临床决策要遵循研究证据。循证心理治疗的最重要观点之一就是凡事要讲证据，在临床决策中要注意倾听研究证据的声音，这是整个循证心理治疗最为核心的理念，直接决定着治疗结局的成功与否。当前，有关治疗疗效的研究比较多，但关于治疗诊断、预防等过程的研究证据还比较少。相信随着循证心理治疗的进一步发展，研究证据数据库将不断丰富，它们对临床

---

① 汪新建．西方心理治疗范式的转换及其整合．天津：天津人民出版社，2003: 270–271.

决策的作用也将越来越大。

第二，循证心理治疗强调临床决策要遵循病人的主观意愿。针对病人而不是病症进行心理治疗，是循证心理治疗的重要观点。病人不同的特征、文化、价值观、经济状态、有无保险等均是临床决策时应该考虑的重要因素。在某种程度上，病人才是临床决策的最终决定者。治疗者应向病人提供各种治疗方案及其利弊得失的信息，由病人在治疗者的引导下主动地作出决策，在治疗结束之前大致了解治疗的结局，这样病人才会主动配合治疗者，积极地参与整个治疗过程。

第三，循证心理治疗强调临床决策过程的透明性与可重复性。传统的心理治疗中，不同理论取向的人可能对同一病人的问题会有完全不同的解释，采取的治疗方法迥异，当然治疗结局也参差不齐。循证心理治疗则强调临床决策过程的透明度，认为不同的治疗者针对同一病人的问题应采取相同的研究证据，作出大致相同的临床决策。参与治疗的其他人，包括管理者、保险公司等第三方机构，甚至病人自身，在面对同一问题时，应能重复治疗者的决策。如果治疗者玩忽职守，造成决策错误，非但得不到报酬，还应受到道德与法律的双重制裁。

第四，循证心理治疗强调治疗者多种临床技能对临床决策的重要性。在传统心理治疗中，治疗者基本上是按照自身的临床技能（最重要的是临床经验）作出临床决策，这一决策过程是私人的，专断的。循证心理治疗适当地限制了治疗者临床决策的主宰地位，但它加入了众多的有关治疗者临床技能的研究证据，加速了治疗者获得高质量临床技能的过程，促进了治疗者的成长。使得没有多少经验的、低年资的治疗者能够作出更为正确的临床决策，而不是一味听从陈腐的教材或导师的意见。

7.1.3 保证病人的最高利益

无论采取什么技术与方法，病人病情的改善及健康成长始终是进行心理治疗的最终目标。因此，时刻保证病人的最高利益是治疗过程中的伦理追求（治疗者、管理者、研究者、第三方机构人员的利益当然也要得到保护，但归根结底，病人的利益是最为重要的，它是前者存在的理由及追求的目标）。但在传统心理治疗中，“至少不要伤害”这样一条希波克拉底的名言也很难做到。梅斯、穆利和罗伯斯（Mace，Moorey，& Roberts，2001）在谈到循证心理治疗的目标时，曾用一个图（图 7.1）来进行说明[1]。他们认为在传统心理治疗中，只有少部分治疗是明显有效的治疗（helpful treatments），大部分治疗是无害治疗（harmless treatments）或有害治疗（harmful treatments）。但在循证心理治疗中，心理治疗的相关研究急剧增加，基本上排除了有害治疗的存在，有效治疗所占的比例也大幅增加。因此，如果治疗者严格地进行循证心理治疗，病人的利益一定会得到更多的保证。

进行循证心理治疗后，病人的地位的确得到了前所未有的提升。治疗者必须针对病人的个人特征、文化与价值观进行临床决策，充分体现出其为病人服务的宗旨。病人可以根据自己的偏好，自己检索相关的数据库，选择自己喜欢的治疗方案及治疗者，积极、主动地治疗自己的疾病。而且，最近西方还出现了一些循证选择医疗机构与治疗者的网站。这些网站对各个不同医院的不同科室（包括精神科与心理治疗）进行调查，并将这些科室的硬件设施、医生数量、病人数量、治愈比例、治疗费用等进行罗列、对比甚至排名，供病人自己选择。这样，人们充分利用网络的优势，使真正能有效治疗病症的治疗者或治疗机构在各种综合评比中脱颖而出，一方面加剧了治疗者之间的竞争，另一方面也为病人选择治疗者提供了更多信息，最大限度地保障了病人的最高利益。

---

① Mace, C., Moorey, S., & Roberts, B. (2001). *Evidence in the psychological therapies: A critical guide for practitioners*. London: Brunner–Routledge, p.3.

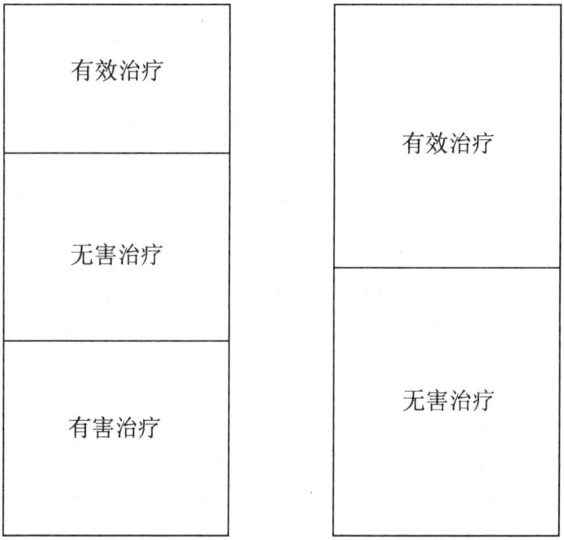

图 7.1　循证心理治疗的目标

［资料来源：Mace，C.，Moorey，S.，& Roberts，B. (2001). *Evidence in the psychological therapies: A critical guide for practitioners*. London: Brunner-Routledge，p.3.］

7.1.4　加强治疗的循证管理

在传统心理治疗中，管理者由于无法客观地评估治疗者所进行的治疗，往往被排除在心理治疗的过程之外。这些“管理者常常用陈旧的知识、个人经验、专业技能、夸大的广告宣传、呆板的教条信念以及盲目的模仿来替代‘实证依据’。他们相信管理大师、咨询专家或成功企业家的管理理念，却从未深究这些理念背后的逻辑证据”[1]。在循证心理治疗中，管理者积极地参与到整个心理治疗的“服务链”中，开始有了自己准确的定位——作为心理治疗顺利进行的制度保障者与“润滑剂”。

① 曹素璋 . 循证管理——西方管理科学化新思潮 . 外国经济与管理 , 2008, 30(11): 11-17.

首先，管理者遵循证据进行管理。管理者不再基于狭隘的经验“拍脑袋”进行管理，而是“将建立在最佳科学证据之上的科学管理原理转化为组织行为。……使专业决策从基于个人偏好和不系统的经验转变为基于最佳科学证据”[①]。循证心理治疗所强调的证据同样包括怎样进行有效管理的证据，管理者遵循这些证据进行管理，从而大大提高了管理的效率。其次，管理者是协调参与心理治疗各方的“润滑剂”。管理者通过财政资助、课题申请、著作出版、文章发表等杠杆保证临床治疗中急需解决的问题得到研究者的优先研究；组织部分专家对这些研究进行批判评估，建立相关的研究证据数据库；组织相关的培训，保证治疗者有机会接受相关领域最新进展的继续教育；向政府机关及第三方机构解释循证心理治疗的理念，协助治疗者与病人与第三方机构进行健康、有效的互动；自身学习相关领域的最新证据，确保自身能够根据证据对治疗者的治疗进程进行监督。

7.2 存在哪些问题

7.2.1 方法的“真”与治疗的“善”

本质上，心理治疗的“真”就意味着心理治疗的“善”。最真的心理治疗一定会导致最善的结局，因为我们将导致最善结局的心理治疗本身定义为最真。也就是说，治疗者进行“最善的治疗”，与进行“最真的治疗”是等价的。但在循证心理治疗中，“最真的治疗”被还原为“遵循最真研究的治疗”，“治疗的真”被“研究的真”取代了，导致循证心理治疗的第一层还原。然而，“治疗的真”与“研究的真”明显不同，前者只在理论上存在，类似于马克思所说的“绝对真理”，后者是通过研究获得的、向前者无限切近的“相对真理”。治疗者遵循“治疗的真”进行治疗是伦理学的应当，

① Rousseau, D. M. (2006). Is there such a thing as “evidence-based management”? *Academy of Management Review*, 31(2), 256-269.

但遵循“研究的真”进行治疗，就会出现问题。因为在理论上总会存在比“研究的真”更真的证据，“研究的真”永远也无法确保“治疗的真”，将两者还原为一个层次，进行等价看待，犯了还原主义的错误。

但是，以上的还原又是必要的，是“没有办法的办法”。这种还原是人类思维的一种经济形式，它将复杂的事物进行简化，用更低层级的、更具操作化的事物去理解并设法解决高层级的、复杂的问题[①]。因此，循证心理治疗的第一层还原非但不应该被攻击，还应大力鼓励，它是循证心理治疗得以成功的基础。人们很早就了解“凡事要讲证据”，可以用“真”来获得“善”。但是，从来就没有人说明什么是“最真”，也没有哪一个人提出判断“真”的程度的标准，循证心理治疗朝这个方向迈出了最重要的一步。

但是，这一步的迈出，是以循证心理治疗进行第二层还原为代价的。它将“研究的真”还原成了“方法的真”，用方法的严格程度来判断研究“真”的程度。在循证心理治疗看来，只有那些运用了最为可行的实验方法、进行了最为精确的统计分析的研究结论才可能是“最真”。这种“方法中心”式的还原，将“研究的真”与“方法的真”等同起来，错误地将单向的还原变成双向的等价，忘记了还原的前提与条件，在“治疗的善”与“方法的真”之间强制地进行因果关联，使循证心理治疗饱受质疑与攻击。

7.2.2 普遍与特殊

以“方法的真”来保证“研究的真”会导致问题，用“研究的真”来保证“治疗的善”也存有矛盾：即使研究的结论是“真”的，它也只是一个普遍的规律。真实情境中病人、病人的疾病、替病人治疗的治疗者都是特殊的，用研究得出的普遍规律来指导关于特殊的具体治疗，这可行吗？

理论上，用普遍来认识与指导特殊是可行的，因为普遍本身蕴

① 杨文登，叶浩生．论心理学中的还原论．心理学探新，2008: 28(2): 7-10.

含在特殊之中，以普遍来指导特殊是人类进行治疗的必然途径。但是，特殊又高于普遍，治疗者必须在普遍与特殊之间寻找某种平衡，针对特殊的情况“翻译”普遍的规律，应用于特殊情境之中。也就是说，运用普遍规律的治疗者要有思维与治疗上的自由，不能完全被普遍规律所规定，要张扬其不同于理论理性的“实践理性”，充分地运用亚里士多德所说的“明智”，才能很好地将普遍规律应用于特殊情境。

但是，在循证心理治疗的具体操作过程中，对普遍与特殊矛盾的处理却捉襟见肘。循证心理治疗提出了两个具体的指标，认为一个好的研究证据必须同时具高疗效与高实效。在理论上，疗效与实效应该是证据的一体两翼，其中一个越好，另一个就会更好。但在实际操作中，良好的疗效要求研究对实验的方法与进程进行严格控制，尽量排除所有对结果有影响的无关因素；良好的实效要求研究尽可能多地考虑并纳入情境相关的变量，以便其更能指导具体的治疗。因此，实际操作中的疗效与效果更多时候是一种张力的两极，一个越好，另一个就会越差。循证心理治疗表面上声称疗效与实效是同等重要的，但骨子里却将权重向疗效一端偏移。它将最具疗效证据的级别定为最高，而实效仅仅是一个参考的指标。即使实效很好，只要疗效较差，该证据就永远也无法进入最佳证据的“清单”。

7.2.3 技术与艺术

心理治疗是一门艺术，同时也是一门科学①。如果说心理治疗的科学化是历史的必然，那么循证心理治疗则有“矫枉过正”的嫌疑，使心理治疗朝“科学主义”的方向又跨进了一步。循证心理治疗为了大批量地教育与培养拥护者或用户，始终致力于研究结论标准化、治疗过程手册化、医疗管理制度化，期待自己能像自然科学一样，通过精致的、技术化的治疗来获得预期的结局。

---

① Goodheart, C. D., Kazdin, A. E., & Sternberg, R. G. (2006). *Evidence-based psychotherapy: Where practice and research meet*. Washington, DC: American Psychological Association, p.42.

心理治疗的技术化有着一定的积极意义：有利于研究者与治疗者集团作战；能更为有效、快捷地传播良好的治疗方案；治疗者的年资与经验不再对治疗有决定性作用；医疗保险的理赔有着更可操作的标准；更多的人（包括病人、管理者）在治疗之初就能预见到治疗的结局。但是，技术化也可能造就一代失去反思能力的人，他们害怕没有遵循证据会惹上医疗纠纷，照本宣科，不敢创新，将今天的证据变成明天的不容置疑的“神话”。

更有甚者，当循证心理治疗发展到一定程度，各种证据越来越完善，相关的管理机制也日趋成熟，正像高度工业化导致了人的异化一样，循证心理治疗的技术化也可能导致人的异化。在庞大的循证心理治疗体系中，任何专家（更不必说普通的病人）都只能无条件服从，所有的参与者都蜕变为整个体系得以正常运行的“螺丝钉”。即使是心理治疗领域最顶级的专家，也不可以改变这个系统。到那时，研究者按照循证心理治疗体系运行的需要进行研究，治疗者针对不同病人的病症消费这些证据，相关的管理者受制于体系的要求进行管理与维护。最终，科学的价值凌驾于人的价值之上，循证心理治疗就像一架人造的但又脱离人的控制的自动运行的“巨机器”，所有的人都被卷入它的体系，即使所有的人都想逃离，也没有人能改变。

7.3 如何解决这些问题

7.3.1 以“善的真”保证善

当循证心理治疗试图以“方法的真”保证“治疗的善”后，真与善被隔离开来。研究方法是否为真，只能说明研究所采取的治疗方案确实能治疗某一确定的病症。但是，这一治疗方案到底有多好，实际的结局是不是最善，它并不能给出答案。因为以方法来确保“真”的研究，通常是假设—检验的，只能证明预先规定的假设，而不能进行有关新治疗方案的探索研究。因此，为了让“研究的真”能最大限度地接近“治疗的真”，达到最善的结局，就应该放弃以方法为中心作为判断证据级别的标准，直接从善的结局出发，找寻关于“善”而不是关于“研究”的真。

事实上，很多的专家意见与个人经验，如果久经考验，发现其确实能导致善的结局，那么这类证据的级别就应该很高。我们并不否认元分析、随机对照实验等方法的重要性，但循证心理治疗应该扩展视野，不要让所谓的“金标准”（gold standard）束缚自己的手脚。研究者可以直接发现、证实那些能在现实生活中获得善的结局的证据，研究的方法也可以多种多样，量化的、质化的、实验的、思辨的均可使用，以结局的“善的程度”而不是以方法的严格程度来作为判定证据级别的最终标准。直接以“善的真”来保证善，将大大扩展循证心理治疗最佳证据的来源，更有利于心理治疗实践的顺利开展。

7.3.2 用特殊指导新的特殊

随机对照实验是在平均的情境中，针对平均的病人、获得平均的证据。在研究过程中，很多研究者会将极度偏离平均情况的病人样本作为极端数据进行剔除。这样得来的证据具有非常高的疗效，但它对偏离平均数较远或本身同时具有多种疾病的病人的契合度不高。而且，现实生活中真正只有单一病症，且接近实验样本平均情况的病人原本就不多，对那些不符合平均情况的大部分病人该怎么处理？也就是说，该怎样保证处于普遍规律之外的特殊病人也能得到妥善的治疗？一种可供选择的方法就是：不用普遍去规定特殊，而是反其道而行之，让治疗者从一个特殊（甚至是单一的个案）中得到启发，通过自身的“理解”与“迁移”去指导另一个新的特殊。

这一途径在方法学中已经有了初步的解决方案，那就是质化研究。质化研究本身就是在自然情境中进行的，研究结论更契合真实情境，而且其呈现方式更为通俗，一般人都能看懂。更为关键的是，质化研究并不试图去获得普遍性的规律，而是将整个治疗进程以“特殊”的方式呈现出来，由别的治疗者去领悟与体会，再将相关结论“翻译”、“迁移”到真实情境中。因此，质化研究的本意就是对特殊进行研究，其结论也蕴含着某种普遍的意义。它的疗效可能不太高，但其实效却比量化研究好。用特殊去指导新的特殊，比将一个普遍规律生搬硬套到特殊要好得多。更何况，如果说循证心理治疗短期内难以在技术上使疗效与实效统一起来，那么也不应预先框定一个硬性标准，以外在的压力强迫治疗者仅仅选择高疗效的证据。它完全可以采取更为宽松的证据标准，使治疗者拥有一定的自由，具体情况具体解决。针对典型、平均的病人采用符合“金标准”的证据，针对极端、异常的病人采用质化研究、专家意见或个人经验作为治疗的最佳证据。

7.3.3 艺术化地运用技术

循证心理治疗的出现，更加挤压了临床心理治疗的艺术性。治疗者不仅将病人当作机器一样治疗，同时也将自己变成了只会按程序运用证据的机器。治疗者很少有机会，甚至也不敢艺术性地治疗疾病，难以创造性地解决问题。

指南、标准、手册应该在临床治疗中得到高度重视，但它不是不思进取、不事创新的“避难所”，也不是逃避医患纠纷的“护身符”。相反，它们仅仅为相关的治疗提供方向性的建议。正像任何法律条文一样，不论它有多完善，总不可能解决所有的问题，它还需要法官的解释。循证心理治疗的证据、指南也同样需要治疗者的“翻译”与解释。一旦解释存在，解释学的幽灵便开始出现。每个治疗者都有自己的“视域”，解释的最终结果只不过是治疗者与作为证据的“文本”之间的“视域融合”，艺术就存在于这一过程中。苛求治疗者完全技术化地进行治疗其实是不可能的。治疗者应有充分的自由，以“万变”应万变，针对特殊情境、特殊病人进行特殊的干预与治疗。也只有“人”有了自由，循证心理治疗才不会被技术所奴役，相关的治疗、管理才会渗透着人文气息，始终保持心理治疗应有的人文与艺术之维。

7.4 对中国心理治疗有何启示

2002年，中国卫生部、民政部、公安部、中国残疾人联合会共同发表了《中国精神卫生工作规划（2002—2010年）》，文中谈到2002年有关中国心理健康方面的严峻情况：我国目前精神疾病患者约有1 600万人，还有约600万癫痫患者，神经精神疾病在我国疾病总负担中排名首位，约占疾病总负担的20%。此外，受到情绪障碍和行为问题困扰的17岁以下儿童和青少年约3 000万，妇女、老年人、受灾群体等人群特有的各类精神和行为问题，也都不容忽视。根据世界卫生组织推算，中国神经精神疾病负担到2020年将上升至疾病总负担的四分之一[①]。

2009年10月10日，中新社引用韩笑乐、邸晓兰、杨甫德依据中国内地四省区6.3万人口的心理障碍流行病学调查所作的推算，认为中国内地18岁以上人群患心理障碍的比例大约为17.5%，精神残疾人数达到614万，中国患精神病人数超过1.7亿，其中的91%（大约1亿5 800万人）从未接受过专业治疗[②]。单就焦虑症一种心理障碍而言，根据山东、浙江、青海和宁夏4个省（区）6万多人的流行病学汇总资料，焦虑障碍在我国患病率为5.6%（即中国约有5 700万患者）。国内现状是高患病率、低治疗率并存，患者的求治率只有6.1%，且其中3.2%求治于非专科医院，超过90%的焦虑障碍患者未得到治疗，高达2/3的患者认为自己无须就医[③]。龚耀先、李庆珠（1996）通过调查，发现中国进行心理治疗的方法大多来自国外，主要包括引进国外的行为疗法、认知行为疗法、支持疗法、精神分析、森田疗法、生物反馈、催眠暗示疗法、患者中心疗法及国内钟友彬所创立的领悟分析法等9种；所治疗的心理障碍主要有强迫症、恐惧症、焦虑症、精神分裂症、神经衰弱、性变态、

① 卫生部，民政部，公安部，中国残疾人联合会．中国精神卫生工作规划2002—2010年．上海精神医学，2002, 15(2): 125-128.

② 曾利明．(2009). 中国逾17%成年人患心理障碍，两变化引疾病谱改变．http://www. chinanews. com. cn/jk/jk-ysbb/news/2009/10 － 10/1901863.shtml.

③ 罗刚．九成多焦虑障碍患者未得到治疗．健康报，2008.08.11.

疑病等22种。总体而言，心理治疗从业人员专职者少，兼职者多，数量有待扩大，质量尚待提高①。

中国政府与民众已经开始重视心理健康问题。1979年，中国心理学会成立了“医学心理学专业委员会”；1990年，中国心理卫生协会成立了心理治疗与心理咨询专业委员会，1991年又成立了大学生心理咨询专业委员会。2008年1月，卫生部在印发的《全国精神卫生工作体系发展指导纲要（2008－2015）》中，开篇就指出：“精神卫生工作关系到广大人民群众身心健康和社会稳定，对保障社会经济发展、构建社会主义和谐社会具有重要意义。”认为改革开放以来，我国在心理健康方面的工作已经取得很大的进展。但是，“我国精神卫生工作中还存在预防和识别处理精神疾病与心理行为问题的力度不够、总体服务资源不足且管理分散、地区差异明显、防治机构和人员缺乏、尚未建立有效的机构间工作衔接机制、精神疾病社区管理和康复薄弱等问题”②。可以说，中国人的心理健康情况不容乐观，借鉴与引进国外先进的心理治疗理论、方法与服务体系，“遵循心理健康服务系统本身发展的规律，充分考虑中国的文化传统和国情现状，通过扎实的研究和细致的工作，努力建设科学的、系统的、中国化的心理健康服务体系”，已经迫在眉睫③。

循证心理治疗作为一种富有创见的治疗理念及实践框架，代表着国外心理治疗发展的最新方向，对中国心理治疗有着重要的启示。下面分四个方面进行简单的说明。

7.4.1 创建本土化的证据

当前，中国心理健康领域的研究与早年相比有了大幅度的增加。

---

① 龚耀先，李庆珠．我国临床心理学工作现状调查与展望．中国临床心理学杂志，1996, 4(1): 1–9.

② 卫生部．关于印发《全国精神卫生工作体系发展指导纲要(2008－2015)》的通知．http://www. sda. gov. cn/WS01/CL0056/34798.html.

③ 黄希庭，郑涌，毕重增，陈幼贞．关于中国心理健康服务体系建设的若干问题．心理科学，2007, 30(1): 2–5.

能昌华、赵山明、丰锐（1998）采用文献计量学方法，对1982－1994年国内心理疗法文献量的逐年分布进行了分析，结果发现，心理治疗处于其学科发展的初始阶段，应用研究领域尚有许多空白，方法应用以行为疗法占优势，文献类型多数为病例报道，对比研究仅占发表研究总量的12%，他们预言，今后10年有可能进入文献量呈指数增长的大发展时期。赵山明、吴汉荣、能昌华（2003）通过研究，指出国内各种心理疗法的文献量均呈现一致的指数增长态势，心理疗法及其主要治疗技术在国内总体处于学科大发展的第二阶段[①]。许昌泰、王家同、苗丹民、欧阳仑（2004）对1990－2003年CBMdisc（中国生物医学文献光盘数据库）中收录的心理疗法文献量进行了分析，也得出了类似的结论[②]。

虽然相关的文献有了大幅度的增加，但中国仍然没有专门的心理健康研究数据库，也很少有相关的治疗指南。尹可丽、黄希庭、付艳芬（2009）选取了国内《心理学报》、《心理科学》等10本心理学期刊，检索了它们2000年1月至2009年1月刊发的有关心理咨询与治疗的文献，结果发现中国心理咨询与治疗从业者所采用的方法绝大多数来源于国外，只有极少数本土化和本土的方法，而且这些相关的研究及推广均很有限[③]。中国的心理治疗者为了获取临床问题的相关证据，还得到国外的数据库网站去检索，这导致了以下问题：①国外数据库中提供的研究证据、指南是针对国外人群而制订的，移植到中国时，会存在文化差异，国外的最佳证据在国内未必是最佳的；②普通治疗者如果没有经过专门的相关训练，可能因语言问题或专业知识水平而读不懂相关文献，检索不到合适的研究证据，更遑论去应用这些证据了；③治疗者的时间不够。在中国，治疗者可能更需要能直接应用的手册、指南或标准，他们大都很忙，

---

① 赵山明，吴汉荣，能昌华．国内外心理疗法文献增长规律及其分析．中国心理卫生杂志，2003, 17(11): 794–795.

② 许昌泰，王家同，苗丹民，欧阳仑．国内外心理疗法文献增长规律及其比较．第四军医大学学报，2004, 25(20): 1908–1912.

③ 尹可丽，黄希庭，付艳芬．从心理学杂志相关文献看我国心理咨询与治疗方法的现状．心理科学，2009, 32 (04): 783–787.

没有时间为每一个病例检索合适的证据；④缺乏循证思维。一些治疗者基于从业经验及由相关教材、期刊获得的零碎知识进行治疗，甚至不会想到要去检索更好的研究证据。

中国心理治疗正处在发展的急剧上升时期，从业者素质良莠不齐，整个行业还缺乏有效的监管，因此，遵循高质量的研究证据进行治疗显得尤为重要：①进行高质量的、临床相关的原创性研究。研究者们应掌握高质量的研究方法与手段，针对中国人急需研究的一些心理障碍，开展大样本、多中心、随机、双盲、有对照组的RCT研究，确定这些心理障碍的最佳研究证据。②引进并修订国外相关的最佳研究证据。这是相对容易、快捷的创造证据的方法。中外尽管存在文化差异，但大部分心理障碍的诊断、治疗、预防并非完全不同。中国研究者完全可以直接利用这些研究证据，或对这些证据进行修订，以中国人为研究对象进行跨文化验证，以确定其疗效与实效。③制订治疗手册与指南。研究者们可以在临床研究中，针对中国病人制订合适的、详细的治疗手册，将治疗方案标准化。同时，对一些已经通过广泛的、长时期验证的具有良好疗效的研究，可以在管理者的协助下制订治疗指南，颁发给治疗者或作为经典治疗方法在培养治疗者的过程中进行讲授。

7.4.2 培养循证的从业者

在过去很长一段时间内，中国的心理治疗者收入水平较低，素质也不太高。“专门从事心理治疗者经济上不能自立，工作只能停留在慈善事业性质的业余水平，在精神卫生领域处于边缘地位。”[①] 近年来，随着心理治疗行业逐渐受到政府与民众的重视，有志于心理治疗的人员逐渐增多，从业人员无论数量还是质量都有显著提高。但是，当前中国心理健康领域从业人员仍然较少，缺乏规范、系统、扎实的教育培训。一些人没有接受充分培训便在正规医疗机构内开

---

① 许又新，赵旭东．我国心理治疗的现状和对策．中国心理卫生杂志，1998, 11(1): 9–10.

设咨询门诊，甚至自立门户开诊所。迄今为止，只有极少培训项目名符其实，能让学员学习掌握系统理论和有用技术[①]。

为了提高从业者的素质，确保心理健康服务的质量，中国开展了一系列相应的工作。2001年8月，劳动部和社会保障部出台了《心理咨询师国家职业标准》。2002年7月，国家劳动和社会保障部联合中国心理卫生协会和中国心理学会，宣布正式启动心理咨询师职业资格培训鉴定工作，规定获得全国统一颁发的《中华人民共和国职业资格证书》的心理咨询师方可从事相关心理咨询活动。2002年，卫生部会同人事部开始在卫生专业技术资格考试中设立心理治疗学专业，并于当年组织实施相关专业人员的考试。2004年10月，国务院办公厅转发了卫生部等部门《关于进一步加强精神卫生工作指导意见的通知》，提出应逐步建立专业技术人员资格认定制度，加强对从事心理治疗与咨询工作人员的执业准入管理。总体而言，通过这段时间的努力，中国心理治疗从业人员的素质的确有了大幅度的提升。但是我国每万人配备的从业人员还远远不如西方发达国家，培养高质量的从业者依旧任重道远。

循证心理治疗在“科学家－实践者”模式的基础上开创了一种新的“循证心理治疗者”模式，对中国心理治疗从业人员的培养有着重要的启示。具体说来，主要包括以下四个方面：①培养目标方面。应同时培养学生基础的科研能力与临床技能，在此基础上，再结合学生的兴趣及可能的就业取向，有倾向性地重点发展他们一个方面的能力。②培养内容方面。对于未来的研究者，应主要培养他们进行临床研究的能力，在国外临床研究的基础上，针对不同的病症，逐渐发展对中国人有效的研究证据；对于未来的治疗者，应重点培养他们检索、评价、运用研究证据的能力，在课堂中教授他们经典的、已然被研究证明对中国人有效的最佳治疗方案；对于未来的管理者，应培养其循证管理的能力，教授他们团体协作理念，创建适合中国人的研究证据数据库及相关的治疗手册、指南与标准。

① 赵旭东，丛中，张道龙．关于心理咨询与治疗的职业化发展中的问题及建议．中国心理卫生杂志，2005, 19(3): 221–225.

③培养机构方面。规范培养机构，确保其在师资力量、课程设置、图书资料、实验平台、实习基地、教学经费等方面具有资质；拓展教育范围，不仅要教育未来的临床心理学从业者，还要借助出版物、媒体等，向政府机关、保险公司及社会大众传达临床心理学的科学理念及最新进展。④将“循证”理念应用于培养过程本身。对课程设置、资格考试与毕业生研究水平、临床技能方面的关系进行实证研究，让临床心理学家的培养过程本身经受科学的检验，遵循科学研究证据而开展。

7.4.3 普及循证治疗理念

早在 1993 年 APA 临床心理学分会制定《培训与传播实证有效的心理治疗》时，就特别重视将研究证明有效的证据向治疗者、公众及第三方机构人员进行传播。“如果我们能保证治疗者已经准备好向病人提供已发展好的、有效的心理治疗，并能用我们已经了解的知识去说服公众与第三方付款机构，那么我们相信临床心理学一定能为病人提供很多的帮助。”[①]同样地，在中国，只要能很好地将心理治疗已经取得的成果向治疗者、公众等推广与传播，就一定能快速改善心理治疗的处境，获得病人、公众的认可。具体说来，在中国普及循证心理治疗理念，主要有以下三个方面的含义：

第一，向研究者与治疗者传播循证心理治疗理念。在中国，循证医学已经取得了一定的发展，除了中国循证医学中心外，10 多所大学都有富于特色的循证医学中心，有四种以“循证”命名的学术期刊。但是，循证心理治疗的发展则明显滞后于循证医学的发展。早期（2001 年左右），中国心理治疗方面的研究者主张将循证医学理念移入心理健康领域，出现过为数不多的几篇有关循证医学对心理治疗及精神卫生影响的文章。最近两年，中国才开始有针对循证心理治疗的发展、内涵等方面的综述文章出现（或在一些翻译的

① Task Force on Promotion and Dissemination of Psychological Procedures. (1995). Training in and dissemination of empirically-validated psychological treatments. *The Clinical Psychologist*, 48(1), 3–23.

国外心理治疗教材中偶尔出现零散的相关知识）。但即使到现在，中国仍然没有大规模的、真正意义上的RCT研究。也就是说，到目前为止，中国研究者大多并没有清楚地意识到要针对中国人进行高质量的实证研究。

同样地，在没有多少中文研究证据的情况下，一些治疗者根本就没有主动检索最佳证据进行治疗的愿望。他们可能没有检索证据的时间，可能没有检索证据所需的资源，可能没有检索证据的技术与能力，当然还可能没有批判地评价所检索到的证据的知识水平。这些都是造成治疗者没有进行循证心理治疗的重要原因，但并不是最重要的原因。最重要的原因也许是他们并没有现实的压力促使他们去进行循证心理治疗。在保险公司对具体心理疾病没有明显理赔标准、相关的法律法规还没有健全、病人对自身的权利意识还没有完全唤醒、部分渎职者仍能堂而皇之地立足于心理治疗行列的时候，缺乏责任心的治疗者是不会主动地进行循证心理治疗的。因此，在各种培训与继续教育过程中，在相关的职业准入管理的过程中，我们应主动地向治疗者传播循证理念，让其有压力、有动力、有能力去进行循证心理治疗。

第二，向病人及公众传播循证心理治疗理念。当前，国内尚没有公众或病人对循证心理治疗了解程度的研究报告，但张鸣明等（2003）曾对病人参与循证医学现状作了调查，他们采用随机整群抽样方法，对住院病人208例及病人家属46例进行了问卷调查。结果发现调查对象均未听说过循证医学，多数调查对象对自身疾病或健康信息了解不多，病人及其家属获取健康信息的途径非常有限，获取途径依次是：医护人员、报纸杂志、亲朋好友、因特网。医疗费用和治疗措施是否有效仍是病人及其家属关注的重点[1]。

公众对循证医学知之不多，对循证心理治疗当然知之更少。如前所述，中国患有心理障碍的人数不少，但很少有人愿意主动寻求心理治疗。这除了心理障碍污名化的原因外，公众对心理治疗效果

① 张鸣明，王莉，何俐，李静，董碧蓉，万朝敏等．病人参与循证医学现状调查分析．中国循证医学杂志，2003, 3(4): 284–286.

的不信任也是重要原因之一。这要求心理治疗的从业者主动地向公众与病人推广最佳的研究证据，让他们相信心理治疗并不只是“动动嘴皮”，而是有着专门的治疗技术，像心理药物治疗一样有效，甚至更为有效。同时，心理健康相关的行业协会（如中国心理学会、中国心理卫生协会等）应主动撰写心理治疗的通俗读物，以有趣的形式向公众介绍当前心理治疗的最新进展，介绍针对具体心理障碍的治疗方案及其成本－效益情况。只有病人与公众的觉醒，才会有心理治疗的巨大市场，才会促使更多的研究者、治疗者投身于心理健康领域，创造更多良好的研究证据，更有效、更便宜地治疗各种心理障碍。这样，又使更多的心理障碍患者主动寻求心理治疗，使整个领域形成良性互动，促进心理治疗的发展，普遍提高公众的心理健康水平。

第三，向政府机关、第三方机构人员传播循证心理治疗理念。在中国，较为严格的心理障碍患者更多在医院的精神科接受治疗。当前狭义上的心理治疗实际上没有多大的市场。这要求心理治疗界（包括管理者）积极向政府机关与第三方机构推广有效的心理治疗方案，争取得到它们的大力支持与配合。在国家的医疗改革中突出心理治疗的作用，将更多的心理障碍的治疗纳入保险公司理赔的范围。

7.4.4 健全循证管理机制

当前，中国心理咨询与治疗机构的管理还不够规范，李华平（2005）的这段描述也许有些“夸张”，但也确实反映出部分严峻的情况：“在没有严格审批的情况下，许多私人心理诊所相继产生，……许多企事业单位也是迫于上级要求或装点门面，无论条件具备与否，也相继设立了心理咨询中心或心理咨询室。……没有一个高标准的规范性的要求，主管部门对心理咨询师资格证的发放存在极大的混乱。……经过简单的培训，不经过专门的资格考试，只要交钱，几乎都会领到心理咨询师资格证。”[①]再加上中国各地区心理治疗与咨询行业的管理水平不平衡（如钱铭怡等（2008）对国内六大区心理治疗和咨询管理状况进行了调查，结果发现华北、华东地区专业水平较高，各种培训和机构的管理规范比较完善；而西北地区则相对落后，主要体现在专业机构要求不高以及机构规范欠缺等方面[②]），更加剧了管理的难度。

因此，中国借鉴国外优秀的管理经验，可以说迫在眉睫。循证心理治疗主张管理者进行循证管理，为健全中国心理治疗的管理机制提供了一定启示，主要体现在以下两个方面：①管理者本身是循证心理治疗的一个重要组成部分，应该积极主动地参与并促进循证心理治疗的发展；②相关管理者应该遵循证据进行管理，而不是“拍脑袋”进行决策。

首先，管理者应该积极参与并促进循证心理治疗的发展。管理者应该利用财政赞助、课题申请、著作出版、论文发表等杠杆，促使部分研究者研究临床实践中急需研究的问题，创建严格、有效的研究证据，并将这些证据分类、汇总，建立研究证据数据库，供治疗者与病人使用；组织相关专家在研究证据的基础上制订相关的治疗手册、指南、标准，为规范治疗者的职业行为、保护病人的权益提供切实可行的制度保障；向社会大众、病人及第三方付款机构进行宣传，推进心理疾病的去污名化，推广高疗效、高实效的心理治疗方案，普及循证心理治疗理念，促进社会大众心理健康整体水平的提升。

当前，中国在制订心理治疗相关的规范、守则方面有了长足进步。2007年2月，中国心理学会讨论通过了《临床与咨询心理学专业机构和专业人员注册标准（第一版）》与《临床与咨询心理学工作伦理守则（第一版）》两个文件。前者包括临床与咨询心理学专

---

① 李华平．浅谈我国目前心理咨询业存在的问题．中南民族大学学报（人文社会科学版），2005, 25: 296–297.

② 钱铭怡，陈红，秦漠，钟杰，姚萍，徐凯文等．国内六大区心理治疗和咨询管理状况的调查．心理科学，2008, 31(2): 441–446.

业硕士、博士培养方案注册标准，心理师、临床与咨询心理学专业督导师注册标准，临床与咨询心理学实习机构、继续教育项目注册标准等六个方面的内容[①]；后者以善行、责任、诚信、公正、尊重为总的伦理原则，分专业关系、隐私权与保密性、职业责任、心理测量与评估、教学培训和督导、研究和发表、伦理问题处理等七个方面，详细规定了治疗者必须遵守的伦理规范[②]。2009 年，历经 24 年修改，中国终于出台了《精神卫生法（征求意见稿）》，在国家法律的层面对心理健康工作作出具体规定已经指日可待。

所有这些工作，对于进一步完善心理治疗专业的管理体制、规范专业人员的职业行为、促进培养合格的专业人员、促进专业机构的健康发展、保障病人与治疗者的权益、增进民众的心理健康有着重要意义。但是，当前中国还没有发展真正意义上的循证心理治疗，在组织研究证据的创建、评价，治疗手册、指南的制订等方面还处在萌芽状态，尚须大力发展。

其次，管理者应该循证进行管理。如前所述，中国心理治疗的管理比较混乱，管理职责不明确，进行“拍脑袋”决策的情况也时有发生。循证心理治疗要求管理者遵循已经存在的证据进行管理，警惕管理者的“官本位”意识，防止管理者以主观意志而不是相关证据来左右心理治疗的发展。总体而言，管理者一定要明确自己的角色定位，主动融入心理治疗事业，做整个心理治疗发展进程的“润滑剂”与“催化剂”，为研究者、治疗者、病人、社会大众、政府部门及第三方机构等架设沟通的桥梁，将其有机地整合到一起，使其发挥整体大于部分之和的效果。

姚树桥、朱熊兆（2001）对中国临床心理学在 21 世纪内的发展作过三点预测：中国受过正规专业训练（研究生学历）的临床心理学专业队伍迅速扩大；临床心理学研究与实践有法可循，使中国

① 中国心理学会．临床与咨询心理学专业机构和专业人员注册标准（第一版）．http://www. chinacpb. org/biaozhun. asp, 2007a.

② 中国心理学会．临床与咨询心理学工作伦理守则（第一版）．http://www. chinacpb. org/lunlishouze. asp, 2007b.

临床心理学健康发展有了良好的社会氛围；中国的临床心理学工作能够更多地走出国门，成为世界临床心理学体系中重要的组成部分[①]。这三点都与循证心理治疗的理念不谋而合，我们期待这些预测早日成为现实！

① 姚树桥，朱熊兆．二十一世纪临床心理学的臆测．中国临床心理学杂志，2001, 9(1): 69–71.

第8章 从循证心理治疗到循证实践运动

循证医学自20世纪90年代诞生之日起就一直饱受争议。支持者大多是临床医学领域的研究者与实践者，认为循证医学的出现是库恩意义上的“范式转换”[①]，缩短了研究与实践之间的距离，代表着21世纪临床医学的主流方向。批评者大多为从事理论研究的医学工作者，认为循证医学只不过是“旧瓶装新酒”，一场所谓的循证实践运动，实质上只是一种“修辞的胜利”[②]。它不仅在操作层面存在问题，在基本原理方面也存在着缺陷。“循证实践是一条不完整（或者说是还原主义）的实践途径，它基于‘科学主义’而不是‘科学’，对现实的情境有着部分（或潜在）的误解。”[③]

但不管怎么说，循证医学的支持者明显占据上风，一场浩浩荡荡的循证实践运动已然形成。从循证医学开始，一个名叫“循证实践”的“幽灵”，经循证护理学、循证心理治疗，迅速向邻近的人文社会科学传播，形成了众多以“循证”冠名的新的学科领域。理论上的批评者们更像一个松散的联盟，从各自独特的视角发起攻击，难以形成统一的声音。偶尔发出的声音也立刻被支持者的欢呼所淹没，甚至反对者本身也被当成了需要设法清除的“障碍”。那么，到底什么是循证实践？它是如何发展的？循证心理治疗在这一运动中处于什么样的历史地位？它是昙花一现还是方兴未艾？它最终又将走向何处？对于这些问题的回答，必须有比前文评价部分更广、更深的理论分析。因此，本章探讨“循证心理治疗与循证实践运动”，

---

① Guyatt, G. H., & Rennie, D. (2002). *Users' Guides to the Medical Literature: A Manual for Evidence-based Clinical Practice*. Chicago: AMA Press, pp.3–12.

② Sehon, S. R, & Stanley, D. E. (2003). A philosophical analysis of the evidence-based medicine debate. *BMC Health Services Research*, 6, 3–14.

③ Trinder, L., & Reynolds, S. (2000). *Evidence-based practice: A critical appraisal*. New York: Wiley-Blackwell Publishing, p.225.

并不是“画蛇添足”，而是基于理论心理学所应有的高度、深度与广度，延续前文的逻辑，尽量对循证心理治疗进行完整的理论分析与研究。

具体说来，本章首先跳出循证心理治疗讨论的框架，寻找最本原的循证医学原则（principle of evidence-based medicine），探讨广义的循证实践的含义及特点，并以循证教育学为例对当前人文社会科学的循证实践进行介绍。然后，从哲学与伦理学的视角，对循证实践进行理论反思，试图揭示其核心理念与发展逻辑，指出其存在的深层次问题及可能的解决方案。最后，本章还将对循证心理治疗在这样一场循证实践运动中所处的地位及可能作出的贡献进行探讨。

8.1 循证实践运动的兴起

8.1.1 什么是广义的循证实践

所谓广义的循证实践，主要是针对医学及人文社会科学的实践领域而言的，其字面意义为“以证据为基础的实践”，引申为“遵循证据进行实践”，是实践者针对消费者[①]的具体问题，在消费者的主动配合下，根据研究者提供的最佳证据及管理者制定的实践指南与标准等所进行的实践。

循证实践的框架体系主要包括四个方面：①研究者的证据。即从事应用研究（或实践相关的基础研究）的研究者为实践所提供的研究证据。这些证据的来源是多方面的，可以是大样本、多中心、双盲的随机控制组实验（RCT）或元分析所获得的数据，也可以是质化研究甚至单个个案研究得到的结论，还可以是专家意见或个体经验。这些证据都可用于指导实践，但它们对实践的参考价值不一样，有着高低级别之分，RCT及元分析获得的证据级别最高，是指

① 本书中的“消费者”泛指实践者所服务的个人或群体，依据情境的不同，也可以将其称之为病人、顾客或服务对象，等等。

导实践的"金标准"，而专家意见、个体经验等证据的级别最低，只有在没有高级别证据的情况下才可采用。②实践者的实践。实践者针对消费者的具体问题，考虑他们特定的价值观、文化与偏好等因素，根据研究者提供的最佳证据，结合自己的个人经验采取实践决策并完成实践过程。相对于传统实践模式，循证实践的决策过程是透明的，可以被其他实践者所复制、为第三方机构或人员所证明，不同的实践者应作出大致相同的实践决策。③消费者的主动参与。根据研究证据与实践者的建议，消费者平衡成本与效益的关系，积极地参与到实践决策的过程中，协助实践者制定实践计划，及时反馈实践的结果，与实践者共同完成实践过程。④管理者的协调。管理者根据循证实践的需要，协调研究者、实践者、消费者三者之间的关系，运用财政资助等手段适当地调控研究者的研究方向，规范研究证据的发表与出版，建立相应的证据数据库，制定实践指南或标准，并与其他第三方机构（如保险公司等）进行沟通。这样，循证实践平衡了研究者、实践者、消费者以及管理者四方面的利益，将其有机地整合在一个框架体系中，为实践领域中应用研究成果、缩短研究与实践的距离架设了一座沟通的桥梁。

需要指出的是，循证实践不仅是一种实践理念，同时还是一个实实在在的、具体可行的实践框架。它有着相对固定的实施步骤：①实践者发现消费者的特殊问题，恰当而详细地描述消费者存在的问题（如生理、心理病症，学生学习困难等）；②检索相关的实践指南或电子数据库（如考科蓝协作网），尽可能找寻解决这一问题的所有证据；③实践者评价这些证据的效度与有用性，从中找出能够解决消费者问题的最佳证据；④在取得消费者知情同意的情况下，平衡成本与效益，根据最佳证据进行实践；⑤对实践的效果进行总结、评估。

8.1.2 新近发展：以循证教育学为例

循证医学的出现在短期内取得了“迅速而戏剧性的成功”①，不仅向整个医疗服务领域渗透，形成了循证内科、循证外科、循证护理、循证心理治疗等医学学科，而且其触角还不断向邻近的人文社会科学的实践领域延伸，形成了循证教育学（evidence-based education）、循证管理学（evidence-based management）等多个新兴学科领域。“循证医学原则超出医学范围的应用，导致了其核心原理的拓展以及循证实践概念的发展，最终在全球的实践领域催生了一场浩浩荡荡的循证实践运动。”②

循证实践运动的发展主要分为三个阶段。第一个阶段是 20 世纪 90 年代早中期。这一时期主要是循证理念在医学内部的传播，形成了循证内科学、循证外科学、循证心血管医学、循证眼科学、循证口腔医学、循证护理学、循证卫生经济学、循证消化病学，等等。第二个发展阶段是 20 世纪 90 年代中后期。这一时期循证理念逐渐向带有健康或服务性质的医学邻近学科领域渗透，形成了循证精神病学（evidence-based Psychiatry）、循证心理治疗、循证社会工作（evidence-based social work）等。第三个阶段是 21 世纪初至今。这一时期循证理念从医疗卫生服务领域向人文社会科学领域渗透，形成了循证教育学、循证管理学、循证架构学（evidence-based architecture）、循证犯罪学（evidence-based criminology）、循证软件工程（evidence-based software engineering）、循证图书馆学（evidence-based librarianship）、循证决策学（evidence-based policymaking）等。由于这些概念都是新近出现的，大多数概念的出现并未超过 10 年（有些还未超过 5 年），所以当前要给它们进行明确的界定相当困难，就连这些词的翻译是否应该加上一个“学”字，也还有待时间的考证。就目前的情形来看，它们似乎还没能成

---

① Trinder, L., & Reynolds, S. (2000). *Evidence-based practice: A critical appraisal.* New York: Wiley-Blackwell Publishing, p.1.

② Trinder, L., & Reynolds, S. (2000). *Evidence-based practice: A critical appraisal.* New York: Wiley-Blackwell Publishing, p.215.

为一门新的学科，比如循证教育学、循证管理学等，同时也可译为循证教育、循证管理，它们与循证实践一样，作为一个动词，只是表达一种与传统不同的教育、管理的实践方式。作者冒险在这里给这些词的翻译统统加上“学”字，主要是基于一种面向未来的考虑，因为作者相信，在不久的将来，当循证理念与循证实践被大多数人所接受时，它们必将像循证医学一样，毫无疑问地成为这些学科面向实践领域的实践科学、临床科学或应用科学。

上述循证实践发展的三个阶段是从时间维度来说明的。就循证实践理念的发展来看，正如在探讨循证心理治疗发展的社会背景时所谈到的，它本质上是由自然科学“实践与研究同一”（因此实践应该遵循研究结论）这样一种原始的“循证”理念发展而来，先在临床医学领域出现，再逐渐向邻近的人文社会科学实践领域渗透。恰似石头激起水面的波纹，最中心的动力来自于自然科学“循证”所取得的成功，第一圈搅动了医学领域，第二圈带动了精神病学、心理学、社会工作等领域，第三圈波及了教育学、管理学、图书馆学等人文社会科学领域。图 8.1 是对循证实践发展的形象描述。

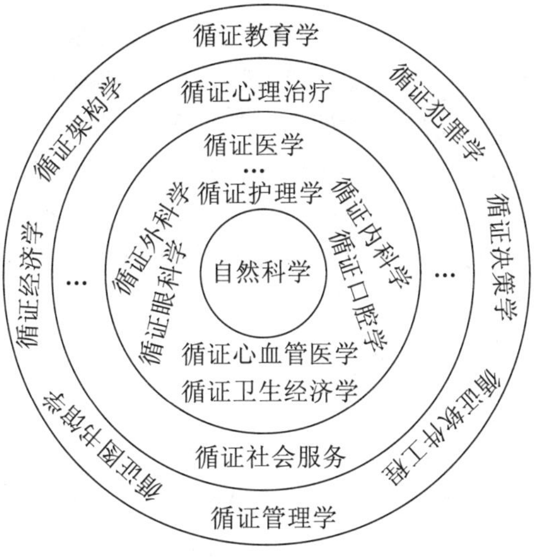

图 8.1　循证实践的发展

鉴于本书已经描述了循证实践发展第一波的循证医学、第二波的循证心理治疗，下面再选择第三波发展中较为典型的循证教育学进行简要说明，以便读者能更为完整地了解整个循证实践运动。[①]

8.1.2.1 循证教育学兴起的背景

在教育学界，教育理论与教育实践的关系问题也同样是一个“多年煮不烂”的老问题[②]。两者的争斗甚至延伸到学术“域外”，上升到研究者与实践者谁胜谁负、谁主谁次的层面，直接关涉教育领域的利益分配问题[③]。教育理论与实践的分裂主要体现在以下两大方面：

首先，教育理论不能满足教育实践的需要。①理论积累的速度无法跟上实践的发展。教育学中基础理论研究较多，但应用理论却相对较少。一些急需研究的实践问题难以找到良好的、普遍认可的研究工具与方法，即使出现过使用新方法的研究报告，也可能因为得不到编辑的青睐而无法发表。②理论研究关注的内容与实践脱节。当很多实践领域缺少必要的研究时，在另外一些领域，却存在着大量重复、空洞无物的研究。这些研究除了可以作为部分研究者谋生的手段之外，既不能获得新知识，也不能解决实践问题。③一些理论的呈现过于学术化，实践者难以读懂。失去了实践“市场”的理论最终只能停留在理论领域，成为研究者“自娱自乐”的工具。④抽象的理论与鲜活的实践之间本身存有矛盾。普遍的理论要能指导具体的实践，必须有将普遍理论应用于具体实践的实践者，要求他们具有亚里士多德所说的“实践智慧”，能在运用理论时针对情境的变化而适时地调整自己的实践方式。但很明显，并不是所有的实践者都能适当地做到这一点。

其次，教育实践在某种程度上拒斥理论。①一些实践者奉行经

---

① 本节内容作者已作为论文发表，具体参见：杨文登, 叶浩生. 缩短教育理论与实践的距离：基于循证教育学的视野. 教育研究与实验, 2010, 20(3): 11–17.

② 叶澜. 思维在断裂处穿行——教育理论与教育实践关系的再寻找. 中国教育学刊，2001, 22(4): 1–6.

③ 高伟. 一个“劳而无功”的虚假性命题——评“教育理论与实践关系”之争. 北京大学教育评论, 2005, 2: 59–64.

验主义，轻视教育理论。这些实践者过分相信自己的主观经验，不愿意或没有能力跟踪理论的最新进展，盲目地认定“实践出真知”，坚持“理论无用论”的信仰。②实践者难以评价理论。大部分实践者愿意在实践过程中参考理论，但有关同一问题的理论过多，有些理论之间甚至相互对立。这要求不从事理论研究的实践者能对理论的优劣作出判断，从而增加了实践者应用理论的难度。③实践者与研究者逐渐分裂为两种不同文化阵营的成员。实践者认为获取新知识只是研究者的事，自己充其量是理论与研究的“消费者”。即使质化研究的兴起已开始解决实践者从事研究的方法论问题，但他们仍然坚持实践的目标只是解决具体问题，一开始就放弃了从事理论研究的主观愿望，将自己与研究者硬生生地隔离开来。④一些教育政策得不到严格的评估。部分管理者根据自身的理论偏好，手里只有一把“锤子”，便把什么东西都当“钉子”看待，在没有充分研究证据作为支撑的情况下，“拍脑袋”进行决策，使教育事业遭受严重损失。

要解决教育理论与实践的分裂危机，不能寄希望于“忽悠”民众，告诉他们教育学不是自然科学，不能像自然科学一样解决实践问题，“诱导”他们放弃对教育学“不合理”的期望。教育理论必须能够解决教育实践问题，这是教育学研究“题中应有之义”。但是，怎样梳理教育理论与实践的关系，缩短两者之间的距离呢？在这样的背景下，循证教育学出现了。

8.1.2.2 循证教育学的含义

循证教育学的概念是哈格里夫斯（Hargreaves）于 1996 年在一个教师培训机构进行演讲时第一次提出的[①]。哈格里夫斯认为教师与医生所进行的实践决策有相当程度的一致性。不同的是，很多医生在决策时会遵循严格的科学证据，而教师却更多依赖于个人经验。因此，他受循证医学的启示，提出了循证教育学的概念，认为教育

① Brusling, C. (2009). Evidence-based practice in teaching and teacher education. Retrieved November 10, 2009, from http://www. samford. edu/ctls/Evidence-basedpracticeinteachingcb. pdf.

领域的实践也应该严格地遵循研究证据。

2001 年，美国政府颁布了《不让任何孩子落后法》（No Child Left Behind Act of 2001， NCLB Act），在该法律中反复提到“基于科学的研究”（scientifically based research）一词（据作者统计，NCLB 法律全文中使用该词多达 101 次），要求教育实践者遵循“基于科学的研究”进行实践。所谓“基于科学的研究”是“应用严谨、系统、客观的方法来获得与教育活动及教育政策相关的可靠、有效知识的研究”[①]。此法案的签署，在法律层面强化了循证教育学的理念。比如，在美国 2004 － 2005 年度财政预算资助的九大优先研发领域中，针对教育领域的资助重点就是要成功开发和执行 NCLB 中提出的循证教育大纲和方法[②]。

虽然循证教育学的影响日趋扩大，已然得到官方的认可，但循证教育学并没有一个大家均认可的经典定义。美国教育部教育科学研究所所长怀特赫斯特（Whitehurst）认为循证教育学是“在教育过程中将专业智慧与最佳、有效的经验证据整合起来进行决策”[③]。英国达勒姆大学教授、循证教育学网站的创建者科（Coe）认为“循证教育学指根据有效的证据进行调整的教育政策或教育实践”(Coe，1999）[④]。荷兰包括阿姆斯特丹大学在内的三所大学所组建的循证教育学研究所（TIER）认为“循证教育学是将基于有效的最好证据进行教育政策制定与教育实践的一种哲学。它意味着在推荐或大规模应用具体的教育干预、策略、政策之前，应该进行科学的评估。……它既指对积极评估干预的收集，也指对教育政策制定者或实践者的一种行为或态度”[⑤]。在本书中，作者不再拘泥于任何个别的理论，

---

① No Child Left Behind Act of 2001, Retrieved November 10, 2009, from http://www. ed. gov/policy/elsec/leg/esea02/index. html.

② 张琦 . 遵循循证原则 , 制定教育政策 . 中国教育学刊 , 2007, 28(7): 11–15.

③ Whitehurst, G. J. (2002). Evidence–based Education (EBE). Student Achievement and School Accountability Conference, 2002.Retrieved November 10, 2009, from http://www. ed.

④ Coe, R. (1999). A manifesto for evidence–based education. Retrieved November 10, 2009, from http://www. cemcentre. org/RenderPage. asp?LinkID=30317000.

⑤ Top Institute for Evidence Based Education Research. (2009). Retrieved November 10, 2009, from http://www. tierweb. nl/TIER. pdf.

借鉴作者比较熟悉的循证医学与循证心理治疗知识，介绍循证教育学的框架结构及其具体的实施步骤。

8.1.2.3 循证教育学的框架结构

循证教育学不仅将关注的目光放在研究者与教育者（主要指各类教育、培训机构的教师）身上，而且还将整个教育事业看作一盘棋，将受教育者（主要指在各类教育、培训机构接受教育的学生）、管理者（主要指教育政策的制定者及相关行政人员）也纳入同一体系，形成了一个知识可持续积累、实践可持续改进的框架结构。

第一，研究者提供最佳证据。循证教育学从教育理论中分离出类似临床证据的应用理论，为实践者提供直接指导实践的证据。但证据如此之多，良莠不齐，该怎样保证研究者提供的证据是“最佳”的呢？类似于循证医学，循证教育学对证据依其方法的严格程度进行了分级，研究方法越严格，所获得的理论越“真”，该证据的级别就越高。比如，美国教育部将证据分为六个等级：I 级：RCT；II 级：准实验研究，包括前测与后测实验；III 级：有着统计控制的相关研究；IV 级：没有统计控制的相关研究；V 级：个案研究；VI 级：传言或掌故[①]。

第二，教育者应该基于证据进行教学。在循证教育学看来，任何教育活动或决策，均不能只是基于实践者的某种哲学或信念，而必须基于科学证据。教育者不应像在传统教育中一样单兵作战，而应与研究者及其他教育者结成同盟，集团作战。比如，教育者为了获取关于阅读策略及教学实践的最佳证据，就不能全部依靠自己的个人经验，而可以采取其他研究者或实践者提供的最佳证据。NCLB 法案中就曾提到一个“阅读优先”项目（“Reading First” Program），由美国“国家阅读小组”承担，目的是使每个孩子到三年级时都可以进行熟练的阅读。这一项目对学生如何学习阅读进行了多达 10 万次的实验，认为孩子的早期阅读教学有五个非常关

① Whitehurst, G. J. (2002). Evidence-based Education (EBE). Student Achievement and School Accountability Conference, 2002.Retrieved November 10, 2009, from http://www. ed.

键的因素，即音素认知（phonemic awareness）、语音学（phonics）、流畅度（fluency）、词汇及理解[①]。许多后来被诊断为阅读落后、需要帮助的学生，都是由于他们早年没有得到合适的阅读指导所致。所以，如果教育者忽略这些证据，仅凭经验进行阅读教学而导致学生阅读困难，那他们就应该受到道德甚至法律的惩罚。

第三，受教育者有权参与教育实践的决策。在传统的教育方法中，受教育者被迫随机放在一个班级里，接受什么内容、怎样接受教育均由教育者决定，教育者主宰了整个教育过程。但在循证教育学中，受教育者不再只是一个平均数的概念，他们及其家长的文化、偏好、价值观等因素均会得到考虑。比如，一个二年级学生遇到了阅读困难，他的家长可以检索相关的研究证据，要求教师按照证据所提供的方案进行教学。这样，由于研究证据的诊断、干预及结局都是事先确定的，受教育者在教育过程开始之前，就可以预见到教学的结果，因此能够大幅提升受教育者学习的主动性，使他们积极参与到教学活动中来。

第四，管理者协调整个教育过程。有了研究证据作为支撑，管理者可以循证进行管理。①参照研究证据的结论进行教育政策的制定，科学地诊断教育改革的问题，制定教育干预的措施并评估教育改革的成果；②通过财政赞助，课题审批、论文发表、著作出版等杠杆来规范研究者，使急需研究的实践问题得到研究；③组织相关专家，针对具体的教育问题（如阅读困难、班级规模等）对已有的研究证据进行二次研究，制订出从教育问题诊断、干预到评估的教育指南、标准或手册，为实践者建立方便检索的证据数据库[②]；④保护教育者与受教育者的权力，规范教育秩序，保证循证教育体系得以顺利运转。

---

① Smith, A. (2003). Scientifically Based Research and Evidence-based Education: A Federal Policy Context. *Research & Practice for Persons with Severe Disabilities*, 28(3), 126-132.

② 这些数据库包括：1）著名的 ERIC 教育学数据库；2）由美国教育部创建，专门为教育者、政策制定者及公众提供研究证据的“有效教育策略网站”，（网址为：http://ies. ed. gov/ncee/wwc/, 简 称 WWC）；3）Campbell Collaboration, Cohrane Collaboration 等等。

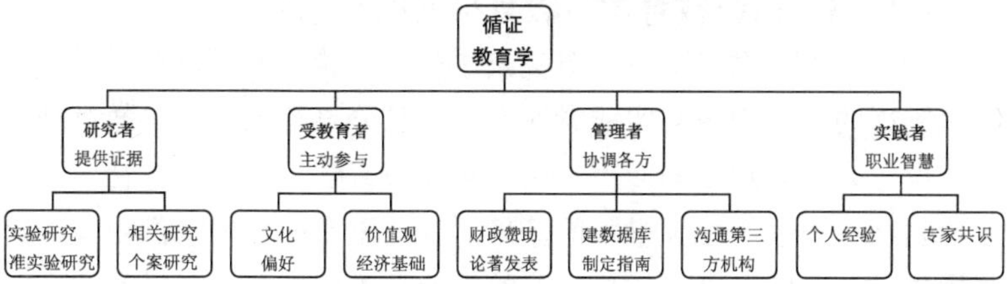

图 8.2 循证教育学的框架结构

8.1.2.4 循证教育学的实施步骤

循证教育学“是一整套原则与实践行动，既改变人们有关教育的思考方式，又提供教育政策、教学过程的实施策略，还改变了人们进行教育决策的基础。”[①]它不只是一种教育学的价值理念，还是一种实实在在的实践框架，有着相对固定、成熟的实施步骤（五个 A）。①提问（Ask）。确定在教育过程中所遇到的情况，确定一个需要解决的问题，并将此问题格式化，以适合检索的方式呈现出来；②获取证据（Access）。查看是否已经有解决该问题的教育指南或手册，如果没有，则登录相关数据库，检索可以回答上述问题的所有证据；③批判评价（Appraisal）。评价检索到的所有证据的正确性、有用性，找出最佳证据；④应用（Apply）。实施最佳证据所提供的治疗方案；⑤评估（Assess）。对所做的工作进行评价，为今后更为有效地开展循证教育学总结经验教训。

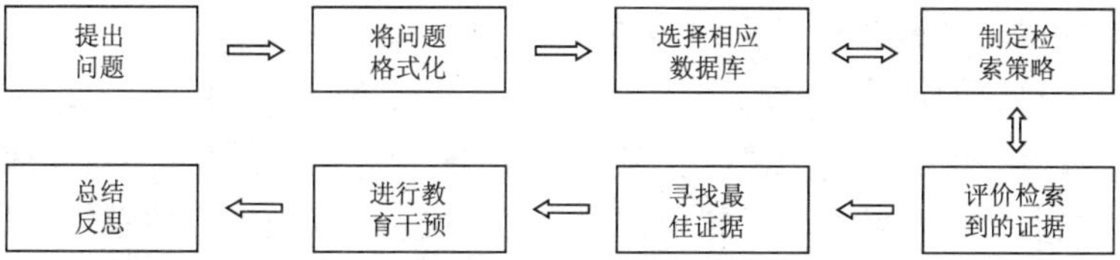

图 8.3 循证教育学的实施步骤

① Davis, P. (1999). What is Evidence Based Education? *British Journal of Educational Studies*, 47(2), 108–121.

8.1.2.5 循证教育学对教育事业的启示

第一，在教育理论内部分离出了应用理论。循证教育学不只将研究领域的教育理论与实践者的专业智慧分离开来，还将教育理论本身也分为基础理论与应用理论。认为教育学、心理学、社会学、生理学、经济学等相关学科的基础研究是重要的，但它们很少能直接指导教育实践，真正指导实践的理论是类似于自然科学的技术或医学临床证据的应用理论。比如，要回答新的物理教学课程计划是否比旧的更好，已有的基础研究成果是重要的，但更直接的方法是利用随机对照实验进行证明。可以在全国范围内随机抽取 100 所学校，其中 50 所学校采取新课程计划，另外 50 所作为对照组，仍采取旧课程计划，其余条件均保持不变。实验完成后，如果实验组比对照组的学生物理能力测验的成绩要好，且达到统计学的显著水平，则表明新课程计划可以进行推广。

第二，为实践者判定最佳证据提供了标准。循证教育学不仅提供了研究证据的分级标准（如美国教育部的六级标准），还将专家意见、个人经验等属于实践者专业智慧的内容纳入评价体系。一般而言，研究证据的级别比专业智慧要高，只有在没有研究证据的时候才信任专家意见或个人经验。而且，由于管理者会组织相关专家针对教育过程中常见的问题制订出教育指南、标准或手册，直接提供给实践者使用，实践者无须对每个教育问题均上网检索并亲自评价。

第三，为教育改革提供了证据支持。在传统教育中，“因为评估教育政策制定影响的研究方法尚未得到充分发展，目前我们还很难精确地把握政策制定的具体过程”[①]。一部分教育行政人员可能因为自己的理论偏好或利益倾向，将广大受教育者当作其“宏大教育理想”的实验品或“以权谋私”的牺牲品，随意采用符合其理论或利益的某套教材，设置与之配套的教法、课程及考评体系。一段时间后，如果发现出现了一些问题（或换了不同的领导），则另起炉灶，采取全然不同的另一套方案，往往造成不可逆的重大伤害。

---

① Thomas, G., & Pring, G. (2004). *Evidence-based Practice in Education*. New York: Open University Press, p.41.

循证教育学的出现为解决这些问题提供了现实的思路。它采用科学的方法与程序，预先在研究层面对各种教育问题进行诊断与评估，综合考虑各种理论取向，对各种教育政策进行对比研究，从中找出最佳决策的证据。得到这些证据后，管理者必须遵照执行，从而将教育政策真正建立在严格的证据基础之上。

第四，平衡研究者、教育者、受教育者与管理者四方的利益。在传统教育中，管理者与研究者一直处于优势地位。一线的教育者与受教育者往往处于被支配的地位，没有评估与监督教育方式、教育政策的话语权。循证教育学产生后，凡事要讲证据，任何教改或政策的制定必须有据可依，从而将各方的利益平衡建立在科学、理性的研究基础之上。受教育者有了证据基础，可以要求教育者或管理者提供符合证据要求的服务；教育者遵循证据进行实践，避免自己陷入不必要的教育纠纷；进行严谨的研究，真正有本事的研究者可以拿到相应的课题经费或财政赞助；管理者可以更为轻松地协调各方，进行有效的循证管理。总之，循证教育学中参与教育的四方有了明确的分工，大家各司其职，形成合力推动教育事业的发展。

总之，在理想的层面，教育理论与实践的关系是简单而且容易理解的。理论来自于实践，服务于实践，最终由实践来评价；实践应该积极关注理论的最新进展，引证理论的最新成果，以达到最佳的实践效果。但是，现实中的教育理论与实践的关系，绝不能简单地归结为“实践－理论－实践”的无限循环。因为，正是在“实践－理论”、“理论－实践”的连接处，存在着理论上可行而操作上困难的盲点，出现了“应然”与“实然”的分裂。循证教育学不再在纯粹的学理上进行探讨，而是给出了具体的应对措施与方案，为沟通教育理论与实践架设了桥梁，有力地缩短了两者之间的距离。可以预见，随着教育学在“循证”之路上越走越远，教育指南与手册越来越具体，积累的研究证据越来越多，创建的数据库越来越大，检索技术越来越人性化，要求遵循证据进行教学的呼声越来越高，生产与应用教学证据的人员越来越多，教育理论与实践之间的距离势必越来越小。

8.1.3 核心理念与发展逻辑

从循证医学、循证心理治疗、循证教育学的发展都可以看出，循证实践最初是为了解决研究与实践（或理论与实践）之间的分裂而出现的。但是，理论与实践并非一开始就存在分裂。古希腊的亚里士多德认为理性包括理论理性、技术理性与实践理性，理论与实践是统一的，只是人们生活的两个不同方面，“理论也是实践，而且是最高的实践”[①]。但这一情况在文艺复兴后发生了急剧的变化。自然科学的兴起使方法日趋精确，理论日趋抽象，专业不断分化与深化，科学取得了前所未有的“霸权”。科学“霸权”在统治了理论领域之后，也迅速向实践领域推进。它从科学中分离出技术，在基础研究中分离出应用研究，理论成了至高无上的权威，理论理性、技术理性逐渐压制了实践理性，使实践沦为“技术”或“理论的应用”。但是，人们并没有因此而对自然科学表示反感。正是基于科学理论的发展，从探测外太空的宇宙飞船到深入地壳的采矿机器，自然科学在实践领域已经取得了令人难以置信的成就。大多数人从小就接受自然科学的教育，了解自然科学的基础知识。他们不会要求理论物理学家修理电视机，也不会要求化学家制造灭火器。在他们看来，自然科学的理论是研究者工作的领域，实践是工程师或技术工人的工作。理论指导着实践，实践问题的解决也会帮助理论的提升，两者相辅相成，共同发展。

受到自然科学“研究－实践同一”模式的影响，人们开始对其他科学（如医学、心理学、管理学、教育学等）也提出了类似的要求。但是，这些学科内理论与实践的距离比自然科学更远。尽管伽达默尔强有力地宣称实践领域的知识“具有所谓的真正知识的特征，即它可以被反复运用于具体的境况之中”[②]。但毋庸讳言，从天文学、物理学、化学、生理学到生物学、医学，再到心理学、教育学、社会学、哲学，离自然界越远、涉及人的因素越多，理论的确定性就

---

① 张汝伦．历史与实践．北京：国际图书出版公司，1998: 245.
② 伽达默尔．科学时代的理性．薛华等译．北京：国际文化出版公司，1988: 81.

越低，实践的情境性、具体性就会递增，理论与实践的分裂也就越为突出。人们有必要寻找一种专门的方法，来代替自然科学那种“实践与理论同一”的实践形态。医学领域理论与实践之间的距离最接近于自然科学，加上人们对医学实践的不信任程度很强，改革医学实践的呼声也很高，临床医学最终率先举起了“循证实践”的大旗。因此，要了解循证实践的核心理念与逻辑，就应该从最本原的循证医学原则入手来进行理解。

从第1章循证医学产生、盛行的背景事实中可以总结其发展的核心逻辑：①国家存在医疗浪费、医疗质量下降等问题，这些问题根源于医生的治疗不当，解决的办法是让医生进行“最好的实践”（best practice， BP）。②为了确保医生进行“最好的实践”，必须让医生遵循“最佳证据”，进行“循证实践”（evidence-based practice， EBP）。③什么才是最佳的证据？设法将所有研究证据进行分级，级别最高的证据就是“最佳”的证据。④证据分级的标准是什么？按照获得证据所采取的方法的严格程度来进行划分。系统综述、元分析、随机对照实验获得证据的方法最为严格，级别最高；准实验研究、质化研究获得证据的级别次之；专家意见、个人经验缺乏严格方法的支撑，级别最低；只有在高级别证据不存在的时候才使用低级别的证据。因此，循证实践最核心的理念不在于它强调“遵循证据进行实践”，而在于它将这种理念操作化，对证据进行了分级，发展了一整套“遵循证据进行实践”的操作途径与实践框架。它的实质是将“最好的实践”简化为“遵循最佳证据进行实践”，再将“遵循最佳证据进行实践”简化为“遵循现有证据中级别最高的证据进行实践”。

8.1.4 相关争议

对于循证实践的支持者来说，他们有着不可动摇的信仰，相信理性地应用科学能解决现实实践中存在的绝大部分问题。循证实践的批评者虽然更像一个松散的联盟，但它们也从各个不同的视角对循证实践发起了猛烈的攻击。限于篇幅，这里仅用一个表格对两者的对立评价作一个简单的介绍。

表 8.1　对循证实践的支持与批评

	支持者	批评者
基本立场	在理论与实践层面都是正确并且必要的	理论上值得赞许，但在实践上却行不通
潜在结局	①有效的实践。排除无效实践并迅速地接受有效的实践方式，从而提高实践的效果	①没增加循证实践的有效性。可能排除了有效但没有证明的实践方式，并可能使实践僵化
	②高效率。通过实践者与消费者使用有效的实践来更好地使用稀缺资源	②循证实践的执行代价。实施循证实践会付出大量直接或间接的代价，但可能不会改善结局也无法计算收益
	③研究所花的钱是值得的。通过更多更好的研究，缩短了研究与实践之间的距离	③限制了研究的议题。强调特定形式的研究（如 RCT），而忽略其他形式的研究
	④决策过程透明，对消费者负责	④在研究的实验处理、总结及应用的过程中隐含着价值取向，但没明确表述出来
	⑤授予实践者权力，让他们持续地进行自我学习	⑤威胁临床技能。基于狭隘的研究方法，迫于管理医疗的压力，作出过于机械的临床决策
	⑥在研究与实践的基础上增加了消费者的权力	⑥将消费者与职业议题捆绑在一起
	⑦体现了跨学科领域的协作	⑦拔高了“科学的”职业及附属学科的地位，忽略了其他一些职业的成就
主要问题	实施循证实践的障碍包括：信息技术手段不先进；缺少批判评价的技术；有限的基础设施；难以整合好的证据；循证实践的发展需要时间；有人抵制这些变化	在执行过程中存在实践与技术双重难题；忽略了其他的研究证据及其他形式的知识与价值；存在还原论倾向；在处理某些复杂议题时存在错误
问题的解决	问题能在循证实践的方法与框架内解决	循证实践本身无法解决自己存在的问题。它需要承认循证实践所存在的问题，并用其他类型的知识或证据来进行弥补
核心思想	一种新的范式	对传统实践起着或多或少的补充作用或部分的支持作用

［资料来源：Trinder, L., & Reynolds, S. (2000). *Evidence-based practice: A critical appraisal*. New York: Wiley-Blackwell Publishing, pp.216-217. 有改动。］

8.2 哲学分析①

8.2.1 价值观：科学精神在实践领域的渗透

在研究领域，科学作为一种认识世界的手段，已经取得了绝对的话语权。但在实践领域，尤其是社会工作、教育教学、人力资源管理、政策分析等与人文社会学科联系较为紧密的实践领域中，个体经验仍然是保证实践效果的关键部分，科学一时难以撼动其地位。但随着科学技术的不断发展，人类解决问题、改造世界的能力持续增强，遵循经验进行实践的传统实践形态受到科学的有力挑战，科学精神逐渐向实践领域渗透，要求重视科学证据、进行科学管理的呼声日益高涨，循证实践就是这样一种时代精神的产物。

第一，求真：遵循最佳证据。在传统的实践模式中，实践者进行实践决策时往往依据个体经验。这些经验主要来自于三个方面：①个体在实践中逐渐积累的经验；②学校的课堂教育或自学相关的教科书；③师徒制的口耳相传（包括所谓的“祖传秘方”）。这些经验有着一定的正确性，在实践中还会不断地进行修正。但总体而言，它们仅仅通过片面的经验验证，创新较少，正确性、有效性难以得到保证。实践者的个人经验越丰富、年龄越大，其实践的效果就可能越好。循证实践改变了传统的遵循“片面经验”进行实践的缺点，其核心理念就是根据最佳的研究证据进行实践决策。所谓最佳证据，是指研究者提供的与所需解决问题最为契合的、级别最高的研究证据。这些证据往往基于对同类问题的大量研究，遵循着严格的科学规范，目的是尽可能地接近事实的真相，揭示问题的症结并提出相应的解决方案。因此，循证实践的出现降低了实践者个人经验的地位，大大提高了实践的正确性。实践者的年龄因素也不再十分重要，只要实践者能正确地把握问题，熟练地检索、运用证据，年轻的实践者同样可能获得最佳的实践效果。

---

① 本节部分内容已由作者发表，具体参见：杨文登．循证实践：一种新的实践形态？自然辩证法研究, 2010, 28(4): 106–110.

第二，民主：研究者、实践者、消费者与管理者共同演奏的交响乐。在传统的实践模式中，实践者处于绝对的主宰地位，消费者只是被动地服从，研究证据也往往被置于视野之外。实践者们更像一群散兵游勇，单兵作战，没有组织协调，相互之间也缺乏交流，实践的效果往往依赖于消费者碰巧遇到的实践者的经验与水平。循证实践改变了这一境况，在其框架体系中，研究者、实践者、消费者及管理者四方紧密地联系在一起。研究者提供最佳证据；实践者针对消费者的特点，遵循最佳的证据，结合自己的经验与技能进行实践；消费者在了解最佳证据的基础上，与实践者一道主动参与实践过程；管理者制定相关政策，提供三者良性互动的平台，协调其他三方进行实践。在循证实践体系中，四方民主协作，各得其所，各行其职，成为了一个完整的交响乐团[①]。多股力量被有机地结合在一起，形成一股巨大的合力，因而往往能取得传统实践所不能达到的效果。

第三，高效：最低成本进行最佳实践。传统实践各自为政、缺乏监管，实践者更愿意选择自己熟悉而不是最为高效的实践方案，导致实践成本居高不下，浪费非常严重。举例来说，在医学中，大规模前瞻性随机安慰剂对照的实验早就表明：β—受体阻滞剂能显著降低慢性心力衰竭患者猝死、心力衰竭所致死亡，并且能改善患者的心功能和生活质量[②]。但一份研究显示，2000 年我国医生治疗心力衰竭时仍以传统用药为主，部分地区运用 β—受体阻滞剂的程度虽然有所增加，但也仅有 19.0%，很多患者得不到本来可以更好的治疗[③]。这一现象得到了广泛的重视。循证实践要求社会制定大量的实践指南与标准，建立大型数据库，运用相关法律、政策及保险公司理赔规则等来规范实践者的实践过程，保证实践者能根据最

① Hunsberger, P.H. (2007). Reestablishing clinical psychology’s subjective core. *American Psychologist*, 62, 614–615.

② 王志军，穆树敏，周建芝．循证医学——发展中的医学模式．中国综合临床，2002, 18(1): 12–13.

③ 程康安，吴宁．中国部分地区 1980、1990、2000 年慢性心力衰竭住院病例回顾性调查．中华心血管病杂志，2002, 30(8): 5–9.

佳证据进行实践，尽可能降低实践成本，提高实践效率。

第四，公正：可以重复的实践决策。在传统实践的决策过程中，由于实践者与消费者掌握的信息资源不对称，加上缺乏实践决策的评价、监管体系，实践者在实践决策过程中具有绝对权威，主宰着整个实践进程。循证实践出现后，实践者必须遵守相应的证据（或指南、标准），消费者可以参与到实践决策过程中，管理者或第三方机构开始制订判断决策是否合理的评价机制。实践者的决策不再"为所欲为"，第三方同样可以复现整个决策过程，实践决策有了相互交流与评判的标准，从而大大增加了实践过程的透明性。"循证实践的本质是其决策过程是外显的，能够清晰地加以表达。因此，决策不仅能向消费者提供解释，还能被同仁与管理者所证明。"[①]透明的决策过程提供了公平的机会，不仅保证了消费者的权益，同时也为实践者避免与消费者之间的纠纷、为保险公司的相关理赔等提供了指南甚至法律依据。

第五，共享：知识无国界。传统实践中，知识是私有的，尤其是师徒制传授的经验，只在小范围内传播；同时其知识又是封闭的，实践者往往根据陈旧的教科书或参考书，少有真正意义上的创新。进行循证实践后，"是知识，而不是权力与地位，获得了特权，对于任何一个愿意学习技术或获得证据的人来说，这些知识都是可以获得的"[②]。现代的技术手段使得大量的研究证据可以通过网络，以数据库的形式存储与传播。这些证据不断得到更新并接受同行的评价，向全世界传播。只要能上网，不管国籍、不论贵贱，全世界任何一个角落的人们都能获得这些知识，真正地体现出知识无国界的特点。

---

① Taylor, M. C. (1999). *Evidence-based practice for occupational therapists*. New York: Wiley Blackwell, p.1.

② Trinder, L., & Reynolds, S. (2000). *Evidence-based practice: A critical appraisal*. New York: Wiley-Blackwell Publishing, p.215.

8.2.2 方法论：科学主义在实践领域的还魂

循证实践追求的价值目标是正确的，也聚集了众多的支持者，但正如所有的新生事物一样，这一努力并未获得所有人的承认。“对循证实践的反应本质上分为支持与批判两个对立阵营，很少有中间立场的存在。”[①]批评者普遍认为循证实践的目标虽然值得赞许，但其方法论基础却存在着根本的错误，是科学主义在实践领域的还魂。

第一，实践艺术的技术化。循证实践有一个预设：具体实践中的问题是客观存在的，应该用科学手段去揭示问题的真实面目，无限地接近事实的真相，为问题的解决提供唯一的、最好的解决方案。因此，按照科学研究获得的证据进行实践不只是现实实践的需要，而且还是一个伦理学上的“应该”。重视研究证据本来是无可非议的，但过分地倾听证据的声音，过分强调按照证据所提出的技术解决方案进行实践，将可能限制实践的艺术性，进而使实践沦为一门纯粹的技术。事实上，现实生活中的实践情境千差万别，用普遍性的研究证据去指导特殊的实践，势必会僵化实践过程，使实践成为一种机械的生产或操作。

第二，方法规定证据的级别。在具体证据的使用过程中，哪些研究结论才算证据，哪些证据是最佳证据，学界也存在着争议。对证据进行分级的方法，看似很好地解决了什么是最佳证据的问题，但只要细究规定级别的方法，就会发现当中存在的弊端。证据级别的高低不是取决于它对现实实践有多大的指导作用，而是看这些证据是否符合严格的科学研究规范，看它们是不是随机抽样，有没有控制好无关变量，自变量与因变量之间的关系是不是显著的因果关系，等等。也就是说，循证实践用研究的内部效度而不是用生态学效度来衡量证据的级别，用方法而不是效果来规定最佳证据，实质上犯了方法中心的错误。一些可能比“金标准”更好的质化研究、专家经验等成为了证据的“二等公民”，被排除在实践者的视野之外。

---

① Trinder, L., & Reynolds, S. (2000). *Evidence-based practice: A critical appraisal.* New York: Wiley-Blackwell Publishing, p.214.

第三，不顾个体差异的还原。实践环境是丰富多彩的，但科学研究往往不可能照顾到实践的方方面面，总是把实践环境还原为实验环境，控制一些无关的变量，通过操纵自变量与测量因变量，来获得两者之间的因果或相关关系。这种不顾实践环境丰富性的还原，大大降低了研究证据的“可迁移性”，即研究得出的结论很难应用到现实的生活中。比如在循证教育学中，为了能够有针对性地提高阅读困难儿童的阅读速度，研究者会尽量控制其他因素，在实验室环境中寻找改善这一问题的最佳方案。但到了现实生活中，每个儿童阅读困难的原因可能并不一样，有些儿童可能是多种因素综合起来导致的（如同时具有认知障碍与生理缺陷），如果仅仅按照证据所提供的方案来进行治疗，其实践效果显然会受到影响。循证实践割舍实践的丰富性，将丰富的实践还原到简单的条条框框，简化为实践的指南与标准，最终必然导致实践者削足适履地应用研究证据，让实践来契合研究证据，而不是相反。

第四，科学价值凌驾于人文价值之上。当循证实践越来越为人们重视并接受时，它又可能会像其他的科学技术一样，超出了人的控制，最终演变为奴役人类的一种异化力量。在循证实践中，研究者不去研究与实践领域密切关联的问题就得不到财政资助，申请不到课题；实践者不得不压抑自己的创造性，遵循实践指南与标准，使实践符合管理者或第三方（如保险公司）的要求，尽力避免与消费者之间发生纠纷。管理者也不得不按照已有的框架促进管理，即使想做点改变也无能为力；而消费者看似权力获得了尊重，但其前提是牺牲了某些证据之外可能更好的实践方案。最终，循证实践由人所创造，但创造之后不再为人所控制，反过来还控制这一框架中的人们。人的自主性、人的人文追求，丧失在对实践技术化的追求中，科学价值凌驾于人文价值之上。人被这个巨大的框架机器所吸引，变成了这一体系的螺丝钉，其作用只是促进其正常的运转。长此以往，一些被这一框架所排斥的知识将不再得到研究，人们的思维方式逐渐僵化，研究领域不断缩小，最终伤害到消费者的利益以及整个人类的可持续发展。

8.2.3 循证实践：一种新的实践形态

循证实践是实践领域科学精神与科学主义激烈碰撞的产物。自诞生之日起，有关它的争议就从未停止。“一些人认为循证实践代表一种新的范式，而另一些人认为它只不过是旧瓶装新酒。”[①]那么，循证实践的出现到底是不是医学及人文社会科学实践领域的一场“范式革命”？它最终会不会演变为人类一种新的实践形态呢？

在第2章中，作者提到，自然科学领域的实践方式受到科学研究的很大影响，其所遵循的实践形态主要是“研究 → 实践”，更多以“工程”、“技术”的形态存在。自然科学研究得出什么结论非常关键，对现实的指导意义很大。因此，在自然科学中，研究与实践是紧密联系在一起的，研究的进步常常导致实践方式的改进，实践在研究的指导下发展起来，反过来又会深刻地影响到研究。但在医学及人文社会科学领域，研究与实践的距离更远。医学的基础研究离真正治病救人的实践很远，心理治疗、教育学、管理学等研究与真正的治疗、教学及管理等实践的距离则更远。研究与实践似乎分属两个不同的领域，更像两种不同的文化，中间隔着不短的鸿沟。

但是，当自然科学取得了极大的进展并开始统治整个时代时，人们对医学及人文社会科学的要求也相应提高。既然从事自然科学研究的学者能使人类改造自然的能力极大地增强，为什么相比之下医学与人文社会科学行动却要缓慢得多？什么时候医学与人文社会科学的实践才能像自然科学实践一样精确、快捷、有效？这个时代的人们已经开始对这些学科提出了要求，这种要求又必然反映到这些学科的研究与实践过程中。与自然科学更为接近、比人文社会科学更具规律性的医学最先开始向自然科学学习，在其临床医学领域开展了一场循证实践运动，形成了循证医学。循证医学最核心的理念之一就是将自己的临床实践与医学研究紧密地联系起来，希望根据研究所获得的富有规律性的结论来指导自己的治疗实践。这种实

① Silagy, S., Haines, Andrew., & Haines, Andy. (2001). *Evidence-based practice in primary care*. Blackwell BMJ Books, p.ix.

践方式实质上是对自然科学"研究 → 实践"实践形态影响的回应，从此，在医学实践（临床）领域，研究证据而不是别的东西（如医生经验）成为了实践决策的主宰力量，医学实践与医学研究前所未有地联系在一起。这一思路一旦获得成功，便迅速向医学内部及其他领域学科传播，循证实践所到之处势如破竹、所向披靡。心理治疗强调研究证据来证明自己的疗效，评估自己的治疗方法；教育学强调在教学实践中运用研究获得的结论，针对学生的特点提高学生的知识水平；管理学按照高水平的研究证据，进行更为科学、有效的管理。

循证实践的理念来源于循证医学，而循证医学的理念其实又来源于其自身的"自然科学崇拜"。因此，在这一意义上，循证实践作为一种实践形态本质上与自然科学的实践没有什么不同，都是科学时代实践形态的变种，不能简单地说这是一种库恩意义上的"范式转换"。但是，这一实践形态一旦形成，就会迅速产生出巨大的力量，成为横扫医学与人文社会科学实践领域的一种主流的实践形态，将大大提高医学及人文社会科学实践的效率与效果。从它产生的社会效益及它将带动的人类社会物质条件及思想观念的变化来看，它将绝对是对传统实践形态的继承与超越，最终将深刻地改变人类现有的实践形态。从这个意义讲，循证实践的出现极可能是人类实践形态的一次真正的"范式转换"，将在整个人类的实践领域形成一种新的实践形态。

8.3 伦理分析[①]

循证实践是医学及人文社会科学中人的一种实践活动，涉及研究者、实践者、消费者、管理者内部及之间的交往关系，其伦理问题不容回避。在循证实践的过程中，充分考虑到伦理因素，不仅凸显了参与循证实践的各方"应该"如何的价值体系与规范体系，还有助于在现实中避免造成各种各样的伦理问题。

① 本节部分内容已由作者发表，具体参见：杨文登，叶浩生．论循证医学的医疗伦理模式及其缺陷．伦理学研究，2010, 9(1): 96–100.

8.3.1 循证实践的伦理特点

8.3.1.1 实践的“善”与研究的“真”相结合

循证实践的主要目标是通过实践者的实践使消费者获得所需的服务（亦即达到“善”的结局）。在方法论层面，要获得实践的“善”的结局，就必须寻找“真”的获得“善”的方法，以“真”来保证“善”[①]。但在传统实践中，“善”与“真”是相对分离的。实践者注重价值，追求“善行”与“美德”，希望通过合适的行动来达成目标；研究者注重事实，追求“真理”，企图获得确定的知识来认识事物。实践者试图用“真”的方法来进行实践，但他们各自为政，对“真”的理解不尽相同，没有判断“真”的具体标准。研究者也关注研究证据的应用价值（“善”），但更多时候是根据自己所拥有的方法来寻找研究的课题，将“真”凌驾于“善”之上。实践者与研究者遵循着两种不同的“文化”，实践者抱怨研究者躲在象牙塔里，一味追求变量的纯洁与方法的精确，对实践的价值与意义置若罔闻；研究者认为实践者依赖于零散的个人经验、缺乏更新的教材或代代相传的专家经验，对研究已经证实的最佳证据视而不见。两者各行其道、各执一偏，最终损害了消费者的利益。

循证实践提倡“遵循证据进行实践”，强调以研究的“真”来保证医疗的“善”，并根据获得证据所采用方法的严格程度，为判定“真”的程度提供了具体的标准。证据级别越高，其“真”的程度也越高，只有在高级别证据不存在的时候才考虑使用低级别的证据。循证实践将研究者与实践者紧密地结合在一起，缩短了研究与实践的距离。研究者应该关注临床中的现实问题，为实践者提供“最佳证据”；实践者必须根据消费者的具体问题，遵循“最佳证据”进行实践。这样，循证实践将实践的“善”与研究的“真”有效地统一起来，为保证实践的“善”提供了一种可供选择的框架体系。

---

① Gupta, M. (2002). A critical appraisal of evidence-based medicine: Some ethical considerations. *Journal of Evaluation in Clinical Practice*, 9(2): 111-121.

8.3.1.2 实践者自律与他律的统一

一般情况下，实践者是掌握某些专业知识与技能的专家，普通消费者甚至管理者都难以了解这些专业知识与技能，当然也无法对其进行有效的监管。如在医学中，传统医学信奉义务论、美德论，将医疗的“善”寄希望于实践者高尚的品德与严格的自律。早在公元前5世纪，希波克拉底就认为实践者应具有优秀哲学家所拥有的一切良好品质[①]，并罗列了尊师、保密、为病人谋利等多条具体的行医原则，以“誓言”的形式对自己的行为进行规范。后来，历经《纽伦堡法典》、《赫尔辛基宣言》，直到当今世界各个医学院学生所宣读的从业誓言，医学伦理规范越来越丰富、具体，医生们从未放弃过严格的自律。但是，面对纷繁芜杂的现实生活，并不是每个实践者都经得起种种诱惑。实践者的职业操守饱受质疑，实践者与消费者之间的纠纷时有发生，仅靠实践者的自律来解决这些问题，并不切实际。事实上，在按服务收费的环境中，实践者往往不能被信任，因为他们追求利润的动机会刺激他们提供不必要的服务。怎样通过其他道德规范来有效地监管实践者的行为、削弱实践者的强势地位、保护消费者的利益，一直是传统实践所面临的重要伦理问题。

循证实践在实践者自律的基础上，引入了他律的维度，并为他律提供了具体、可操作的途径。总体说来，循证实践持后果论观点，认为判定实践是否道德的主要标准并不在于实践者所具有的品德，而在于实践者实践行为所产生的后果。如果实践者的实践获得了最佳的结局，哪怕实践者本人是非道德的，其实践本身应该是道德的。为了保证实践者提供最佳结局，实践者就应该遵循最佳证据进行实践。循证实践正是在此处获得了它道德的制高点。从此以后，循证实践不只是一种实践理念、技术框架，还是一个伦理学上的“应该”。实践者的一切行为都是相对透明、可重复操作的，有着固定而明晰的实施步骤。针对同一实践问题，不同的实践者应该作出大致相同的实践。这样，其他管理者，甚至普通消费者可以按照循证实践的

① 卡斯蒂廖尼．医学史．程之范译．桂林：广西师范大学出版社，2003: 118.

相应规范对实践者的行为进行监督。举例来说，如果已有充分证据证明某一方案对特定病症的治疗非常有效，但实践者在治疗这一病症时并未采取这一实践方式，导致病人的利益受到伤害，那么这个实践者（医生）的行为就是不道德的，理应受到道德的谴责，甚至是法律的制裁。

8.3.1.3 实践者的自主与消费者的价值观相结合

在传统实践中，消费者面对自己完全陌生、几乎不具任何专门知识的问题，将自己所遇到的难题交给一个素昧平生的实践者，无论是否情愿，都得“任其宰割”。一般情况下，实践者对消费者具有绝对权威，有时甚至完全忽视消费者的价值观，主宰着整个实践进程。消费者处于弱势地位，只能密切配合甚至绝对服从。比如，在医学领域，作为实践者的医生经常掌握着病人的生死大权，这种医患双方的权力失衡通常是“滋生道德问题的无形温床”[①]；在教育领域，教师教授什么、不教授什么，都有很大的自主权，而学生只能坐在课堂里，学习教师所教授的知识与能力，自己的价值观与主观意愿一般不能得到充分的表达。

循证实践改变了这一局面，在其定义中，它就特别强调将实践者的专业技能与消费者的价值观整合起来。消费者对不同成本一效益、不同方式（如中医还是西医、手术还是药物）的实践方案有着不同的选择，实践者有责任根据研究者提供的证据，将各种实践方案的优缺点告知消费者，最终的决策应该是实践者与消费者共同协商的结果。消费者了解自己的问题，并知晓解决这些问题的各种证据，在实践开始之前就能大致预测到实践的结局，有利于消费者积极参与到实践过程中，主动地与实践者站在一起，共同解决所面临的问题。

8.3.1.4 参与各方共同担当道德责任

传统实践中，参与实践过程的各方各自为政，单枪匹马，无法在统一的框架下协同作战。实践者与研究者通常存在对立，管理者

---

① 李本富，李曦．医学伦理学十五讲．北京：北京大学出版社，2007: 31.

的地位更是尴尬。没有研究者的证据体系作为支撑，管理者即使是某一领域的专家，也不可能精通所有领域的具体事务。从某种意义上说，管理者是外行，实践者是内行。外行对内行当然难以进行有效的监管，也无法为消费者谋取最大的利益。

在循证实践看来，传统实践的各方之所以相互分散，是因为缺乏统一的实践理念与实践框架。参与实践的各个方面各行其是，没有遵循共同的“游戏规则”。循证实践提出了“遵循最佳证据进行实践”的口号，制订了一整套可行的操作方法与监管方案，确保实践者能够遵循研究者提供的最佳证据，考虑消费者的主观愿望与价值观，运用自己的临床专业技能，在管理者与第三方机构的协调下进行医疗实践。参与医疗的各方在循证医学的框架体系中各司其职，协同作战。因此，实践结局是否为“善”，已经不再只是实践者或消费者单方面的道德责任，其他各方也有着明确的、相应的道德责任。

8.3.1.5 资源分配合理化

在传统实践中，实践者往往根据消费者的具体情况，单兵作战，研究者提供的最佳证据、其他实践者的优秀经验都没有成为该实践者运用的资源。也就是说，在整个实践体系中，资源的分配是分散的，得不到合理的配置，更谈不上资源的整合与共享。有权势者、掌握了更多资源的人群更有可能获得较好的实践服务；贫穷、边远地区的人群很难得到应有的服务，实践过程中不公正的现象十分普遍。

循证实践在资源分配方面进行了改进，主张实践应有全局观念，实践是整个相关体系的合作，实践者不是“一个人在战斗”。①管理者可以利用财政赞助、课题审批、论文发表、著作出版等手段调节研究者的研究领域，保证重要的现实问题能够得到优先的研究；②管理者及部分研究者利用计算机网络技术，将所获得的证据建成大型的数据库，制订相应的实践指南，在全世界范围内免费开放，将研究成果翻译、分发给实践者，真正实现了证据资源的免费共享；③对于实践者，不论年资、不分地域，只要他们有检索与运用研究证据的能力，都可以通过共享的数据库或临床指南获得最好的研究证据，为消费者提供最佳的服务；④各方共同参与、民主决策，达成良好的政策。循证实践的决策透明并可重复操作，针对特殊的问题有着具体的、最佳的实践方案。因此，相关的法律有了明晰的理论基础，所有的消费者在循证医学框架体系内开始真正拥有获得平等医疗服务的机会。

8.3.2 循证实践存在的伦理问题

循证实践解决了一些传统实践中无法解决的伦理问题，但它并非没有缺陷。它得以成功的很多地方，也同时存在缺陷之处。

8.3.2.1 研究的“真”并不一定能保证实践的“善”

用研究的“真”来保证实践的“善”是循证实践的核心原则。在理论上，只要研究足够“真”，医疗结局就会足够“善”。但在实际操作中，循证医学将“研究的真”还原成了“方法的真”，用方法的严格程度来判断研究“真”的程度。只有那些运用了最为可行的实验方法、进行了最为精确的统计分析的研究才可能是“最真”。这种“方法中心”式的还原，将“研究的真”与“方法的真”等同起来，错误地将单向的还原变成双向的等价，忘记了进行还原的前提与条件，在实践的“善”与方法的“真”之间强制地进行了因果关联。显然，方法的“真”只是对研究的“真”的切近，研究的“真”又只是对获得最“善”结局的理想的“真”的接近，三者之间存在着一定距离。

这种以方法的“真”来保证实践的“善”的途径有时候还会起相反的作用。比如，在医学史上著名的放血疗法事件，支持者曾认为这种治疗已经经受了实验的检验，是“真”的结论，但后来发现这种实践非但不会达到“善”的结局，反而使病人的病情更加恶化。研究的“真”并不必然导致“善”，它只是达到“善”的多种途径中的一种。循证实践只承认研究的“真”对实践的“善”的影响，具有一定的专制性，抹杀了其他形式的达到“善”的手段。

8.3.2.2 循证实践的后果论受到质疑

循证实践是后果论在现实生活中的实践，但它并没有解决后果论本身存在的问题。关于后果论的哲学批评同样适用于循证实践[①]。首先，后果论以行为后果作为确定道德规范的最终依据，但在循证实践中，实践的“后果”往往难以量化与确定。比如，在医学中，它的后果就“测不准”：主观的检测难以精确，比如疼痛与恶心的程度就难以用数量来确定；不同个性的消费者对同一症状的描述不一致；可供应用的证据并不一致，有时甚至相互矛盾；消费者对各种不同实践所作出的反应也千差万别[②]。其次，难以确定循证实践中谁的利益是后果的决定因素。一般而论，消费者获得服务的质量好坏，应该是衡量后果的重要标尺。但是，只看重消费者的利益，研究者和实践者的自主性就可能受到抑制，他们的利益是否也要考虑？如果加以考虑，在后果评价中所占的比例又应该是多大？最后，循证实践可能引发不符合公共道德规范的行为。在进行系统综述的时候，有时需要纳入一些不符合公共伦理的研究结论。在此情境下，是将不符合公共伦理的研究纳入系统综述的范畴，以满足获取最佳证据的伦理，还是以牺牲最佳证据的质量为代价，合乎公共伦理？如果已经得出了违背公共道德的最佳证据，为了消费者的个体利益，它们是否还应该得到实施？

8.3.2.3 实验研究可能违背伦理原则

随机对照实验是循证实践获得最佳证据的重要方法，它在方法论层面严谨可行。但在伦理学层面，“随机对照实验使实践者由单一的治病救人身份转变为实践者/研究者的双重身份，因而使其面临严峻的伦理学挑战”[③]。为了保证实验的顺利进行，研究者通常以普遍的实践方案去对待特殊的消费者个体，剥夺了消费者本应该具有的得到特殊对待的权力。如果他们因此而没有得到更好的服务，谁应该为此担负伦理责任？而且，在随机对照实验的实验组与对照组两个组中，往往难以确保一个组的消费者不比另一组的消费者受

---

① Kerridge, I., Lowe, M., & Henry, D. (1998). Ethics and evidence-based medicine. *British Medical Journal*, 316, 1151–1153.

② 冯显威. 医学科学技术哲学. 北京：人民卫生出版社, 2002: 141.

③ 李廷谦, 王蕾, 王刚. 临床实验研究中的伦理学与循证医学. 中国循证医学杂志, 2005, 5(4): 266–270.

害更大。比如在循证医学中，它就十分强调“不确定”与“均势”两条原则，只有在医学社团和专家均对于两种干预措施孰优孰劣存在真正的不确定性时，才能进行随机对照实验。但问题是，谁来保证这些社团或专家不会受到政府政策或医药集团的影响？研究人员凭什么可以将社会利益凌驾于参与实验的消费者的利益之上？[①]为了大多数人的利益，可以损害少数人的利益吗？即使可以损害，为什么是他们，而不是大多数中的其他人？

8.3.2.4 可能导致管理者的专制

循证实践是各方协作演奏的交响乐。但是，参与实践的各方并未达到真正的民主与平等，管理者的权力可能被不合理地抬高。①管理者规定研究者的哪些研究能够得到赞助，哪些研究得不到赞助，“研究者被迫使用循证医学的方法来研究一些本来不能用这些方法进行研究的现象”[②]；②实践者必须遵循管理者组织制定的实践指南或手册进行实践，才能避免与消费者之间的纠纷，得到相关法律的保护，因此失去了应有的自主性，一些没有能力遵循最佳证据进行实践的实践者甚至被剔除出职业圈；③消费者为了得到保险公司的理赔，不得不放弃自己喜欢的实践方式，选择指南上已经规定好的实践方案。管理者的权力日趋增大，“真正”实现了外行对内行的监管。这很可能导致管理者权力欲的自我膨胀，将自己的意志凌驾于其他各方之上，取代实践者成为医疗实践新的“主宰”。

8.3.2.5 对其他实践方式不公平

循证实践一旦占据了某一领域的主流地位，就有可能非理性地封杀其他的实践方式。如果某种实践方式与它的证据不符，它们就不合法，被视为“无用之物”。比如，在医学中，顺势疗法、中医治疗如果不能用循证医学的方法证明自己是最佳的实践方式，它们就没有继续存在的理由。而且，由于循证实践是以方法的严格程度

---

① Rothman, K. J., Michels, K. B., & Baum, M. (2000). For and against: Declaration of Helsinki should be strengthened. *British Medical Journal*, 321, 442–444.

② Kerridge, I., Lowe, M., & Henry, D. (1998). Ethics and evidence-based medicine. *British Medical Journal*, 316, 1151–1153.

作为判定证据的优劣程度的标准，质化研究、单一个案研究、个人经验、专家意见等均被看作不科学或不够科学，这些证据所提供的实践方案只有在缺乏高级别证据的情况下才能使用。但是，谁又能证明这些证据所提供的实践方式就一定比随机对照实验等符合所谓"金标准"的证据效果要差呢？相反地，即使是"循证医学之父"萨基特与他的同事，也承认没有证据表明循证医学比其他医学能更为有效地获得健康[①]。在这种情况下，循证医学凭借自己的影响力，以自己制定的标准"铲除异己"，对后者造成了事实上的不公平。

8.3.2.6 对特殊人群的不公正

循证实践的证据科学性较强，但文化的适应性却值得质疑。它对主流社会的成年人研究较多，但对少数民族、老人、儿童、残疾者等人群的研究相对较少。那么，用循证医学所获得的普适性的规律是否就适合每一个人？比如，一个极度贫穷而没有医疗保险的穷人，应该按当前的最佳证据实践，还是选择"成本－效益"较高的实践方案？在心理治疗中，对于一个边远地区的少数民族学生，是否应该采用循证医学已经证明的针对汉族城市居民的最佳实践方案？而且，在随机对照实验的过程中，很多不符合条件的样本（如有综合征或表现极端的消费者）都被剔除，它所获得的结论只对"平均情境"中的"平均消费者"有效，现实生活中真正能符合其样本特征的消费者其实并不多。有学者曾以具体的数据指出，随机对照实验一般只对20%的消费者是"最佳"的，如果它对所有的病例都有效，在日常生活中应用起来就会很困难[②]。对于这些偏离平均情况的特殊人群，如果事先规定他们只能得到符合循证医学原则的实践，其利益必定受到伤害，从而背离了公正的伦理原则。

---

① Norman, G. R. (1999). Examining the assumptions of evidence-based medicine. *Journal of Evaluation in Clinical Practice*, 5, 139-147.

② Meulen, R. T., Lent, C., Biller-andorno, N., & Lie, R. (2005). *Evidence-based practice in medicine and health care: A discussion of ethical issues*. New York: Springer, p.2.

8.3.3 循证实践伦理模式的完善

循证医学更多是基于“科学主义”而不是“科学”[1]。它僵化地要求使用方法最为严格的证据，存在着“方法中心”倾向，在科学与伦理学之间，偏离了伦理学一极，导致了一些本不应存在的伦理问题。这要求循证医学在将来采取更为开放、多元与包容的态度，不断完善这一新的医疗伦理模式。

8.3.3.1 公平对待各种来源的证据

循证实践承认科学证据的多种来源，但认为只有严格方法得来的证据才是最佳的。这在人们“循证”意识还很淡薄的早期是必要的，但当人们已经充分认识到循证实践的重要性后，就不应再“矫枉过正”。疾病复杂多变，治疗各种疾病的证据也应该复杂多样，不能对证据按“一言堂”的标准“一刀切”。首先，现有的最佳证据远远不够。相对人们日益变化的疾病而言，即使是最著名的考科蓝数据库，其所收录的证据也只能是“杯水车薪”。其次，最佳证据未必真的“最佳”。它可能存在着财政偏倚、技术偏倚、出版偏倚等系统性偏倚，只是向理想的“最佳”接近，永远也不可能真正达到“最佳”。最后，各种不同的证据有着不同的用途。随机对照实验适合对药物、疗法进行“假设一检验”（hypothesis testing），个案研究适合对在伦理学上不能随机分配的异常病例进行研究，质化研究适合“假设一发生式”（hypothesis generating）的探索性研究。总之，循证医学要真正公平地对待各种证据，提倡最佳证据的来源多元化，因地制宜，物尽其用，不应该在方法上预设“最佳”的判定标准。不同的证据，不管是通过量化研究还是质化研究得来的，只要能获得良好的实践结局，它们就应该有公平的机会入选最佳证据的“清单”。

---

① Trinder, L., & Reynolds, S. (2005). *Evidence-based practice: A critical appraisal.* New York, Wiley-Blackwell Publishing, p.225.

8.3.3.2 包容其他的实践方式

循证实践只是一种实践模式，它不能代替所有的实践方式。当前，不是所有的疾病均有相应实践的最佳证据，也不是所有的实践方式都能用循证医学的方式来证明自己有效。我们并不排除随着方法学的发展与技术手段的提高，很多目前不能用实验来检验其效果的实践方式将来能够在循证医学框架内得到有效的证明。但是，就当前的情况而言，的确有很多实践方式（如顺势疗法等）难以进行满足循证医学原则的证明。如果循证实践利用自己的优势地位，以自己的标准将其列为“无用”，或干脆将其剔除，这对其他的实践方式是不公平的，可能导致循证实践的专制或“方法论帝国主义”。事实上，人类疾病的种类如此之多，病因又各不相同，只有尝试使用各种不同的实践方式，才能更加接近事物的本质，更为有效地进行实践。循证实践应该包容其他的实践方式，甚至最终将其他有效的实践方式作为自己实践的最佳证据。总之，没有其他实践方式的进展，循证实践就会固步自封，停滞不前，最终损害到消费者的利益。

8.3.3.3 艺术化地进行循证实践

循证实践是一种实践的技术，它有着相对固定的评价标准与实施步骤，研究者、实践者、消费者、管理者等均被纳入同一个体系中，各司其职。但是，人类的实践环境并不是一成不变的。每个不同的时刻，不同的实践者面对不同的实践环境，在不同的管理者的协调下，为不同的消费者提供服务。但面对这一切不同，不同的实践者却必须遵循同一类型的研究证据。实践者的主观性、进行实践的艺术性被桎梏起来，成为了技术的奴隶。这显然并不符合一种正常实践形态的伦理追求。事实上，很多时候实践是先于研究的，被研究证明的实践方式大都很早就存在于实践中，而且研究推荐的所谓“最佳实践”并不是真正的最佳实践方式。实践环境在变，最佳实践也时刻在变，它是人类实践的理想状态。人类只能向它无限接近，却永远也不会到达。因此，激发人类的艺术性，允许实践者在循证实践的基础上拥有一定的自由变成了一种伦理要求。只有实践者打碎了枷锁，与自由结伴而行的创造性才会抬头，研究者才能从中获得更多的启示，更多地意识到“最佳证据”的动态性，从而创造出更多更好的“最佳证据”。知识、证据不断得到修正与积累，人类实践才会随之不断改变与提升。因此，保证实践者实践的自由，艺术化地进行循证实践，并不只是一个狭义的伦理问题，它决定着整个人类的实践是进步还是原地踏步。

8.4　循证心理治疗在循证实践运动中的地位

前文已经对整个循证实践运动作了简单的回顾分析。作为整个循证实践的一部分，循证心理治疗在这样一场运动中处于什么位置？它从循证医学来，将往何处去？我们将循证心理治疗放在循证实践这样一场大的运动中，简要地探讨它存在的意义，找寻它的历史定位。

8.4.1　心理学中循证实践的代表

循证心理治疗仅仅是整个心理学循证实践的一个部分，但它是心理学中与循证医学最接近的（同属于健康服务领域）、最典型的循证实践。在心理学中，学校心理学、咨询心理学、家庭心理学、行为分析、教育心理学、管理心理学等心理学的分支领域也存在着循证实践。但是，在这一些分支领域中，没有哪一个比心理治疗更适合进行循证实践。这主要有以下几个原因：

第一，心理治疗与循证医学有着天然的“血缘关系”。心理治疗无论作为一门科学，还是作为一种职业，都与医学有着莫大的关联。它所从事的工作主要在心理健康领域，实质上与医学的精神卫生领域是相互重叠的。当循证医学出现后，它也在自己的精神卫生领域积累了大量的研究证据（当然主要是药物治疗），并最早正式颁发了用药物治疗心理障碍的指南（1993年，美国健康政策与研究署颁布了抑郁症诊断与检测及重度抑郁症的治疗等指南）。循证医学的出现为推动心理治疗的循证实践提供了一定数量的研究证据及具体的方法论基础。

第二，心理治疗比其他心理学分支更需要循证实践。在医学领域开展循证实践运动以后，管理医疗等配套的医疗改革正在持续变化，医生不再直接向病人收费，转而由第三方机构或政府财政拿钱。心理健康领域也同样遭受很大的冲击，一些心理障碍的治疗被先后列入保险公司的投保范围，心理药物治疗因为符合管理医疗而取得了很大的优势。再这样下去，心理健康领域的“蛋糕”将被药物治疗分割殆尽。为了维持心理治疗的生存，迎合时代要求、进行循证实践，是心理治疗别无选择的“选择”。但反观其他心理学分支学科，它们进行循证实践的愿望没有如此迫切。比如教育心理学、管理心理学等，在教育学、管理学本身还没有准备好循证实践的时候，自然不会强调它们进行循证实践。

第三，心理治疗比其他心理学分支更有条件进行循证实践。除了心理治疗与循证医学有天然的“血缘关系”外，心理治疗比其他心理学分支存在着更多适合循证实践的条件：①心理治疗对心理障碍有着专门的分类与诊断标准（如ICD－10，DSM－IV，CCMD－3），人们在面对病人的问题时可以精确地进行命名，并据之进行研究，获得可供使用的研究证据。其他心理学分支大都没有将自己面临的问题进行精确的分类、命名，研究者虽然也从事研究，但他们可能并不是针对同一个问题。即使是研究的同一问题，因为没有统一的术语与规范，人们难以找到这些证据，也难以进行批判评价。②心理治疗临床实践的研究证据比其他分支要多。在心理学领域，如生理心理学、认知心理学等，它们也有许多的研究证据，但它们是“科学取向”而不是“实践取向”的，更多是为了增加知识而从事基础研究，面向应用的研究很少。教育心理学、工程心理学、管理心理学等也有面向实践的应用研究，但比心理治疗要少，且同类研究更难综合。心理治疗由于有着类似医学的障碍分类与诊断标准，并基于各种心理障碍直接面向实践开展了大量的疗效研究，为心理治疗进行循证实践积累了大量的研究证据。因此，一旦心理治疗嗅到循证时代的气息，便能迅速接受循证理念并将其应用于实践过程中。

事实上，循证心理治疗的诞生（1993年）只比循证医学（1991年）晚了2年，它（前者）当前也取得了不少成果。它针对各种心理障碍的治疗颁发了大量的治疗手册与实践指南，创建了证据数据库并不断地进行更新与拓展，治疗者开始具备循证实践的临床技能，社会大众、政府机关与保险公司也逐渐接受与认可循证心理治疗，循证心理治疗理念已经深入人心。但在心理学的其他分支领域，还没有哪一个领域能像心理治疗一样取得如此大的成果。以至于在2005年APA《心理学中的循证实践》文件中，它的题目虽然是有关整个心理学中的循证实践，但文件的主要内容实质上只是有关心理治疗的，是一个不折不扣的循证心理治疗文件。这也从一定程度上，说明了循证心理治疗是心理学中开展循证实践的先锋与代表，它必将对心理学其他分支领域的循证实践产生重大的影响。

8.4.2 循证医学向循证实践过渡的桥梁

当医学向自然科学学习“研究 → 实践”的实践方式，在非自然科学领域掀起循证实践运动时，它首先在自己的内部消化，在一系列医学分支领域中推广循证实践（如循证内科、循证外科等）。但循证实践理念不仅仅满足于医学领域，它在不断地膨胀、拓展，要向邻近学科扩张。在这样一种情境中，从哪里打开一道口子，并以它为桥梁，将循证实践理念输出到邻近的人文社会科学领域呢？历史选择了心理治疗！心理治疗有一个特点，它一只脚踏在医学领域，另一只脚踏在心理学领域。以自己弱小的身躯为基础，为循证医学向人文社会科学的循证实践过程架设了一座沟通的桥梁。

首先，循证心理治疗是医学之外首先对循证实践进行回应的学科领域。如前文所述，心理治疗像医学一样，对自己面临的问题有着详细的分类与诊断标准，并对这些问题有着一定前期研究的积累，加上心理药物治疗对它生存根基的挑战，心理治疗最先接过循证医学手中的“循证”大旗，在行业协会、政府机关、第三方机构的大力推动下展开了循证心理治疗。它是医学外第一个进行循证实践的学科领域，它的诞生比循证教育学（1996年）要早3年，比循证图书馆学（1997年）要早4年，比循证管理学（2003年）要早10年。

其次，循证心理治疗经由整个心理学对其他人文社会科学的实践方式产生影响。传统上，各个不同学科领域的实践通常会彼此借鉴、相互影响。同样地，循证心理治疗迅速发展并推进整个心理学的循证实践后，对与心理学的邻近学科也产生了重大影响。一些学科经由与心理学交叉的学科接受或加强了循证实践。比如，循证的教育心理学、学校心理学等影响教育实践，成为推进循证教育学发展的一股力量；循证的人力资源管理、循证的管理心理学开始影响管理实践，成为推进循证管理学发展的重要力量。另一些学科虽然没有受到心理学循证实践的直接影响，但也开始借鉴心理学接受与推广循证实践的经验，在自身的学科领域开始循证实践，比如循证图书馆学、循证决策学等。

综上所述，将循证心理治疗放到整个大的循证实践运动中来考察，就会发现它在人类实践史中的独特历史定位：它是心理学中循证实践的代表，是循证医学向人文社会科学循证实践过渡的桥梁。它与其他循证实践一样，有着很多同样的优点与缺点。在可以预见的将来，它将持续改变心理学的实践方式，使心理学与医学、教育学、管理学等学科一起，共同推进循证实践，最终深刻地改变整个人类的实践方式。

作者有一个梦想，希望在不久的将来，人们在从事实践过程中，能自觉地摆脱陈旧习俗的羁绊，抛弃权威、教条的枷锁，警惕模糊经验的自动加工，将实践决策的过程放在阳光下审查。在遵循自然科学证据改造自然的同时，也开始遵循医学与人文社会科学的最新证据进行循证实践：医生循证行医，心理治疗者循证治疗，社会工作者循证服务，教师循证教学，企业家循证管理，政府循证决策，监狱循证改造犯人，软件工程师循证设计程序……从此，人类将自身紧密地整合在一起，彼此协作，共享知识，将实践建立在正确、高效、公正与透明的证据基础之上，积极关注实践的效果并进行及时的评价，让实践“止于至善”。

这就是这本“科学”书籍的“人文”追求，就用它结束吧！

附录1 术语表

循证心理治疗有一定量的专业术语，主要来源于以下几个方面：①移置循证医学术语。这些词的意义及用法与循证医学基本一致，如 evidence-based，critical appraisal，cost-benefit analysis，bias 等。②继承临床心理学术语。这部分词也较多，一些词与临床心理学中传统意义一致，如 dodo bird effect，common factor 等；另一些词的意义有一定的改变，如 efficacy，effectiveness，efficiency 等。③新创了少量专业词汇。如 evidence-based psychotherapy，well-established treatments 等。④征用部分其他学科术语及少量日常词汇，赋予其特殊的专业意义。如 filtered information，applicability，generalizability 等。作者在第一次使用这些词时均将译词与原词同时列出（可能有些词在国内已有约定俗成的翻译，但作者没有查到），进行了相应的解释，并在文中其他地方统一使用该译词。此处以附录形式将本书涉及的专业术语列出，便于读者阅读本书。

Agency for Healthcare Research and Quality, AHRQ / 医疗保健研究和质量局
American Medical Association, AMA / 美国医学会
American Psychological Association, APA / 美国心理学会
American Psychological Society, APS / 美国心理协会
applicability / 实用性
audit society / 审计社会

background information / 背景信息
background question / 背景问题
basic research / 基础研究
best research evidence / 最佳研究证据
bias / 偏倚

case conceptualization / 个案概念化
case formulation / 案例解析
case study / 个案研究
clinical expertise / 临床技能
clinical practice guideline, CPG / 临床实践指南
clinical research / 临床研究
clinical scientist model / 临床科学家模式
clinical significance / 临床显著性
clinical utility / 临床效果
common factor / 共同因素
comorbidity / 共病
contextual model / 情境模式
cost-benefit analysis, CBA / 成本一效益分析
cost-effectiveness analysis, CEA / 成本一实效分析
critical appraisal / 批判评价
cultural competence / 文化胜任
culturally sensitive psychotherapy, CSP

/ 文化敏感治疗

deprofessionalism / 去专业化
Diagnosis-Related Groups, DRGs
/ 按病种付费系统
dodo bird effect / 渡渡鸟效应

effect size / 效应值
effectiveness / 实效
efficacy / 疗效
efficiency / 效率
empirically supported treatment, EST
/ 实证支持治疗
empirically validated treatment, EVT
/ 实证有效治疗
ethnopsychopharmacology / 民族心理药理学
evidence-based architecture / 循证架构学
evidence-based education / 循证教育学
evidence-based librarianship / 循证图书馆学
evidence-based management / 循证管理学
evidence-based medicine, EBM / 循证医学
evidence-based mental health / 循证心理健康
evidence-based criminology / 循证犯罪学
evidence-based policymaking / 循证决策学
evidence-based practice in psychology, EBPP
/ 心理学中的循证实践
evidence-based practice, EBP / 循证实践
evidence-based practitioner model
/ 循证心理治疗者模式
evidence-based Psychiatry / 循证精神病学
evidence-based psychotherapy / 循证心理治疗
evidence-based social work / 循证社会工作
evidence-based software engineering
/ 循证软件工程
experimental treatments / 实验治疗

family of origin / 原生家庭
fee-for-service / 按服务收费
filtered information / 过滤信息
flexibility / 灵活性
Food and Drug Administration, FDA
/ 食物与药物管理署
foreground question / 前台问题

gender-atypical / 非典型性取向
generalizability / 可推广性
golden standard / 金标准

Health Maintenance Organization, HMO
/ 健康维持组织

informed consent / 知情同意
Institute of Medicine, IOM
/ 美国医学研究所

local clinical scientist model
/ 当下的临床科学家模式

managed care / 管理医疗
manual-based treatment / 手册化治疗
Medicaid / 联邦医疗补助制度
Medicare / 联邦医疗保险
medicine model / 医学模式
mental health / 心理健康
meta-analysis / 元分析
moral therapy / 道德疗法

narrative review / 陈述性综述

outcome / 结局

patient (client, consumer)
/ 病人（来访者，顾客）
practice research networks, PRN
/ 实践研究网络
preference / 偏好
probably efficacious treatments
/ 可能有效治疗
public idea / 公共理念

race/ethnic group / 种族 / 民族
randomized controlled trial， RCT / 随机对照实验
real-world condition / 真实情境
referral / 转介
risk society / 风险社会

scientifically based research / 基于科学的研究
scientist-practitioner model / 科学家－实践者模式
single-case design research / 单一个案设计实验
Society of Clinical Psychology， APA Division 12 / 临床心理学协会（APA 12 分会）
specific ingredient / 特殊成分
stastical significance / 统计显著性
systematic review / 系统综述

Task Force / 专业工作组
technical eclecticism / 技术折衷主义
the Cochrane Collaboration / 考科蓝协作网
therapeutic alliance / 治疗关系
therapist / 治疗者
theoretical allegiance / 理论忠诚度
treatment fidelity / 治疗执行率
treatment manual / 治疗手册
treatment planning / 治疗计划

unfiltered information / 未过滤信息
usual care， treatment as usual， TAU / 常规治疗

vidility / 真实性

well-established treatments / 制定完善治疗

附录 2　EST 样例

制定完善治疗	高疗效证据引文
Beck' s cognitive therapy for depression	Dobson（1989）
Behavior modification for developmentally disabled individuals	Scotti et al.（1991）
Behavior modification for enuresis and encopresis	Kupfersmid（1989） Wright & Walker（1978）
Behavior therapy for headache and for irritable bowel syndrome	Blanchard et al.（1987） Blanchard et al.（1980）
Behavior therapy for female orgasmic dysfunction and male erectile dysfunction	LoPiccolo & Stock（1986） Auerbach & Kilmann（1977）
Behavioral marital therapy	Azrin，Bersalel et al.（1980） Jacobson & Follette（1985）
Cognitive behavior therapy for chronic pain	Keefe et al.（1992）
Cognitive behavior therapy for panic disorder with and without agoraphobia	Barlow et al.（1989） Clark et al.（in press）
Cognitive behavior therapy for generalized anxiety disorder	Butler et al.（1991） Borkovec et al.（1987） Chambless & Gillis（1993）
Exposure treatment for phobias (agoraphobia，social phobia，simple phobia) and PTSD	Mattick et al.（1990） Trull et al.（1988） Foa et al.（1991）
Exposure and response prevention for obsessive-compulsive disorder	Marks & O' Sullivan（1988） Steketee et al.（1982）
Family education programs for schizophrenia	Hogarty et al.（1986） Falloon et al.（1985）
Group cognitive behavioral therapy for social phobia	Heimberg et al.（1990） Mattick & Peters（1988）
Interpersonal therapy for bulimia	Fairburn et al.（1993） Wilfley et al.（1993）

Klerman and Weissman's interpersonal therapy for depression	DiMascio et al.（1979） Elkin et al.（1989）
Parent training programs for children with oppositional behavior	Wells & Egan（1988） Walter & Gilmore（1973）
Systematic desensitization for simple phobia	Kazdin & Wilcoxin（1976）
Token economy programs	Liberman（1972）
可能有效治疗	高疗效证据引文
Applied relaxation for panic disorder	Öst（1988） Öst & Westling（1991）
Brief psychodynamic therapies	Piper et al.（1990） Shefler & Dasberg（1989） Thompson et al.（1987） Winston et al.（1991） Woody et al.（1990）
Behavior modification for sex offenders	Marshall et al.（1991）
Dialectical behavior therapy for borderline personality disorder	Linehan et al.（1991）
Emotionally focused couples therapy	Johnson & Greenberg（1985）
Habit reversal and control techniques	Azrin， Nunn & Frantz（1980） Azrin， Nunn & Frantz-Renshaw（1980）
Lewinsohn's psychoeducational treatment for depression	Lewinsohn et al.（1989）

注：此附表的目的是说明EST样例的格式，表中所涉及的引文与本书核心思想关系不大，故未将其列入本书的参考文献，有兴趣者请参阅原始文献。

［资料来源：Task Force on Promotion and Dissemination of Psychological Procedures. (1995). Training in and dissemination of empirically-validated psychological treatments. *The Clinical Psychologist*, 48(1), 3-23.］

后　记

修改完所有的文字，我决定还是要写这个后记。

两年前，博士论文完稿时的情形仍然历历在目。那时的我曾乐观地认为，国外开展得如火如荼的循证心理治疗，在国内一定会有它的一席之地。但一晃两年过去了，情况似乎仍旧没有改观。除了几篇零星的介绍性文章之外，它并没有受到应有的青睐。我曾反复地思考过造成这种现象的原因，认为可能是国外的新理念需要一段时间才会被国内所接受，也可能是国内的心理治疗者更多地关注实践问题，还没有来得及了解国外实践的理论进展，当然，也还可能是中国根本就没有适合循证心理治疗生长的土壤。但在写完这本书稿后，我放弃了对这一原因的追问。因为，不管循证心理治疗的发展状况如何，我都已经彻底地、不可救药地爱上了它。

虽然这本书稿更像自娱自乐的产品，但它其实是一部相对严谨的学术著作。我想我还是有责任诚恳地跟读者交待以下几点：

第一，本书是我攻读博士学位以来多年学习经验的总结。本书的完成，既借鉴了我在南京师范大学完成的博士学位论文《循证心理治疗的理论思考》，也综合了我近年来在一些学术期刊、报纸杂志上陆续发表的文章，还加入了我个人在学习与实践循证心理治疗过程中的心得体会。尤其是近两年来，我开始有时间从事一些相关的实践工作，亲自体验循证心理治疗在具体实践过程中的应用，又有了一些新的体悟与感受，我都一并写入了书稿。

第二，本书存在一些错误。应该说，学习循证心理治疗，我用尽了全力。呈现在读者面前的这本书，也达到了我当前所能做到的最佳水平。但我毕竟对这个领域不是非常熟悉，从 2006 年初涉这一领域至今，我关注循证心理治疗也不过区区七年。我从一个对心理治疗研究与实践均不是很熟悉的人，到今天写完这本书稿，其实心里是没有底气的。在国内，关于循证心理治疗，除了我的导师及其他部分学者外，我很难找到前辈或同行进行学习与交流。在国外，我虽多次与利万特、钱布利等循证心理治疗的创始人及研究者进行联系，也学到了不少知识，但由于距离、语言等因素，交流始终存在一些障碍。在某种程度上，我心中建构循证心理治疗的知识的过程，类似于闭门造车的过程。至今，仍然有很多的名词，我不能理解其背后的深刻意蕴；仍然有很多的专业文献，我不能够真正地读懂。因此，我在写作书稿时，尽量引用原文，除了最后几章之外，我基本未作任何引申。但这仍然不能避免错误，读者们肯定能指出成百上千处纰漏与问题。好在我相信，本书的读者会比作者有着更多的背景知识与实践经验，因此能够比作者本身更好地理解本书。

第三，感谢。认真地写过书的人都能深刻地体会到，呈现在读者面前的任何一本书，实际上凝结着作者及其他很多很多人的爱。没有那些人的爱，书稿必定是空洞而没有灵气的。这本书稿未必有灵气，但切切实实地凝结着我众多师友、亲人的爱。我首先要感谢的是我的博士生导师叶浩生老师，他引导我选取“循证心理治疗”这个课题进行研究，对我的学术、生活给予了无微不至的关怀。有形的、无形的，有关治学的、有关为人做事的，他对我的帮助与影响早已远远超出了一般意义上的“导师”。愚钝的我所取得的每一点进步都凝结着他的心血。我也要特别感谢我的硕士导师丁道群等所有教导我、关心我、支持我的老师，他们在学术及生活等方面均给过我很大的帮助，使我受益匪浅。我还要感谢中国循证医学中心的李幼平教授及美国心理学会的利万特、钱布利、古德哈特等教授，他们为我提供循证医学及循证心理治疗方面的资料，帮我解答很多学术上的疑惑。尤其是利万特与李幼平教授，他们答应担任本套丛书的联合主编，前者甚至还专门为我的书稿写了序言。此外，我的父母、姐夫姐姐、舅舅舅妈、师门兄弟姐妹等亲人多年来默默地支持我，为我营造了稳定的学习与工作环境，教育、督促我时刻保持诚实、勤奋、朴素的品质。各位参考文献的作者为我提供了书稿的素材、观点及大量富有启示意义的思想，商务印书馆及众多辛苦劳动的编辑使承载这些思想的书稿得以精美地呈现在读者面前。在此，我对他们一并表示衷心的感谢。

第四，本书的完成只是一个新的开始。我们打算将循证心理治疗发展过程中两本最重要的书籍，*Evidence-based psychotherapy: Where practice and research meet* 与 *Evidence-based practices in mental health: Debate and dialogue on the fundamental questions* 翻译过来，作为一套《心理学循证实践丛书》出版。我相信，通过翻译这两本著作，再加上我新的学习心得与实践体会，我对循证心理治疗又会有新的理解。也许届时我还有机会综合读者的批评与建议，认真地修订这本书稿。

我的一位老师开玩笑说，当一名热爱科研的高校老师看似自由，实则没有白天黑夜，没有周六周日，没有寒假暑假，酷似被判了无期徒刑。我深有同感，但我享受这样的徒刑，我愿意坐穿科研这个“牢底”。

最后，我将这本书献给我生命中最为重要的伙伴与同志，我的爱人黄伟红女士。

杨文登

2012.5